保健の実践科学シリーズ

行政看護学

編著 金子仁子

JN175040

講談社

執筆者一覧

（執筆順。かっこ内は執筆担当）

金子仁子
慶應義塾大学看護医療学部 教授
（第1部1章, 3.1節, 11章, 12.3節, 15.2節）

三輪眞知子
京都看護大学大学院看護学研究科 教授
（第1部序章, 4.1, 4.2節, 12.1節）

平澤則子
新潟県立看護大学看護学部 教授
（第1部2章, 第2部2章）

大野佳子
城西国際大学看護学部 教授
（第1部3.3節, 5章, 6章, 8章, 13.1, 13.2節, 15.3節）

長谷川喜代美
日本赤十字豊田看護大学看護学部 教授
（第1部4.3節）

高城智圭
京都看護大学大学院看護学研究科 准教授
（第1部7章）

渡邊輝美
聖隷クリストファー大学看護学部 教授
（第1部9章）

佐藤美樹
共立女子大学看護学部 専任講師
（第1部10章）

池田智子
産業・行政保健研究所 所長
（第1部12.4節, 15.1節）

吉岡洋治
東京情報大学看護学部 教授
（第1部13.3〜13.5節）

宇田優子
新潟医療福祉大学健康科学部 教授
（第1部14章）

山本久美子
狛江市役所福祉保健部
（第2部1章）

『保健の実践科学シリーズ』の発刊にあたって

わが国は，人口の高齢化と入院期間短縮化に伴い，医療ニーズと介護ニーズを併せ持つ高齢者を地域で支えていく持続可能な支援体制が今後一層必要になる。そのため保健師や看護師（以後，両者を含めて看護職と総称）には，住民間の支え合いやネットワークの強化を図り地域全体の QOL 向上を目指す集団的働きかけが期待される。また産業看護職には，退職後の健康や家族の健康まで考慮した保健活動が重要になり，学校の養護教諭には，ストレスを克服し充実した人生を送るための基本的保健能力の養成などが求められる。このように地域・産業・学校の看護職が各現場で，対象者のライフコースや家族も含めた広い視野で看護を提供すると同時に，相互に有機的連携をとることで，多様な年齢層や健康レベルを包含する地域社会全体の健康と幸福を目指していける時代になると考えられる。

変化する時代のニーズに合わせて課題を明らかにし，対策を考案し，現場に適合する方法を開発し，実践および評価するのが専門職であり，その裏づけとなるのが実践科学である。学生は，社会に出てからこの能力を十分に発揮できるよう，学生時代には基礎学力と応用力を身につけなければならない。

一方，看護系大学の現状を見ると，今や日本の 3 大学に 1 大学以上を占め，入学定員約 2 万人と膨大化した。この状況下で看護教育の足並みを揃えることは喫緊の課題である。特に「産業・学校・行政看護学」については，専門研究者が極めて少ないこともあり，多くは専門外の先生方が試行錯誤の上，教授されているのがこれまでの実情ではないだろうか。

そこで 3 領域各看護職の経験に基づく専門性をわかりやすく解説し，共通基盤理論の各領域における展開方法も比較・考察できるよう 3 冊シリーズの発刊に至った。3 領域の学問性に焦点を当て，それぞれ独立した教科書とした本シリーズは，この分野初の試みである。

本シリーズに共通した内容の特徴は以下のとおりである。

●看護師・保健師国家試験出題基準の内容を網羅し，タキソノミーレベルⅢ型（問題解決・評価型）にも対応した応用力を養う内容

●豊富な現場経験事例を，理論と対応させ実践知として解説した学問書

●日々直面する問題をリサーチ・クエスチョンとし，解明方法を紹介した研究入門書

全看護系大学教員および学生に利用できるスタンダード・テキストであると同時に，修士・博士課程の大学院教育にも利用でき，現場で活躍する看護職には日々の活動の専門性を整理できる指南書ともなる。全 3 冊を合わせてお読みいただくと，3 領域の共通点や相違点を，より深く考察できる。

最後に本シリーズの出版にあたり，多大なるサポートを頂いた株式会社講談社サイエンティフィクの皆様に心より深謝申し上げる。

2017 年 8 月　産業看護学・池田 智子

学校看護学・松浦 賢長

行政看護学・金子 仁子

序　文

　少子高齢化が著しく進展し，家族の機能の変化，地域社会のコミュニテイの崩壊が叫ばれております。また，その中で健康格差がおき，子どもの虐待，高齢者の孤独死などがめずらしい出来事ではなくなっています。このように国民の健康問題は複雑化・多様化してきており，その中で保健師は人々の「健康権」の保障のため，公正かつ公平な立場での活動を担っています。

　従来から行政保健師は地区を担当し活動していましたが，近年はその伝統が薄らぎ，どちらかというと業務優先で活動が展開されてきました。しかしながら 2013（平成 25）年に厚生労働省から示された「保健師活動の指針」において，行政の中では地区活動を強化し，ソーシャル・キャピタルの醸成を図り，住民の共助を支援し，主体的かつ継続的な健康づくりを推進することが明記されました。

　保健師教育の面からみれば，2010（平成 22）年に保健師助産師看護師学校養成所指定規則が改正され，保健師教育 28 単位，助産師教育 28 単位，看護師教育 97 単位が示されました。また，保健師教育の修業年限が 6 ヶ月以上から 1 年以上となりました。いままで大学教育では 4 年間で看護師と保健師の 2 つの免許が取得できる統合カリキュラムが文部科学省によって推奨されてきましたが，保健師国家試験受験資格は大学の卒業要件から外されました。保健師教育の専門性を高めるために，大学における保健師教育は看護師課程の別立てで選択コースとしている大学が現在では約 7 割を占め，さらに学部課程の上乗せ 2 年の大学院教育で行う大学が増加しつつあります。

　したがって，行政保健師の専門性を高めることの必要性は揺るぎないものとなっています。行政保健師の専門性は，先にも述べたように地区活動を展開することですが，いままでの教科書にはその内容は重視されてこなかったように思います。本書は，地区活動を展開する時にどんなことに配慮したらよいかがわかるように，これまで保健師が大切にしてきた経験知と，学問的な蓄積の融合を目指しました。

　本書の内容は，保健師国家試験の出題基準を網羅することはもとより，行政保健師として人々の生活や家族を理解しながら支援できること，また，PDCA のサイクルで事業を展開・評価する方法や，グループや地域が問題解決にあたることを推進する方法を理解し，支援できることを目指しました。そのため，地区活動のイメージを得やすいように事例を各章に設けました。

　本書が，保健師を目指して基礎課程や大学院課程で学ぶ学生のみならず，実践活動を展開している保健師の皆様にお役に立てれば幸いです。

2017 年 8 月　金子仁子

CONTENTS

第1部　地区活動

第2部　地区活動の展開

第**1**部

地区活動

　日本の行政組織に所属する保健師は，住民の健康への潜在能力を最大限発揮できるように支援するために，担当地区をもって活動していることが特徴である。

　第1部ではこの特徴をふまえ，担当地区をもって活動することの意味を考え，住民の生活を理解した上，保健師が担当地区に対して行う活動とその方法について具体的に記述する。

序章

行政保健師が行う公衆衛生看護活動の目的

三輪 眞知子

この章で学ぶこと

- ▶ 公衆衛生看護学は，地域で暮らす人々を対象とした疾病予防と健康増進に関する学問であることを学ぶ。
- ▶ 公衆衛生看護学は，地域の人々の健康を，生活や家族，社会経済的環境の中で把握し，個人・家族および地域全体の生活の質（QOL）向上を目指して展開されることを学ぶ。

[キーワード] 地区看護婦，社会経済環境的要因，WHO憲章前文，憲法第25条，地域保健対策の推進に関する基本的な指針，地域における保健師の保健活動に関する指針，ウインスローの定義，公衆衛生看護の定義，行政

はじめに

　看護の概念は時代とともに変化し，単に病人の看護にとどまらず，疾病の予防，さらには積極的に健康を維持増進させるための活動を含めたものに拡大されてきた。これは現在の公衆衛生看護の概念である。1859年にイギリスのウィリアム・ラスボーン（W. Rathborn）がリバプール市の貧しい地区で病人の看護や生活指導を行わせたのがはじまりである。当時のイギリスは産業革命後の工業化に向けて生産性の拡大を優先させており，労働者階級の人々は貧窮し，健康状態や生活環境は劣悪なものであった。ラスボーンはこれら貧困者の窮状を救うために地区看護婦*が必要であると考え，フローレンス・ナイチンゲール（F. Nightingale）に相談し，リバプール王立病院に看護婦学校が創立された。これにより地区看護婦の教育がはじめられ，リバプール市内18地区において，訓練された看護婦によって地区看護（District Nursing）が開始された。

　このことから公衆衛生看護の原点として学べることは2点ある。1点目は健康状態について過密住居，栄養不足，過重労働，貧困など劣悪な経済環境および生活との関連でとらえることにより，生命の消耗を最小限にして生活過程を整えることで予防を図っていたこと。2点目は地区住民の生活圏内を活動拠点として，最も困っている人たちに対して支援することで，個人・家族から地域全体の良好な健康状態を目指していたことである。

　丸山*は，衛生学について

　　「生命」「生存」「生活」「生産」にかかわる基本的な問題を取り扱うものであり，保健師の役割は公衆衛生・社会医学的能力をもって，一定の集団に対して教育者として，組織者として活動するところにある

と述べており[1]，これが保健師の役割の本質である。

　わが国では保健師は保健衛生行政の中で住民のニーズに対応した活動を推進してき

【地区看護婦】
地区看護婦が訪問看護を開始した当時のイギリスは，産業革命により貧困層が出現し，また，コレラ，チフスなどの感染症が蔓延しており，そうした者たちに教育を受けた看護婦が訪問していた。地区看護婦は高い専門家意識をもち，自らが判断する看護ニーズに基づいてサービスすることが任務とされていたため，患者から料金徴収をしなかった。

【丸山博】
1958～1973年大阪大学医学部衛生学教室教授。事例・統計・歴史的把握の必要性を重視し，その意味を探究し実践に結びつけるために保健婦のサークル「土曜会」などに援助協力した。また，1955年に各地でおきた森永ヒ素ミルク中毒事件について，ヒ素ミルク調査会として保健婦が行った訪問を「14年目の訪問」として公衆衛生学会に発表し，大きな反響をよんだ。

たが，時代とともに社会経済環境が大きく変化し，住民ニーズも多様化・複雑化している。つまり，家族形態，家族関係，地域における近隣関係，経済状況，労働・雇用環境，教育環境などが変化することで，経済格差や健康格差が生じて健康問題が発生しており，保健師は従来にも増して現象からその背景にある社会経済環境的要因に着目し，健康との関連を明確にしたうえで解決を図り，政策化していく能力が求められている。

　行政組織に所属する保健師の活動根拠は，WHO憲章前文*と日本国憲法第25条*に明記されている。

　WHO憲章前文では，「基本的人権」として「健康」を位置づけており，日本国憲法第25条においては「国民の生存権およびそれを保障するための国の義務」を謳っている。つまり，「人権としての健康」が記されており，行政組織に所属する保健師は地区住民がもつ健康の潜在能力を最大限発揮できるように行政施策を充実させていくことが求められる。

　国はこの実現に向けて，「地域保健対策の推進に関する基本的な指針*」（2012（平成24）年一部改正）および「地域における保健師の保健活動に関する指針（p.188参照）」（2013年（平成25）年改正）を示し，すべての行政保健師が活動の根拠である「人権としての健康」に基づき活動できるようにしている。

第1節 ● 公衆衛生看護の定義

　ウインスロー（C. E. A. Winslow）によると，公衆衛生の定義は「地域の人々の健康を保持増進させるため，行政やNPOなどの保健機関や地域，職域，教育組織による組織的な保健活動」である。公衆衛生看護は，このような公衆衛生の活動を看護の視点から実践していくものである。

　公衆衛生看護の場には「学校」「産業」「行政」があり，場の特性によって対象や方法が異なる場合があるが，活動の基本はほぼ同じである。日本公衆衛生看護学会は「公衆衛生看護」「公衆衛生看護学」「保健師」の用語の定義を次のように示している[2]。

> #### 公衆衛生看護の定義
>
> 　公衆衛生看護の対象は，あらゆるライフステージにある，すべての健康レベルの個人と家族，及びその人々が生活し活動する集団，組織，地域などのコミュニティである。
> 　公衆衛生看護の目的は，自らの健康やQOLを維持・改善する能力の向上及び対象を取り巻く環境の改善を支援することにより，健康の保持増進，健康障害の予防と回復を促進し，もって人々の生命の延伸，社会の安寧に寄与することである。
> 　公衆衛生看護は，これらの目的を達成するために，社会的公正を活動の規範におき，系統的な情報収集と分析により明確化若しくは予測した個人や家族の健康課題とコミュニティの健康課題を連動させながら，対象の生活に視点をおいた支援を行う。さらに，対象とするコミュニティや関係機関と協働し，社会資源の創造と組織化を行うことによ

り対象の健康を支えるシステムを創生する。

公衆衛生看護学の定義

公衆衛生看護学とは，公衆衛生看護実践の向上に寄与する知識，技術，規範並びに理論の生成やその発展について考究する学問である。

保健師の定義

保健師とは，国家資格である保健師の名称を用いて公衆衛生看護の目的を達成しようとする者をいう。

(出典：日本公衆衛生看護学会[2])

　一方，1996年にアメリカ公衆衛生協会公衆衛生看護部会は「公衆衛生看護とは看護学，社会学，公衆衛生学による知識を用いて，集団の健康の増進と保護を図る活動のことである」と定義し，公衆衛生看護活動を実践する保健師は「疫学的データと人々が日常的に経験しているような健康や疾病の臨床的理解との間を結びつけ，意味づけていく」と述べている。

　これらの定義から公衆衛生看護とは「担当地区における個人と家族，集団，組織，地区全体を対象として，担当地区の健康状態および社会経済環境の実態を把握し，それらを関連させて，生活に視点をおいて，個々の地区住民や地区全体の健康管理能力の向上を支援する。加えて，健康問題解決に向けた政策化をすることで，社会経済環境を整え，生活過程を整えること」である。

第2節 ●「行政」の場における公衆衛生看護活動の特性

1.「人権としての健康」に基づく活動

　行政*，すなわち自治体など公的機関に所属する保健師の公衆衛生看護活動は「人権としての健康」の保障を目指し，地域の実態に即して，そこで暮らす人々の健康を阻害する要因を阻止したり，除外したりする活動を通して，地域で暮らすすべての人々が健康で自分らしく生きていけることを支えることである。加えて，地域で暮らす人々が，自らの健康を自分で維持増進できるような自己健康管理能力を身につけるよう支援することである。

　松下[3]は自治体に働く保健師の性格を以下の6つにまとめている。

① 行政（自治体）に働く職員として公的立場にある。

② 自治体職員として，住民とともに取り組み，住民の自治能力の形成を支える立場にある。

③ 自治体の立場で住民とともに考え，行政施策に基づいて効率的な取り組みを進めると同時に，住民の実態を明らかにして，住民や地域の課題を国や地方自治行政に反

【行政】
1. 国家の統治作用のうち，立法と司法以外の作用の総称で，法のもとに，公共の目的の実現を目指して行われる。
2. 内閣をはじめとする国の機関または公共団体が，法律・政令その他の法規に従って行う政務である。
3. 地方自治法第1条第2項には「住民の福祉の増進を図ることを基本として地域における行政を自主的かつ総合的に実施する役割を担うものとする」とあり，行政は住民の生活の安寧のための地域づくりを行動化し，そのことができるしくみである。

映させる立場にある。

④ 公衆衛生の担い手として，直接住民に関わって職務を進める立場にある。

⑤ とくに健康教育（広義）＊の担い手として教育機能とその専門性が求められる立場にある。

⑥ 医療の専門分化と保健福祉に関する課題の多様化のなかで，住民や地域の実態を総合的に把握し，関係機関との連携や調整を図る立場にある。

　とくに④〜⑥は保健師の専門分野であり，そこには地域住民の予防活動に関わってその専門性を発揮する立場にあると述べており，保健師は住民が問題解決する能力や予防管理能力が身につくように学習を通して支えることを強調しており，保健師の教育機能について期待している。

　「行政」の場における公衆衛生看護活動は日本国憲法第25条を根拠としていることから，国民の生存権を保障するための義務を背負っていることになり，地域住民の健康状態の把握とそれに関連する社会経済環境要因との関連を見極めて，住民の「生命」「生存」「生活」「生産」を守るために，保健師は常に住民の住民による住民のための活動を心がけなければならない。

2. 公衆衛生看護活動の目的・対象・方法

　これらのことを考えると，公衆衛生看護活動の目的は「担当地区で暮らすすべての人々が協働してより生活しやすい地域社会となるように支援すること」である。

　公衆衛生看護活動の対象は「担当地区に暮らすすべての人々」であり，胎児期から高齢期まで全生涯にわたる。このため，全生涯の各発達段階の課題との関連や他の発達段階との関連，一緒に暮らす人々の価値観や生活習慣，さらに地域の風土文化や地域における関係性もふまえて対象を理解することが重要となる。

　しかし，対象には問題があったり，問題が予測されたりするにもかかわらず支援を求めてこない，あるいは支援につながらないことも多い。そうした人々に対しては，保健師から援助の手を差し伸べること（アウトリーチ＊）が必要である。すなわち，潜在化しているニーズを積極的に発見して必要な援助につなげることが行政保健師の重要な役割である（図）。

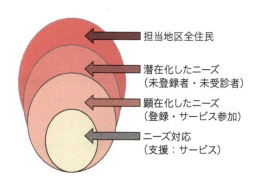

図　担当地区住民のニーズ

【健康教育（広義）】
健康教育とは，各個人が自らの健康を守り増進するための力をつける学習（健康学習）が成り立ち発展することを支える営みであり，それは各個人に直接関わる場合（個別的対応）と住民相互で学習を支えあう活動に関わる場合（組織的対応）がある。

【アウトリーチ】
アウトリーチ（outreach）とは，援助が必要であるにもかかわらず，自発的に申し出をしない人々に対して，公共機関などが積極的に働きかけて支援の実現をめざすことである。医療機関が，在宅の患者や要介護者を訪問して社会生活を支援する活動など訪問支援である。
福祉領域においても使われているが，行政保健師は自ら担当地区に出向き，支援を求めている・いないに関わらず，家庭訪問を実施する中で潜在ニーズを掘り起こし，疾病予防に向けて政策化していった歴史があり，保健師の活動の基本といえる。

公衆衛生看護の活動は「予防」をミッションとしているため，担当地区全体をとらえることを念頭に置き，地区住民と直接かかわりながら，個人，家族，集団・組織，地域を相互に関連させると同時に，健康問題と生活および社会経済環境を関連させて，問題や課題を明らかにし，健康を阻害している要因を取り除くような予防的な活動方法をとる。さらに，問題や課題については担当地区住民との共通認識を図り，協働して解決することを活動基盤とし，個人・家族へのアプローチ，集団・組織へのアプローチ，さらに担当地区全体を対象としたアプローチを展開し，これらを連動させ，最終的には個人・家族から担当地区全体へと統合させていく。

3. 公衆衛生看護活動と自治体の政策との関連づけ

自治体単位の計画と保健医療福祉に関する計画

自治体とは，地方公共団体としての都道府県と市町村および特別地方公共団体としての特別区をいう。自治体職員（行政保健師含む）は地方公務員法第30条に「すべて職員は，全体の奉仕者として公共の利益のために勤務し，且つ，職務の遂行に当つては，全力を挙げてこれに専念しなければならない」とあり，公的責任を負っている。また，地方自治法第2条第4項には「市町村はその事務を処理するにあたっては，議会の議決を経てその地域における総合的かつ計画的な行政の運営を図るための基本構想を定め，これに即して行わなければならない」と規定されている。このため，市町村は法的に定められている「基本構想」を定め，その実効性を担保するための「総合計画」を基本構想（長期計画），基本計画（中期計画），実施計画（短期計画）の構成で策定することになっており，都道府県計画もほぼ同じ構成である。自治体の保健医療福祉にかかる法的計画には医療計画，健康増進計画，次世代育成支援行動計画，障害福祉計画，都道府県医療適正化計画，介護保険事業計画，障害者プラン，母子保健計画などがあり，これらは自治体の基本構想との整合性を図り一貫性のある計画として策定されている。

保健師はまず，公衆衛生看護活動がどの事業やどの施策に位置づけられているのかを意識しておくことが必要である。さらに，家庭訪問，健康相談，健康診査，健康教育などの活動を通じて明らかになった住民一人ひとりの健康状態やその背景にある社会経済環境的要因を分析し，公衆衛生看護活動を実践する中でとらえた住民の健康課題を自治体の計画策定に反映させることが最も重要な役割である。

この章のまとめ
- 公衆衛生看護とは担当地区住民の健康状態と社会経済環境を関連させて，健康課題を明らかにし，課題解決に向け，行政の中で政策化をすると共に，個々の地区住民や地区全体の健康管理能力の向上を支援することである。
- 行政に所属する保健師の活動は「人権としての健康」の保障を目指し，そこで暮らす人々の健康を阻害する要因を阻止したり，除外したりする活動を通して，地域で暮らすすべての人々が健康で自分らしく生きていけることを支えることである。

【引用文献】
1) 小栗史郎，菊池頌子，山岸春江（1992）：公衆衛生の灯をともしつづけて11人が綴る保健婦の軌跡，医学書院
2) 日本公衆衛生看護学会ホームページ：
　　http://plaza.umin.ac.jp/~JAPHN/wp-content/uploads/2015/05/def_phn_ja_en.pdf
3) 自治体に働く保健婦のつどい編（1995）：公衆衛生における保健婦の役割，日本看護協会出版会

【参考文献】
・アメリカ公衆衛生協会公衆衛生看護部会　アメリカ公衆衛生看護団体協議会　キャロライン・マッコイ・ホワイト編，村嶋幸代・川越博美訳（2003）：いま改めて公衆衛生看護とは　定義・役割と範囲・規範，日本看護協会
・平野かよ子編（2004）：地域特性に応じた保健活動‐地域診断から活動計画・評価への協働した取り組み，ライフサイエンス・センター
・荒賀直子，後閑容子編（2011）：第3版公衆衛生看護学.jp，インターメディカル，2-13
・鈴木美奈子，島内憲夫（2011）：ヘルスプロモーションとCSRの概念の比較，順天堂スポーツ健康科学研究3（2），75-89
・宮崎美砂子，北島三津子，春山早苗，田村須賀子編（2013）：最新公衆衛生看護学第2版　総論，日本看護協会出版会

地区活動

金子 仁子

この章で
学ぶこと

▶ 保健師の行う地区活動をイメージしながら，地区活動の目的・対象について理解する。

▶ 地区活動の必要性や地区の人々の生活，地区組織について，具体的な活動を展開する時に活かせるように学ぶ。

[キーワード] 地区活動, 予防の段階, 家庭訪問, 健康教育, ソーシャル・キャピタル, グループ支援, 地域組織活動（コミュニティ・オーガニゼーション）

はじめに

　保健師は，戦前から担当地区（受け持ち地区ともいう）をもって活動してきた（図1.1）。担当地区とは，1つの地理的な区画（例：小学校の校区）であって，そこに住む人々は，買い物をするところが共通であったり，学校が一緒であったり，生活圏が一緒であることはもちろんのこと，古くからある神社仏閣を中心に行う夏祭りの時に協力し合うなど，歴史的・文化的背景も共通であることが多くある。このような地区を担当し，そこに住む全住民（疾病の有無にかかわらず新生児から高齢者まで）の健康を保持増進することを目的に保健師は活動を行っている。ここでいう健康増進は，住民が誰かの支援を常に受けて行うのでなく，住民自らが主体的に健康問題を解決するよ

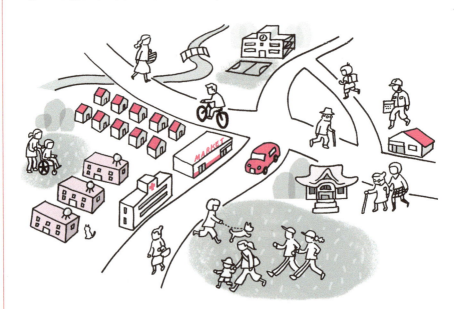

図 1.1　担当地区のイメージ

うになることが最終的な目的である。したがって，全住民の健康に責任にもって[1]，住民が主体的に健康増進を行うことが可能となるように支援することが保健師の使命である。このような，担当地区に対して保健師が行う活動を地区活動という。平山[1]を参考に考えると，地区活動とは「受け持ち（担当）地区に対して行う，全住民の健康の保持増進に責任をもつ看護活動であり，地区に住む人々の個々の健康問題への対応のみならず，地区の住民が自分たちの地域の健康問題に気づき，解決していくことを支援すること」である。

第1節 ● 地区活動の対象

　地区活動は，乳幼児から高齢者まで年齢にかかわらず対象となる。乳幼児と親には成長発達や育児上のさまざまな問題があり，健康な高齢者も介護状況にならないように予防的な支援が必要である。

　これらの中には，脳卒中を起こし調子が悪くて入院している人，糖尿病で外来通院をしている人，あるいは自覚症状がなく医療機関にも行っていないなど，健康の状況にかかわらずすべての住民が対象である。乳幼児期には健康診査の受診によって成長発達に問題がないかチェックし，成人においては自覚症状がなくても特定健診やがん検診によって健康の状況を確認することが必要である。一見すると健康な人に健康診査の受診を促すことも，保健師の仕事として大切なことである。

予防の段階

1次予防	健康増進・発生の未然予防（生活習慣の改善，喫煙の防止）
2次予防	早期発見・早期治療（がん検診）
3次予防	機能訓練，社会復帰，再発防止

　予防の段階として，1次予防，2次予防，3次予防がある。

　1次予防としては，乳幼児からの生活習慣病予防の食生活支援，小中学校から成人にいたるまでの喫煙の防止などがある。2次予防としては，乳幼児健診により乳幼児の成長発達上の問題を早期発見して医療に結びつけることや，成人に対して健康診査によって病気を発見し，治療に結び付けることがある。3次予防としては，脳卒中を起こした方や，がんサバイバーへの社会復帰・再発防止の支援がある。これらのすべてが保健師の地区活動の中で行われる。保健師には予防活動を優先して行うという使命があるので，問題発生予防の1次予防が活動としての優先度が高い[1]。乳幼児や成人の健康診査は地区内で行われないことも多いが，受診者拡大への働きかけや未受診者（健康診査を受けない人）や，精密検査未受診者への働きかけは，自治会長や民生児童委員との協力のもとで行われる可能性もある。健康診査の事前・事後の活動を地区活動として充実させていくことは大切なことである。

　しかし，教育機関に属している人には学校保健の中で支援があり，働いている人は

職場で健康管理をされている場合もあるので，他に支援のある方へのかかわりは支援のない人に比べれば優先度が低くなっているのが実情である。成人期の活動対象として優先度が高いのは，他の支援がないという意味で国民健康保険の加入者である。

第2節 ● 地区活動の目的

　先にも述べたように，地区活動の目的として以下の2つがある。

（1）住民一人ひとりの健康意識の向上と，問題解決能力の育成

　この目標は住民一人ひとりが，自分の健康の保持増進をしていくためにどのようにしたらよいか常に生活の中から情報を得て，それを自分の生活に合わせてどのように展開していけばよいかを考え，継続して実行していくことである。また，人々の健康状況を確認して，住民の力だけで解決できないことは医療機関の受診を勧奨したり，保健師の行う健康相談など，問題解決に必要なサービス（保健・医療・福祉サービス等）の利用に結び付けるなど，支援を行う*。また，保健師は生活支援として，たとえば，糖尿病と診断された方が自宅でバランスがよく適切なカロリーの食事をとれるように，健康相談や家庭訪問を通して支援していく。

　このような働きかけは，健康への関心を高めるための働きかけ，情報提供の方法の工夫や，実行したことが継続できるような環境整備も必要である（たとえば，禁煙を推進するために喫煙ルームを減らしていく）。とくに，それぞれの個人の生活状況や健康についての考え方や心情を把握して，それらについて配慮し支援を工夫していくことが目的を達成するためには早道である。

　生活することに精いっぱいで自分の健康に関心がない人もたくさんいる。このような人々に対して，健康が大切であるという意識が芽生えるように働きかけることは保健師の働きの中でも非常に大切である。健康への関心が低い原因としては，忙しいといった時間的な問題だけでなく，人の価値観（例：煙草をやめるくらいなら死んだ方がまし）も関連し，この価値観をどのように変えるのかを考え，その人に合わせて方法を工夫していく。このようなプロセスは，個別に働きかける場合もあるが，同じような方々を集めて集団として働きかけることで，仲間意識が発生し問題に一緒に前向きに取り組むことが可能となる場合もある。

（2）地域住民が自分たちの地域の健康問題に気づき，解決していくことを支援する

　一人では解決が難しい地域の生活・健康問題を認識・共有し，住民どうしで協力し合って解決することを支援する。

　健康問題を誰かが認識していても，地域のほかの人たちは気がつかなかったり，自分たちには関係がないと思っていたり，あるいは自分たちでは解決できないと思っている場合がある。そこで，一部の問題を感じている人の問題を，地域の人の多くが自分の問題であると感じ，地域でなんとかしなければならないと認識することが必要である。保健師はそのための支援を行う。保健師は健康問題を抱えている人に寄り添う

*たとえば，糖尿病と診断された人が自宅でバランスの良い食事をとれるように，健康相談や家庭訪問を通して支援していく。

ことが多いため，問題を認識する機会が多い。そのため保健師は，個人だけでは解決できない問題をもつ人が地域の中に複数存在し，それを地域の問題として組織的に解決していくことの必要性を認識することができる。この時には住民自身が自分たちの潜在能力を活かすことができ，協働することによってさらなるパワーが生み出せることに気がつくようにしていく。問題解決が住民の力だけでは難しい場合は，行政や関係する職種や関係機関とも協働活動を推進していく。このことの推進役も保健師の役割である。

第3節 ● 地区活動における生活把握の重要性

　健康問題と人々の生活は密着している。食事を適切に摂取できなければ，栄養失調や感染症にかかりやすくなる。道路が狭かったり街灯がなかったりなど運動しにくい環境であれば，運動の継続が難しい。子育てする夫が勤務先までの距離が遠いと，母親は育児のことを相談できずに育児不安に陥る可能性がある。したがって，健康問題の状況を把握するには，その地区の生活を把握することが必要である。

　たとえば，生活を把握する例として食について考えたい。人が生命体として生きていくためには食事をすることが必要であるが，そのためには買い物に行って食品を調達し，食物を切ったり煮たり焼いたり調理することが必要である。食生活は食事作りだけではなく，誰とどんな時間にどんな場所で食べるかなど，生活全般を理解することは大切である。睡眠や身体活動の程度も重要である。これらのことは一人ひとりのケアを行う時にだけ必要ではなく，地域の人々の生活の状況として把握し，地区活動に活かすことが大切である。たとえば，栄養バランスが崩れている人はいないか，食事作りを困難に感じている人，慢性疾患のため体調がすぐれない人，独居高齢者はいないか，また，家族がいるのに一人で食事をする人が多くはないか，朝食の欠食状況や児童生徒の土日の昼食の欠食等を把握することなどが必要である。

　また，人々は社会とつながりをもって，収入を得るために仕事に行き，余暇には友人と趣味活動を行う。教育を受けるために学校に行き，病気になれば医療機関を利用する。行政サービスを受ける基本は市町村単位であるが，居住地区の支えあいの機構である自治会に属することによってゴミの清掃や防災活動が維持されていることも多い。「遠くの親戚より，近くの他人」ともいうように健康問題の解決に近所の人の支援は大切である。したがって近所どうしのつながりやつきあいの状況を把握することが大切である。　生活の営みは地区内でできることと，地区外で行うことがある。人の生活は多様化し一概にはいえない場合もあるが，このような生活を営む基盤となっているのが，自分の居住する「地区」である。

　地区を基盤とした活動を展開する時に，保健師は，自分の担当している地区の人々の生活の営みを把握することが必要である（生活の営みの理解は3章にも詳しく述べる）。

地区を担当した看護活動がなぜ必要かについて，今一度考えてみよう。近年は高齢社会となり，一人暮らしの高齢者が多い。この中で，ゴミ出しができない方は衛生面で，買い物ができない方には食生活や日常生活を営めないなどの問題が発生する可能性がある。しかしながら，これらの問題を自身で解決することは難しく，また，遠くに家族や親族がいても，支援することが難しい場合もある。このような場合，行政サービスの支援を受けるためには介護保険を申請して要介護者または要支援者として認められる必要がある。しかし，それまでには時間がかかる。このような問題の解決のために，保健師であれば，近隣の方に支援を依頼する。また一人だけに負担がかかってはいけないので，このような人々を支えるための組織があれば，それを利用することを高齢者に勧める。そのような組織がない場合は，地区の中でこの問題に対応するためにどのようなことができるかを考えつつ，地区内の自治会や，民生委員に状況を伝え，解決方法を一緒に考えるようにしていく。つまり，健康問題の解決には，近隣の支えあいが大切である。その支えあいを利用するために，地区内には問題解決のために協力依頼が可能な人がいるか，また問題解決に利用できそうな組織があるかを保健師は普段の活動の中で把握しておき，それらの人や組織と顔見知りになる。その次に，保健師は健康問題解決のための専門職として信頼を得て，問題解決への協力を依頼し，活動を一緒に行えるような関係を築いておくことが必要である。そのため，保健師の活動方法としては，地区内組織の状況（力関係，地区内での位置づけ）を把握し，またその組織のキーパーソン（自治会長・民生児童委員等）の人々の特徴を捉え，日常的に関係性を保っておくことが大切である。このように人と人との関係をつなぎ，問題解決へ導くことは，地域の住民の自律的な健康問題解決への活動のカギとなる。

2013（平成 25）年 4 月に厚生労働省が示した保健師活動指針[3]では，地区活動について，「保健師は，住民が健康で質の高い生活を送ることを支援するために，訪問指導，健康相談，健康教育および地区組織等の育成を通じて積極的に地域に出向き，地区活動により，住民の生活実態や健康問題の背景にある要因を把握すること。また，地区活動を通じてソーシャル・キャピタル*の醸成を図り，それらを活用して住民と協働し，住民の自助・共助を支援して主体的かつ継続的な健康づくりを推進すること」とされている。

第5節 ● **地区活動の基本**

1. 世帯単位への働きかけ

地区活動は，地区内に住まわれている世帯を単位として活動する。世帯とは一戸を

【ソーシャル・キャピタル】
アメリカのパットナム（R. D. Putnam）によると[2]，「社会的なつながり（ネットワーク）とそこから生まれる規範，信頼であり，共通の目的に向けて効果的に協調活動に導く社会組織の特徴」のこと。
パットナムの『哲学する民主主義』では，イタリアの南部州と北部州を比較し，北部州では水平的なネットワークが広がって社会的な信頼が高く，連帯・参加の価値観が根づいている。ソーシャル・キャピタルが豊かなら，人々は信用し自発的に協力する。そのため，経済活動が活発になり犯罪も少ない社会になると述べられている。

構えて独立の生計を共にする生活体であり，一般的にいえば家族である。家族を公証する住民票は，世帯ごとに編成されている。

　個人ではなく世帯を単位に活動する理由は，家族としての問題解決を重要視するためである。例を挙げてみよう。ある家族の新生児訪問（子どもが生まれたという連絡の元で行われる家庭訪問）に行ったところ，母側の祖母は膝が痛く，本来なら母（祖母から見れば娘）の育児を手伝いたいところだが，日常生活もままならず大変でどうしたらよいかと相談を受けた。この場合，新生児の育児の方法等について母親の相談にのることはもちろん，祖母の生活支援として何をしたらよいか一緒に考え，介護保険の利用について検討するとともに，母親がすこしでも育児・家事に支障がきたさないよう育児支援サービスの利用等を検討していくことが必要である。このように家族の一人に起こった問題は他の家族員への影響が大きく，新たな問題が発生することを予防する視点で家族に関わることが大切である。

　地区の中にどのくらい自分のかかわった世帯があるか，世帯ごとに記録に残し，地図上にプロットするなど地区内の活動の実績を可視化しておくことも大切である。

2. 地区内の問題解決や問題発生予防のための組織的な取り組み

　保健師は地区内の問題解決のための組織との協働活動を推進する。そのために，地区内の組織がどのような活動をしているのか把握し，その組織のリーダーなどと顔見知りになり，活動の理解を得られるようにしていく。たとえば，健康祭り*を行う時に，その組織の人に協力を仰ぐことで，その組織の健康問題への意識のありようを把握でき，保健師の活動に関心をひくことが可能である。

地区内に存在する組織の例

○自治会（町内会）：日本の集落または都市の一部分（町）において，その住民等によって組織される親睦，共通の利益の促進，地域自治のための任意団体・地縁団体とその集会・会合。

○自治会連合：自治会の振興発展および会員相互の親睦を図り，併せて市の発展と市民の福祉増進を図ることを目的として設置された連合組織。

○民生委員・児童委員*協議会：民生委員が連携・協力し合うことにより職務を機能的かつ効果的に遂行するとともに，必要な知識や技術等の向上を相互に促進することを目的としてつくられた組織。

○地区生活環境協議会：生活環境の改善，地区内の住民のモラル向上を目指した組織
　　例：1日清掃デーの実施

○地区社会福祉協議会：地区内の社会福祉の増進を目指した組織。
　　例：福祉バザー，地区敬老会の実施

○青少年問題協議会：小学校学区ごとに青少年の健全な育成のためにさまざまな活動に取り組んでいる。地方青少年問題協議会法に基づき，市長の付属機関として設置され，多くの自治体に設けられている（都道府県および市町村によって若干名称は異なる）。

○地区交通安全対策協議会：自主的な交通安全対策の実施

○地区防犯協会：自主的な防犯活動により，犯罪のない明るい地域を目指す組織

○消防団：団員の多くは，会社員や自営業，農業など，普段はそれぞれの仕事をもって

【健康祭り】
市町村で行う，健康に関する祭り。保健センター等を使用して健康に関する展示やデモンストレーションを行う。また健康に関して活動しているグループの人たちが発表や展示を行う。

【民生委員・児童委員】
民生委員法に基づき，厚生労働大臣から委嘱された非常勤の地方公務員である。給与の支給はなく（無報酬），それぞれの地区で住民の立場に立って相談に応じ，必要な援助を行い，社会福祉の増進に努め，児童委員を兼ねる。児童委員は，社会福祉法に基づき，地域の子どもたちが元気に安心して暮らせるように，子どもたちを見守り，子育ての不安や妊娠中の心配ごとなどの相談・支援等を行う。

いて，災害発生時には，その被害を最小限に食い止めるために消防団員として出動する。市や消防署などと連携して活動する。地域住民が地域を守るための組織である。
○地区自主防災協議会：自治会ごとに組織された自主防災組織の連絡調整を図り，自主的な防災活動を推進する。

1. 地区を捉える

　地区の問題を共有するために，まずは地区の状況を調べる。最初に人口や世帯数，小学校・中学校等はどこにあるか，人々が集まる公民館や地区センターはどこか，商店街，スーパー，コンビニはどこにあるか，農地はどこにどのくらいあるか，社寺仏閣はどこにあるかを資料と自分の足を使って，おおまかなイメージをつくる。健康問題を明らかにするためには，地区診断（第3章参照）を行う。

　地区を歩く時や地区内で保健事業を行う時，訪問する時など，人々の生活がどのようになされているか観察し，生活意識や保健行動や健康に関しての意識を捉えることが大切である。

2. 地区の人，地区内の組織との関係づくり

　地域内の健康問題を住民が主体的に問題解決を図るように支援をするためには，地区内の組織を把握することが大切である。自治会（町内会）や民生委員・児童委員協議会や地区社会福祉協議会のリーダーに対して，地区を担当している保健師であることを知ってもらう機会をつくる。また，これらの組織の会議や行事に出かけていき，どのような人々が，どのようなことを，どんな問題意識をもって実施しているかを把握する。また，公民館等の職員や，農業共同組合*，商工会議所*のリーダーとも知り合いになり，活動内容を把握しておくとよい。医療機関の評判を住民から収集しておくことも有効である。

3. 地区に対する働きかけの方法

　保健師は，人々の健康的な生活を支援する方法として，健康相談，家庭訪問，健康診査，健康教育，グループ支援，地域組織活動（コミュニティ・オーガニゼーション）を行っていく。保健師の活動の目的は個々の健康問題への支援から地域の問題を明らかにして，地域ぐるみの問題解決を図ることである。そのために，上記のような活動を組み合わせながら実施していく。主なものを以下に述べる（詳細は各章に後述する）。

（1）家庭訪問

　個々の家を訪問して健康問題の解決を図る。問題をもっている人のみならず，家族

【農業協同組合】
相互扶助の精神のもとに農家の営農と生活を守り高め，よりよい社会を築くことを目的に組織された組合のこと。

【商工会議所】
商工業の改善・発展を目的として，市など一定地区内の商工業者によって組織される自由会員制の公益経済団体。

14

の健康への関心をも高めながら生活を成り立たせる支援を行う。また，家族関係を調整する支援や，近隣の人々を巻き込んだ地域での見守り・支援体制づくりを行っていく。たとえば，育児中の母親への訪問で，子育て不安が強く，夫は勤務が忙しく相談にのれないような状況であったら，保健師の訪問では母親本人の育児上の困難について話を聞き，問題解決のための方法を提案する。それだけで心配な時には民生・児童委員などを母親に紹介し，子育て不安状況への見守り体制をつくっていく。また，このように孤立している母親が地区内に数人以上いることに気づいたら，その母親どうしが友人になることができるような子育て教室等による支援をつなげていく。

　一人暮らしの精神障害者の入院後の移行期における家庭訪問による生活支援では，本人の疾病への付き合い方，服薬管理や生活状況困難（買い物・調理）について，退院してきた医療機関との連携のもとに行うだけではなく，近隣の力になれる人に，生活上の困りごとの解決を手助けすることを依頼するなどしていく。こうした家庭訪問は，相手が訪問を希望していない場合であっても，援助の必要があれば出かけていく。このような要望のない人への働きかけをアウトリーチという（p.5 参照）。結核を患った人は発生が確認されると医療機関から保健所へ連絡が入るので，その患者の家に訪問して家族も含め感染予防の指導を行うなど，本人が必要と感じていなくても，公衆衛生的視点から支援が必要と判断されれば働きかけを行っていく。

（2）健康教育

　健康教育には，保健センターなど市内全体の住民が対象のものと，地区に出向いて行うものとがある。高齢者や乳児を抱える母親など，交通機関を利用して外出するには障害となる人でも，保健師が地区内の公民館などに出向くことにより，徒歩圏内であれば参加することが可能となる。また，地区で行う健康教育はその地区の生活状況に合わせた方法（開始時間等の配慮）で行うことができ，地区に特化した情報を伝えることも可能である。このような活動の例としては，育児のやり方に迷いがあり他の親子との交流を求めているような人々への育児教室，高齢者のロコモティブシンドローム（転倒予防等）予防のための介護予防教室などがある。これらの教室で顔見知りになることで別の機会に会うことが容易になり，自主グループ活動への展開も期待できるため，活動を継続しやすいという利点がある。

（3）グループ支援

　地区の中で共通の健康課題をもった人をつなげていき，グループとして活動を促すこともある。同じ問題をもつ人々が話し合うことで気持ちを共有することにより「私ひとり何でこんなことに煩わされるのか」という気分から解放される。また，話し合いの中から問題解決の糸口を見つけることができる。このようなグループ活動を継続していくことで，住民が自分たちで主体的に健康増進活動を行うことが可能となるように支援することが大切である。

（4）地域組織活動（コミュニティ・オーガニゼーション，第 11 章参照）

　地区内の問題について地域の人々が協力して解決に当たる方法をコミュニティ・オーガニゼーションという。同じ地区の問題であれば人々が直面している可能性が高く，

また問題を抱えて困っている人と知り合いである可能性も高く，問題を共有しやすい。地区内の組織からの賛同も得やすく，組織的な活動を推進しやすい。

　このように保健師の活動は，個別からグループへつなぎ，それらの活動をもとに不足したサービスを立ち上げ，地域の組織的な活動によって問題解決にあたっていく。

　地区活動は，保健師と住民だけで活動を行っていくわけではない。公民館の職員や子育てに関係した行政職員，高齢者担当の職員から情報を得たりする。また，活動に必要な予算獲得に関しての相談を，予算担当部署と協働して行っていく。地区に出かけていくのは保健師が多いが，保健師が行政職員であるメリットを活かして，このような市の他部署職員と一緒になって活動することが大切である。また，個別支援等をとおして，地域包括支援センター，保健所，地区内の医療機関や介護居宅事業所，訪問看護ステーションなどの機関と関係づくりを行い，その他の地区活動や地区内の健康問題を解決する際に協働関係を結べるようにしておくことが重要である。

認知症のサポートネットワークづくり

概要：地区の住民および住民組織を利用して地区問題の解決に向けて活動した福島市の事例である。2000世帯ほどの地区で，認知症を患った高齢者が行方不明になり，騒ぎになった。このようなケースが再度あった時に活かせるような取り組みについて，区長や民生委員から地域包括支援センターに相談があった。

（1）研修講座の実施

　地域包括支援センターの保健師はこの機をとらえ，①地区住民のキーパーソン（区長，民生委員，社会福祉協議会のボランティア），②老人会メンバー，③地区施設（郵便局，コンビニ，スーパーマーケット，タクシー会社）のメンバーに認知症の講座を行った。その目的は以下の通りである。

① 認知症の正しい理解，認知症をサポートするためのネットワークの必要性
② 認知症の認知症の予防
③ 認知症のサポートの必要性，認知症の高齢者に対して自分たちが困ったことについての情報交換

（2）ネットワークづくりへの準備

　研修受講者と地域包括支援センター職員，行政職員とのネットワークづくりのための話し合いを行った結果，地域のキーパーソンを中心にそのための準備会を組織した方がよいとの意見が出された。地域のキーパーソン（区長，老人会会長，ボランティア代表，民生委員）へ戸別訪問して説明し，了解を得て幹事会を発足した。幹事会と地域包括支援センター職員とでネットワークづくりの準備への話

し合いを行った。それを経て活動計画，規約案を作成し，さらに，住民に向けた周知活動（区報，ポスター等）も同時に行った。

（3）ネットワークの発足

幹事会での話し合いの結果，住民たちで以下のようなことを行うことになった。

① 認知症理解のための勉強会

② 振り込め詐欺や悪徳商法被害防止のための勉強会

③ 認知症や一人暮らしの高齢者への声かけ。見守り

④ ネットワーク活用による徘徊・行方不明高齢者の事故防止。協力機関（スーパー，コンビニ，銀行，警察）の協力を得る。

⑤ 認知症の方の迷子対応とネットワーク組織について広報活動

（4）活動の実際

・徘徊操作訓練（協力機関・一般住民も参加）

徘徊役（幹事会役員）に一般の方が声をかけて，徘徊役を安全な場所へ移動させることができた一般人の方を表彰する。

（出典：認知症サポーター地域づくり事例集：活動する認知症サポーター，NPO法人地域ケア政策ネットワーク，全国キャラバンメイト連絡協議会を改変）

この章のまとめ

● 保健師は地区を担当して，住民の健康の保持増進活動について責任をもって行う。

● 地区担当の保健師は，地区内の住民の生活や組織の状況を把握するとともに，組織のリーダー等と関係をつくり，活動を展開する。

● 地区活動には，家庭訪問，健康教育，グループ支援，地域組織活動があり，これらを組み合わせながら行っていく。

引用文献
1) 平山朝子（1986）：公衆衛生看護学，日本看護協会出版会
2) ロバート・D・パットナム著，河田潤一訳（2001）：哲学する民主主義〜伝統と改革の市民的構造，NTT出版
3) 厚生労働省（2013）：地域における保健師の保健活動指針

参考文献
・錦織正子（2009）：地区活動とは何か，なぜ今地区活動か，保健師ジャーナル，65（10）
・地区活動のあり方とその推進体制に関する検討会（2008）：平成20年度 地域保健総合推進事業 地区活動のあり方とその推進体制に関する検討会報告書，日本公衆衛生協会
・中板育美（2011）：いまの時代に求められる地区担当制は，保健師ジャーナル，71（11），911-916
・井本成美他（2011）：諸学校区別の地区担当制で推進する健康なまちづくり，保健師ジャーナル，71（11），936-942
・中板育美（2013）：改訂された活動指針をどう活かすか，保健師ジャーナル，69（7），504-509
・日本看護協会健康政策部保健師課編（2014）：保健師活動指針活用ガイド，日本看護協会

地域の人々の生活

平澤 則子

この章で
学ぶこと

➡ 保健師の基本活動は，住民の生活と健康との関連性を追究し，ニーズを把握することであることを学ぶ。
➡ 保健師が地域で暮らす人々の生活をどのように捉えておくべきかを考えてみよう。

[キーワード] 生活，ライフイベント，人生，マズローの欲求5段階説，生活構造，ライフコース，歴史・文化，先行経験，価値観

【生活歴】
対象者の出生から現在までに影響を及ぼしている過去の生活における出来事の記録である。対象者が現在までどのような生活を送ってきたかを時間的経緯にしたがって確認できる。

【生活様式】
個人に特有の「生活のしかた」ではなく，ある社会集団や地域的拡がりに共通してみられる生活のしかた，暮らしかたの型である。ライフスタイルとも呼ばれ，社会や時代が異なればそれだけ多様性をもつことになる。

【ライフイベント】
その時代と文化によって規範化している通例的出来事（教育の開始，進学，就職，結婚，職業からの引退など）と，必ずしも予期し得ない，偶発的な・非通例的な出来事（戦争，災害，失業，病気・事故など）に分類される。

【人生の予定表】
「個人の発達や成熟，志向や願望など」の個人的源泉と「年齢規範」という社会的源泉により作られる。

はじめに

公衆衛生看護の目的は，地域で暮らすさまざまな健康レベルにある人々の，健康や生活の質を維持・改善する能力の向上および人々を取り巻く環境の改善を支援することにより，可能な限り人々の自立を助け，安寧な社会の実現を図ることである。この目的の実現のため，地方自治体で働く保健師は，ある一定の地域を受け持ち，保健師自身が地域に出向き，人々の生活や環境をありのままに捉え，活動を展開していく。

生活という言葉は，日常生活，学校生活，寮生活，生活習慣，生活様式のように場所や習慣，約束などで定められたやり方を表す言葉と一緒に使われることが多い。本章では，基本的立場として，生活とは個人の欲求充足のプロセスであり，個人・家族の生活習慣や生活歴*，生活様式*に規定されて実現し，結果として個人の生活内容と生活力を変化させるものと考える。

次に定義を見てみよう。生活とは，「人が生命を維持したうえで日々行っている諸々の活動の全体」であり，「人がその生涯において経験するさまざまな出来事（ライフイベント*）の全体」である。前者は日々の生活といわれるもので，朝起きてから寝床につくまで，1日の中で行うさまざまな行動であり，一定の規則性に基づいたパターンがある。すなわち，日々の生活には構造がある。構造は，「いつ（時間）」「どこで（空間）」「誰と（他者）」「何をしたか（行動）」の4要素で把握することができる。後者は人生といわれるもので，ニューガルテン（Neugarten, 1979）の指摘によると，人々は心の中に人生の予定表*をもち，人生のさまざまなターニング・ポイント（転機）を時間どおり通過しているか（on time），それともそうでないか（off time）を意識に上らせ続けるという。その予定どおりに人生を通過し続ける限り，人は危機に陥らないですむということである。生活という概念には，日々行っている行動と人生が含まれている。したがって，保健師が人の生活を捉えるとき，単に日常の生活行動を捉えるだけでは情報として十分ではない。個人の欲求充足のプロセス，個人・家族の生活習慣や

生活歴に規定されて実現した日々の生活の構造，満足感，人生経験，転機*などを捉えることが重要になる。

　本章では，第1節で個人の欲求充足のプロセスと生活構造，人生経験に焦点を当てて「個人の生活への接近」について説明する。次に第2節で「地域の生活への接近」を説明する。

第1節 ● 個人の生活への接近

1. 日々の生活と生活構造

　私たちは「生活をどうしたいか」というときには，特定のモノやサービスを欲求する。これはマズローの欲求5段階説*で説明することができる。欲求はより上位のものへと段階的に顕在化していく。自己実現欲求は，それが充足された後でもその重要度は減少せず，さらなる高みを求めて自己の可能性を広げようとする。生理的欲求から承認の欲求までの4階層はまとめて欠乏欲求と呼ばれ，自己実現欲求は成長欲求と呼ばれる。保健師は，まず疾病や障害ではなく生活に着目し，対象者の生活を営むのに必要な能力と生活欲求を確かめる。そして疾病や障害を抱えて何に困っているのか，何が原因で生活の困難さが生じているのかなど生活の問題として捉え，どのような支援が必要なのかを判断する。支援においては，これから疾病や障害を抱えてどのように生きていきたいと考えているのかを捉え，欲求充足に向け「より良い生活」「より満足の高い生活」に焦点を当てる。

　日々の生活は，生活時間により把握できる。1日の中で行うさまざまな行動，1日の時間の使い方について，具体的に「いつ（時間）」「どこで（空間）」「誰と（他者）」「何をしたか（行動）」を書き出すことで，その人の生活構造と生活習慣の特徴を把握することができる。健康問題によっては，生活習慣や健康への態度・意識を捉えるために，地域の文化や歴史，成育歴や生活歴の把握も必要である。私たちの日々の生活は，個人・家族の生活習慣や生活様式に規定されていることを構造の視点で考えてみよう。

　会社員のAさん（一人暮らし）は，平日は6時に起きるが，土曜と日曜はお昼まで寝ているとか，昼食は社内食堂を利用しているとか，週3回は営業にまわるとか，金曜の夜は同僚とテニスサークルで汗を流すとか，一定のパターンがある。なぜ私たちの生活は構造化するのだろうか。

　Aさんの生活を構造化する力には3種類ある。第1は，身体の生理的なリズムである。私たちが日常の中で行っている行動は生理的な欲求に基づいている。Aさんが6時に目が覚めるのは，体内時計*と呼ばれる一定の生理的リズムに従うためである。第2は，自分の意志である。Aさんが金曜日の夜にテニスで汗を流すのは，1週間のストレスを発散できるからであり，疲れた体を休ませるために自分の意志で休日は昼まで寝ているのである。第3は，社会の要請である。Aさんという個人に対する社会の

【転機】
ライフコースの方向の確定や転換を意味する。大久保は4つに分類している[1]。
1. 他者，本，芸術作品，感動的な風景などとの出会い
2. 歴史的出来事との遭遇（戦争，大災害，大恐慌など）
3. 役割移行に伴う出来事（結婚，就職，進学，肉親の死など）
4. 身体上の異変（大病，老化，障害など）

【マズローの欲求5段階説】
1. 生理的欲求
2. 安全・安定の欲求
3. 所属と愛の欲求（社会的欲求）
4. 承認の欲求（尊厳欲求）
5. 自己実現の欲求

【体内時計】
生体内にあり，生体の概日リズムを支配する時計機構のことで，概日リズムの生理作用で最も重要な機能。これによって生体が24時間周期の昼夜変化に適応できるようになっている。

要請は，具体的にはAさんに対する他者の期待という形をとって行動を促す。会社員のAさんが平日6時に起きるのは，8時半までに出社することが会社から要請されているからである。会社員の父を見て育ったAさんは，1時間余の通勤時間もあたりまえと考えている。このようにAさんの生活は社会文化的に規定されており，役割や出来事によって社会につながっているのである。役割集合体*として，社会的存在であるAさんを理解することが重要になる。

その他，生活構造を把握する2つの視点について説明する。1つは，6つの生活の構造的要因である。松原ら[2]は，"生きることを何かしている"という機能そのものを捉え，構造的要因として①②を外枠的要因，③④を媒介的要因，⑤⑥を内部的要因と名づけている（表2.1）。人間は，一定の時間の枠の中で，一定の空間を占めながら，物理手段と金銭に媒介され，かつ役割関係や規範を作りながら，生活機能の循環的なパターンを維持していく。このパターンは生活構造として捉えることができる。

もう1つは，欲求充足に向けた，現在の生活に対する満足度である。生活領域に対する評定の根拠，「どのようになりたいのか」，欲求を把握する。成人を例に見てみよう（表2.2）。成人期の主要な生活領域について生活満足度の評定を求め，それらを領域別満足度とし，最後に生活全体の満足度の評定を求める。生活満足度は「大変満足している」から「まったく満足していない」までの5段階または11段階で評定できるように作成する。主要な生活領域は，学生の場合は「職業生活」を「学校生活」に替えたり，高齢者や介護者には「健康生活」を加えるなど，対象に合わせて設定することができる。

表2.1　生活の構造的要因を把握する枠組み[2]

生活の構造的要因	内　容
①時間（生活時間構造）	労働と余暇と消費の時間的配分
②空間（生活空間構造）	職場・余暇場面・家庭の空間的広がり
③手段（生活手段構造）	生産手段・消費財の所有・配置
④金銭（経営・家計構造）	経営・所得の規模・家計の配分状況
⑤役割（生活関係構造）	家庭内の役割分担・権力の布置
⑥規範（生活文化構造）	家風・しきたりや文化

表2.2　成人の生活領域の満足度と実態・欲求を把握する枠組み

	家族生活	経済生活	余暇生活	友人生活	職業生活	地域生活	生活全体
生活満足度							
実態・欲求							

2. ライフコース

　看護学や医学においては，対象となる個人と家族をライフサイクルという視点から捉えることが多い。ライフサイクルとは，生物学的な見方，すなわち生物界に見られる世代から次の世代へ交代するまでの規則的変化のプロセスをさし，個人であれば出生から死に至るまでの生涯における一連の出来事や段階を，家族であれば結婚すれば子どもを生み・育て，巣立たせて一生を添い遂げる，といった人生段階を意味するとされる[3]。また，看護学においては，生涯発達心理学の発達段階を示すライフステージという視点から個人を捉えることが多い。個人の身体的・性格的特性や生活行動パターンの一定の持続期間が，ステージとして識別されるという考え方である。しかし，戦争や不況など社会文化的状況が変化すれば，役割などの発達課題や発達プロセスが変化するため，従来のように年齢とライフステージは必ずしも対応しないことが明らかになっている。個人の発達を「段階」や「ステージ」といった一定の持続期間ではなく，連続したものとして捉える考え方がライフコース*である。ライフコースの視点は，社会変動の影響を受けやすいものとして加齢する個人を捉えるところに特徴がある。ライフコースは個人の人生にとどまる概念ではなく，個人の生きていく過程を社会的・歴史的背景との関連で捉え，社会現象として出現し，把握できる人生パターンを示す概念である。地域で暮らす人々の生活を理解し，個人や家族，社会環境に働きかける具体的な支援を導く視点として，このライフコースの考え方は有用である。

　ライフコースは，「年齢によって区分された生涯を通じてのいくつかの軌跡，すなわち人生上の出来事（events）についての時期（timing），移行期間（duration），間隔（spacing），および順序（order）にみられる社会的なパターンである」[4]。人が辿るライフコースは，人生の道筋ともいわれる。このような人生の道筋は，まぎれもなく私たちが自ら切り開いていった結果である。エルダー（G. Elder）は，このライフコースの観察道具としてライフコースの形状を規定する4つの主要な要素を示した。それは，①歴史と文化：時間と空間上の位置，②社会関係：結び合わされる人生，③個人の発達：人間の行為能力の発達，の3水準での相互作用の結果，④年齢・時代：コホートの相互作用・タイミングとして具現化し，ライフコースの軌道の差，である[4]。

　近代社会では，教育制度と社会的規範により，人々は学卒，就職，結婚がある程度標準化された，似たようなライフコースを辿る人々が多かったが，近年では，その割合が低下している。しかし，「人生は多様化した」といわれる一方で，現実は必ずしも「自分らしい人生」を実感できるものではない。それは，個人のライフコースが社会的要因（歴史や文化，法律や制度など）に大きく影響されているからである。個人は，年齢など社会的規範の影響を受けながら卒業，就職，結婚や出産，親の死といったライフイベントを経験していく。ライフイベントは役割移行を伴う。たとえば，大学卒業と就職は，「学生役割」の喪失と「会社員役割」の取得である。このようなライフイベントは人生の転機でもあり，役割移行は予定表のとおりに通過したのか，希望する会社に入れたのか，満足のいく選択だったのかなど，後の人生に大きな影響を及ぼす。

【ライフサイクルとライフコース】
ライフサイクルは個人や家族の内面の変化に注目して外部での変化の影響を無視する傾向がきわめて大きかったが，ライフコースの視角は社会変動の影響を受けやすいものとして加齢する個人を捉えるといった差異がある。

人の一生は役割移行の連続であり，個人の生涯にわたる生活構造の変動過程がライフ
コースである。

　ライフコースは，ライフイベントの種類に応じて家族歴，教育歴，職業歴，健康歴
などに分類し，人間の一生は複数の経歴の束として捉える。経歴は，原因—結果の連
鎖でつながり相互に依存しており，さまざまなライフイベントのデータを得ることが
できれば，個人およびその時代を生きる人々のライフコース・パターンの把握が可能
になる。健康問題の解決方法としてセルフケアを高めることは重要だが，個人と家族
にその責任を求めることには限界があり，保健師は社会規範や社会環境に対して働き
かけている。ライフコース・パターンは，社会環境への働きかけを考える際にヒント
となる。個人レベルでは，家庭訪問や健康相談などの場で，目的を伝えて，以下の4
段階でライフコースデータを収集できるとよい。対象者自身の語りをとおして，対象
者の人生と現在の生活体験を捉えることができると考えられる。

　1段階：人生上のさまざまな出来事と役割移行を中心にライフコースを概観する。

　2段階：転機となるライフイベントを，いつ，どのように体験したのかを把握する。

　3段階：先行経験が現在の生活体験にどのように影響しているのかを一緒に考える。

　4段階：生活の中で大切に思っていることや対象者が描く生活像を把握し，生活課
　　　　　題を明確にする。

　例を見てみよう。図2.1は，介護者の人生と介護体験を理解するための視点を示し
ている。人は人生の途中でそれまでの自分の人生を振り返って，「あの頃は良かった」
とか「あの頃は辛かった」とかの感慨をもつことがある。これから夫婦の時間を過ごそ
うという定年を目の前にしての夫の発病は，妻にとっては「こんなはずではなかった」

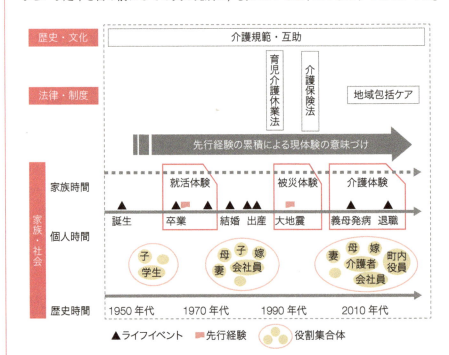

図2.1　Bさんを例にした，個人の人生と介護体験を理解するための視点

という思いを抱く出来事かもしれない。Bさんは，社会的規範の影響を受けながらさまざまなライフイベントや役割移行を経験してきた。Bさんは50歳代半ばで義母の介護者となり，60歳まで介護と仕事を両立している。Bさんが義母の発病をどの程度の出来事と受け止めたかは個人の相対的な評価であり，過去の出来事の大きさにも影響される。Bさんが最も苦しかった体験は，就職活動に失敗したことである。大震災被災後の生活復興の苦労も経験した。介護規範を意識し在宅介護を選択したが，介護休業と介護保険を利用し，介護生活に大きな不満は感じていない。Bさんは，介護体験を先に経験した就職体験・被災体験と比較して，「あの頃に比べればよい」と評価し，意味づけを行っている。すなわち，現在の体験は先行経験の累積として意味づけされているのである。また，定年退職を控え，介護と仕事の両立を全うできたことに自信をもち，退職後は今まで諦めていた趣味を再開できると考えている。このように，介護開始前の人生も含めた時間軸で現在の介護体験を把握することで，Bさんの生活構造と欲求充足のプロセス，満足感などの理解が深まる。

第2節 ● 地域の生活への接近

　次に，地域社会へ目を向けて，人々同士の関わり，地域としての風習や考え方の理解，そのための文化や歴史的背景を理解することの必要性を考えてみよう。

　辞書によると，文化は民族や社会の風習・伝統・思考の方法・価値観などの総称で，世代を通じて伝承されていくものを意味する。文化とは過去の生活の積み重ねによって形成されるものであり，文化を知ることで現在の生活を理解することができる。たとえば冠婚葬祭の特徴的な慣習である「仏壇参り」*は，家と家の結びつきを大切にする地域で今でもみられる。近年，介護規範意識が希薄化したとはいえ，規範意識に基づく「嫁介護」などの生活様式がある。

　一方，自然環境や地理的特徴も文化を発展させてきた。米や大豆が豊富に育ち，冬の適度な降雪と寒さもある地域には，味噌，醤油，納豆，清酒といった伝統的な発酵食の文化が，山間地域では，腐敗しやすい畜肉や魚介類・野菜等を塩分濃度の高い状態におくことで細菌を繁殖させにくくし保存する手段として塩蔵が古くから利用されてきた。年末年始などに山菜の煮物を食べる習慣がある地域では，山菜を塩蔵して保存している。このような食文化が塩分の摂取過多につながり，高血圧症などの生活習慣病の要因となっていた。地形，史跡や祭り，市町村統合，町名の成り立ちなどを知ることは，人々の関わりや地域への愛着などを理解するうえで役立つ。歴史，風土や文化，風習は，地域に暮らす人々の記憶の中にある。これらは人々を取り巻く環境の改善に有益な地域資源である。保健師は人々に尋ねて地域資源を掘り起こすと同時に，人々の気質や暮らしぶり，地域の転機となるような出来事などを観察している。

　地方創生*，地域の活性化が求められるなか，地域も多様化している。多様化の視点で地域を見ることも重要である。高齢過疎化が進展するなかで，中山間地には豊か

【仏壇参り】
結婚式の当日，またはその前に新婦が新郎宅の仏壇にお参りをする儀式。

【地方創生】
人口減や雇用減に苦しむ地方自治体の活性化を目指すこと。

に暮らしている高齢者が多い。里山文化と高齢者の生活は密接に関係している。例を見てみよう。Ｃ村は市町村合併をせずに単独の自治体として存続している。Ｃ村は，歴史的にみても自然環境条件をみても大きな争いや混乱はなく，山仕事と畑仕事で生活が成り立ってきた。企業誘致や新興住宅による住民の移動もない。古い農村の伝統や慣習がなお支配的であるが，人々のつながりや絆が強く，行事に参加する住民は多い。小学校区単位での小規模多機能型自治*が機能し，Ｃ村の住民気質は人々の信頼を高め，助け合いに活かされている。

【小規模多機能型自治】
おおむね小学校区ほどの範域において，住民や地域活動を行う団体で構成される共同体が，地域の実情や課題に応じて多様な機能を担っていくこと。

　一方で外国人移住者の多い地域では，国籍や民族等の異なる人々が互いの文化的違いを認め，理解しあい，ともに生きていく多文化共生の暮らしが根づきはじめている。Ｄ地域は町村合併がくり返されて，現在はＤ市となった。積極的に企業誘致を進めたＤ市には，大勢の外国人が暮らしている。また，今後のグローバル化の進展および人口減少傾向を考慮すると，外国人住民のさらなる増加が予想される。このような地域では，人々の生活と人生によって多文化共生による新たな豊かさ，文化や歴史が創られていく。

　保健師には，住民の主体性を尊重し，関係機関との連携・協働により健康な地域を創っていく役割がある。そのために，保健師の地域生活の捉え方は，地域に暮らす個人・家族・集団，地域社会の現在から過去にさかのぼり，あるいは現在から未来に向かって，文化や歴史から人々の関わりを捉えるところに特徴がある。

【この章のまとめ】

● 保健師が個人の生活に接近するとき，日々の生活の構造，ライフコースを捉えることが重要になる。

● 日々の生活は，個人・家族の生活習慣や生活様式，歴史や文化に規定されていることを構造の視点から理解する。

● 保健師の地域生活への接近は，地域社会の現在から過去にさかのぼり，あるいは現在から未来に向かって，文化や歴史から人々の関わりを捉えるところに特徴がある。

【引用文献】
1）大久保孝治，嶋崎尚子（1995）：ライフコース論，放送大学出版会
2）青井和夫，松原治郎，副田義也編（1971）：生活構造の理論，有斐閣双書，106
3）本田時雄（2001）：人間発達とライフコースアプローチ，ライフコースの心理学，金子書房，2-16
4）G.エルダー，J.ジール著，正岡寛司，藤見純司訳（2003）：ライフコースの研究の方法　質的ならびに量的アプローチ，明石書店，45-52

【参考文献】
・関口礼子編（1996）：高齢化社会への意識改革　老年学入門，勁草書房，32-34
・井上　俊，上野千鶴子，大澤真幸ら編（1996）：ライフコースの社会学　岩波講座現代社会学 9，岩波書店，1-9
・大久保孝治（2008）：日常生活の社会学，早稲田大学社会学ブックレット―社会学のポテンシャル 1，学文社
・斎藤耕二，本田時雄編（2001）：ライフコースの心理学，金子書房
・G.エルダー（1974）/本田時雄他訳（1986）：大恐慌の子どもたち，明石書店
・嶋崎尚子（2008）：ライフコースの社会学，早稲田大学社会学ブックレット―社会学のポテンシャル 2，学文社

<table>
</table>

<table>
<tr><td>第3章</td><td><h1>地区診断</h1>金子 仁子（第1, 2節）／大野 佳子（第3節）</td></tr>
</table>

この章で学ぶこと

➡ 地区診断は公衆衛生活動の基本となる技術である。保健師の行う地区診断はその中でも生活を把握することを重視する。

➡ 保健師が生活把握をどのように行うか，および地区診断の具体的な方法について学ぶ。

➡ 既存の保健統計から，担当地域の特性を把握する方法を知る。

➡ e-Stat（政府統計の総合窓口）による健康指標の実際例で分析してみる。

[キーワード] PDCAサイクル，健康ニーズ，地区踏査，地域の強み（アセッツ），健康指標，保健統計，国勢調査，人口静態統計，人口動態統計，基幹統計，統計法，戸籍法，統計グラフ，SMR

第1節 ● 地区診断の必要性

　保健師の活動目的の１つは，担当する地区の健康状況をよりよくすることである。そのためには，限られた予算で効果的に活動を展開する必要がある。そこで，地区の健康状況がどのようになっているかを観察し，問題は何か，また優先的に解決すべき問題がどこにあるかを判断することが必要である。この一連のプロセスを地区診断という。個人の看護を展開するときにアセスメントが必要なように，地区活動を行う時には地区診断が不可欠である。

　保健活動では従来，P（plan：計画），D（do：実施），C（check：評価）サイクルが重視されてきた。最近は，A（act：改善）を加えて PDCA サイクルと呼ばれる。これは品質管理の考え方からきたものであり，品質悪化が問題となった時に機械の不調をチェックして，不調が見つかればそれを改善するという考え方を基にしている。しかしながら，行政が行う事業は単年度ごとに予算を立て（P），それに基づいて行う（D）ことになっており，単年度ごとに評価（C）する。改善（A）には予算が必要であることもあって，評価（C）してまた計画（P）に戻ることが多いのが実情である。いずれにしても地区診断は計画の基礎となるもので，地区活動を行う場合の最初の基盤となるものといえる。

　地区診断を考える時には，地区全体を対象に行うことが理想である。しかし，地区診断を行うには時間的な制約がある場合もあり，また行政施策は年齢層対象別に行われている場合が多いため，年齢別に区切って行われる場合もある。

　施策の対象としては，精神的な問題や障害者，難病などがあるが，全領域で行う場合は，こうした対象人数が比較的少ない問題についても考えることが必要である。高

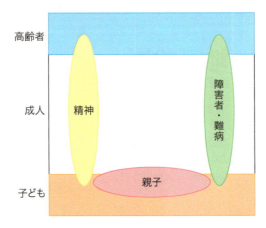

図 3.1　対象者

齢者，成人，乳幼児（親子）領域と分けた場合＊もこれらのなかに精神的問題や障害者，難病などについて検討することが必要である（図 3.1）。

　地区診断は保健師だけが行うものではなく，公衆衛生活動に従事するさまざまな専門家＊が行う。市町村全体，保健所管内を対象に行う場合は地域診断ということもある。この地域診断は公衆衛生活動の従事者や福祉活動の従事者，あるいは住民も含めてチームをつくり行うことがある。この地域診断の手法の例として，計画策定まである程度時間をかけて行うプリシード・プロシードモデル[1]がある。この手法は地区診断（教育・環境），計画策定，評価までを含めたモデルとなっている。

1. 健康ニーズとは何か

　地区診断は健康ニーズ＊を捉えるために行う。保健師にとっての地域の健康ニーズとは，「地域の将来を見通し，さらに健康を向上させるために何が必要かを考えたこと（現在の状態，客観的な事実）」である。言い換えると，理想と現実とのギャップが健康ニーズとも捉えられる。「理想」は専門家がこうあったらよいと描くものなので，専門的知識を学んでいく中で描くことが可能となり，「現状」はどのような状況かを観察したり資料を分析したりすることから得られた事実である。健康ニーズを捉える際は，この「理想から離れた現状は何か」を理解しておくことが大切である。

　また，地区診断は健康ニーズを探ることであるので，WHO（世界保健機関）の健康の定義[3] "Health is a state of complete physical, mental and social well-being and not merely the absence of disease or infirmity.（健康とは，肉体的，精神的及び社会的に完全に良好な状態であり，単に疾病又は病弱の存在しないことではない[4]）" を念頭において，身体的健康はもちろんのこと精神的・社会的を視野に入れておくことが大切である。たとえば，子育て中の母親はストレスが高く育児不安に陥っていることや，子どもを保育園に入れられないために仕事につくことができない，といったことも健康ニーズである。

＊年齢別に分けた場合，一般的に乳幼児（親も含めて以前は母子といったが，本書では親子とする），成人，高齢者と区切ることが多い，これは行政サービスの流れがこのような区切りになっていることに関連する。

＊医師，歯科医師，栄養士助産師，環境保持を専門としている薬剤師，獣医師など。

＊橋本[2]は，「一般的に needs を人間が社会生活を営む上で充足する基本欲求として，何ら条件なしに保健に対する needs とするとあまりに膨大になってしまい無限に広がる可能性があるので，計画の根拠にするには非現実的である。ニーズとは専門性から判断した必要性と言う」と述べ，ニーズをディマンドと区別して使っている。

プリシード・プロシードモデル

アメリカのグリーン（L.W. Green）らによって開発された，ヘルスプロモーション活動を展開するためのモデルの1つ。このモデルでは，ヘルスプロモーション戦略は「健康に資する諸行為や生活状態に対する教育的支援と環境的支援との組み合わせである」ことを前提として構成されている。

このモデルは，大きく分けて以下の2つの部分から成り立っている。

① 診断と計画に関わる「プリシード」（PRECEDE － Predisposing Reinforcing and Enabling Constructs in Educational / Environmental Diagnosis and Evaluation － 教育・環境の診断と評価のための前提・強化・実現要因）

② 実施・評価に関わる「プロシード」（PROCEED － Policy, Regulatory and Organizational Constructs in Educational and Environmental Development －教育・環境の開発における政策的・法規的・組織的要因）

このモデルは全8段階のプロセスより成る。第1段階から第4段階までが地区診断で，第5段階が実施，第6段階から第8段階までが評価となっている。

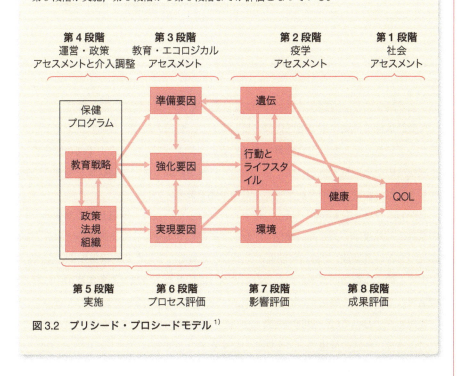

図3.2　プリシード・プロシードモデル[1]

2. 地区診断に用いられる3つの方法

地区診断に用いられる方法には，主に以下の3つがある。

（1）地区踏査

地区踏査とは，担当地区を実際に歩いて観察することである。住民に暮らしぶりを聞くことで，問題を察知できる。また，担当地区の民生委員や自治会長との話の中から，地区における健康問題の一端を知ることもできる。

地区踏査で観察すべき視点として，表3.1に示したような点に注目する。たとえば，子どもがのびのびと遊べる環境であるか，親子・高齢者どうしの交流の場があるか，

表 3.1　地区踏査で観察すべき視点

施設・場所	観察の視点
公民館	住民の交流の場となっているか 地区の情報を入手できるか 誰でも利用できるか（バリアフリー）
公園	住民の交流の場となっているか（高齢者の座る場所があるか） 乳幼児も安全に遊ぶことができるか 住民の居住地から歩いて来られるか 利用しやすさの観点（駐車場などの有無）
市役所等の出先	住民の居住地から歩いて来られるか 誰でも利用できるか（バリアフリー）
道路	ベビーカーを引いて安全に歩くことができるか（道幅） 高齢者が安全に歩くことができるか（舗装の状況，勾配）

買い物や行政サービスの書類申請などで不便と感じることはないか，などが挙げられる。

（2）地区活動の中から捉えられたこと（主に家庭訪問，健康診査，健康教育）

　保健師は常に活動の中で地区住民に接しており，住民の健康・生活状況をアセスメントしている。そこから得た情報をまとめることによって，地区の中で何が解決すべき問題なのかを推察することができる。とくに家庭訪問では，生活状況をつぶさに観察することにより，問題を抽出することが重要である。

　しかしながら，家庭訪問で気をつけなければならない点は，家庭訪問の対象は，一般家庭より健康ニーズが高い集団（たとえば子育て不安をもった母親のいる家族，認知症の方がいる家族）である可能性があることである。そのため，母集団（担当地区）の中でこのような集団が多いのか少ないのか，問題となる現象が対象集団の中にどの程度現れているかを検討する必要がある。

　健康教育においては，個別の健康・生活状況を把握できる。この情報を集約することによって，地区の健康ニーズを明らかにすることができる。

　母子保健の中では，健康診査の結果により経過観察や要医療になった状況をまとめており，この情報を地区診断に有効活用することが重要である。しかし，現状ではこの判断基準が成人期に行う特定健康診査のようには全国で統一されていないため，地域ごとの比較ができないという難点がある。また，健康診査では受診者に対して問診票を用いて問診を行っており，ここで生活状況を聞いていることが多く，この問診票をまとめることで地区診断に有効な情報となる。

（3）既存資料の分析

　国レベルで統一された情報としては人口動態統計が参考になり，市町村の実施している保健サービスの実施状況については地域保健・健康増進事業報告が参考になる。市町村の保健サービスの実施状況は各市町村が作成している事業報告書が詳しいので，

他との比較を行う時にこのような統計を用いるとよい。人口動態や地域保健・健康増進事業報告等国の統計データは政府統計窓口「e-Stat」から得られる（第3節参照）。身体的な情報の全国状況（平均値）については厚生統計要覧に記載がある。

　また，市町村で計画策定のために行うアンケート調査も，生活実態や市民の価値観を知ることができる貴重な資料である。

第2節 ● 保健師が地区診断で重視すべきこと

　保健師は公衆衛生看護活動の目的を達成するために，地区診断において住民の生活実態を把握したことを専門家として判断し，将来を見通して今何が必要かを考える。すなわち，公衆衛生活動計画に看護の視点を取り入れることが大切である。看護の視点とは，個々の生活実態の積み重ねから地域全体の問題が何かを探ることである。また，保健師は1次予防を重視するので（p.9参照），地区診断を行うときも今困っている人のみを視野に入れるのではなく，将来を見通して地域の健康を考えていくのに，健康を阻害あるいは増進する要因を把握し，今何をすべきか考えることが重要である。

　また，地区診断を行う時には，その地域の強み（アセッツ）を捉えることが大切である。地域の強みとは，その地域の人材や，組織的な取り組みの経験，健康ニーズを解決するのに有用な資源などである。これらを捉えておくことは，問題解決を考えるときに有効である。

1. 保健師の行う地区診断の視点

　地区診断というと，健康指標の分析のみが行われる場合が多い。しかし保健師の行う地区診断は，地域全体の特性を捉えたうえで健康指標の分析を行い，生活実態から健康の阻害要因や地域の強みを明らかにしたり，社会資源の提供状況は健康問題を解決するのに役立っているか，あるいは地域の環境（自然・社会）が健康的なものかを考えることが重要である（図3.3）。各項目の考え方を以下に示す。

（1）地区の特徴

　おおよそどんな地域なのかを捉える。人口や産業別従事者割合を見ることで1次産業が多い地区では農村（漁村）と考えられる。このような産業やその市町村の歴史などについて，市町村のウェブサイトから情報を収集する。

　人口，人口構成，世帯数や世帯構成を見ることでその市町村の状況をとらえることができる。地区毎の人口構成割合は市町村の作成した統計情報から得られる。市町村の人口は40年間くらいの推移をみることによって，その市町村の特徴を捉えることができる。たとえば，人口が急増した時代があったなら，その時期にその市町村に何が起こったのかを調べてみることが大切である。

　歴史・文化的な背景は地域の習慣やしきたり，価値観に大きく影響するので調べておくことが大切である。たとえば城下町だった市では，城下町であるということが地

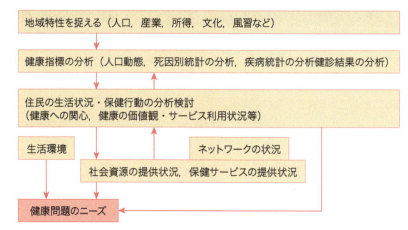

図3.3　地区診断の視点

域の人々の誇りとなっていることもある。

（2）健康指標

　健康状況について基準が明確で，割合や平均値など他の地区との比較可能な健康状況を知るためのデータを健康指標という。死亡率や特定健康診査のメタボリックシンドローム該当者割合など，地区との比較には，実数では比較が難しく，基準を等しくすることが必要である。たとえば標準化死亡比などがある。

　人口動態は，死亡，出生，結婚，離婚，死産，周産期死亡，新生児死亡などが指標となる。乳幼児の健康指標としては周産期死亡率，新生児死亡率が重要である。数で表された資料としては，各市町村が作成している報告書の中に乳幼児健診の結果があるが，この結果は要医療，要観察等の内容を「身体発育，社会性問題，栄養」などと表されているが，その１つひとつの事項で基準が表記されたものは少なく，個々の市町村によってこの判断基準が違っていることも考えられ，安易には他の市町村と比較できない。

　よい指標について尾島[5]は「入手容易性，正確性（信頼性，妥当性などが高いか），内容的代表性（評価したい領域全体を見ている指標か），介入可能性（対策を行うことで改善できそうか）社会的受容性（社会的，常識的に受容できるか）がある」と述べている。この考えを参考に得られた指標を考えてみることも大切である。たとえば国民健康保険の医療費についてこの視点から考えると，市民全体を表しているかというと国民健康保険加入者という限られた集団であるため内容代表性から考えるとやや難があるといえる。しかしながら，市民の医療費の情報として入手可能なものでは重要である。地区の特徴を知るためには，①地域比較，②経年的比較，③人口属性比較（性別，年齢別）などをみることが基本である。

（3）生活状況の把握

　担当地区の市民の健康に影響する生活実態・暮らしぶりを整理してまとめる。内容としては親子保健の中では，子育てに不安を抱いている人数，不安の内容，夫の育児参加の状況や，育児についての相談相手の有無を調べることが大切で，これについて

は新生児家庭訪問等の状況をまとめることで明らかになる。

　健康診査の問診票に，幼児期にジャンクフード（ポテトチップス等）やジュースを摂取する機会の有無や歯磨きの状況，就寝時間・起床時間などを調べるための項目を入れることで生活実態が明らかになる。健康診査時に情報収集内容を考え地区把握に活かすことが大切である。

　近隣とのつながりや，住民の健康への認識なども整理することが必要であり，これらは市町村で行ったアンケート調査に含まれることも多いので，それらの資料を探し検討することが有効である。

（4）社会資源の提供

　地域の健康ニーズが解決されるような社会資源が現存しているか，不足しているサービスはないかを点検する。

　医療機関の状況（e-Stat の利用），標榜科の偏りがないか（たとえば小児科，耳鼻咽喉科，産科が需要にあった医療機関数があるか）を検討する。福祉サービスや保健サービスの提供状況（種類）と利用状況を明確にし，健康ニーズに照らして不足しているサービスはないかを検討する。

（5）ネットワーク

　地域の健康ニーズを解決するためには，保健，医療，福祉等の人々連携（ニーズや目標共有，役割分担）を行うことが不可欠である。そのため保健・医療・福祉の連携のための場（会議）があるか，その会議は機能しているかを把握（会議記録等）することが大切である。とくに地域包括支援センターの保健師と行政の保健師の連携は図られているか，子育てのサークルやサロンの実施者との連携のための会議の存在や，福祉関係者とのケース支援の連携の現状，産業保健や学校保健との連携がなされているかを検討する。

（6）環境

　生活を行う場においての問題はないかを検討する。自然環境，社会環境の両側面から考えることが大切である。子育てを行うのによい環境を考えた場合，空気や水に問題がないことはもちろんのこと，子どもを遊ばせたりするための公園整備の状況，買い物等への出かけやすさとしてベビーカーを使用しても安全が確保できる道路の状況（道路の幅や段差，車道と歩道の分離の状況）や坂の勾配などが注意する点である。また買い物等が地区内で可能かなども生活に影響する。

2. 地域の健康ニーズを捉える方法

　健康ニーズを捉える方法としては，①健康指標を分析することから問題を捉える方法と，②保健師が自分の担当している事例や，健康診査での印象から生活上の問題を捉える2つの方法がある。

（1）健康指標を分析することから問題を捉える

　健康指標から健康ニーズを予測し，生活実態を検討しニーズの背景要因を導き出す方法として以下のようなことが考えられる。

コミュニティ・アズ・パートナーモデル

　アンダーソン（E. T. Anderson）とマクファーレン（J. M. McFarlane）によって開発されたモデルであり，ニューマン（B. Newman）の全人的アプローチによる患者問題の説明を基盤に考えられた。アセスメントの円の中心に住民がおかれ，全体としては地域に対する看護過程を表している。そしてアセスメントするものの中に8つのサブシステムがあり，それらは物理的環境，教育，安全と交通，政治と行政，保健医療と社会福祉，コミュニケーション，経済，レクレーションである。これらははっきりとは分離できないので点線で示されている。

　ストレッサーとなるものには大気汚染やクリニックの閉鎖があり，こうしたストレスに対して住民たちの反応が起こり，それが防御ラインのあるレベルを超えると地域の大問題となる。その反応として，死亡率や有病率の上昇，失業率，犯罪率などの統計データに反映されるとしている。

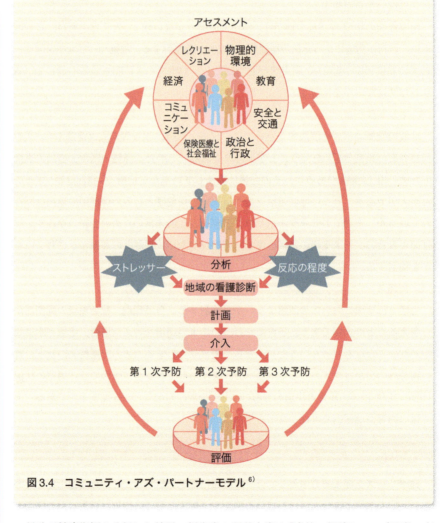

図3.4　コミュニティ・アズ・パートナーモデル[6]

　行政が健康指標を分析した結果の報告書の記載内容は「虐待の相談ケース（子育て支援課対応）が増加している」となっている場合で，この虐待の原因を乳幼児の相談内容から探ると，「相談する相手もいないし，子どもが泣き止まないとたたいてしまう」「アルバイトに忙しくてとても疲れており，子どもの食事を作る気がしない」があった。こ

のことから，虐待の背景要因は孤立や経済的な理由と考えられる。

虐待の相談の増加（これだけでは保健師の活動方針は立たない。さらに生活状況
や社会資源の利用，環境を検討し，背後にある原因を生活レベルで明らかにする）。
この場合は相談事例をまとめることで虐待の事例の背景を探ることができる。

健康指標からの問題は何か ――――→ 健康指標から問題となる生活を考える

　子どもの虐待の増加　　　　　　　（健康指標と生活を結びつける）

　（ネグレクト・心理的虐待増加）　　例　相談事例の分析，母・子の年齢

　　　　　　　　　　　　　　　　　この現象を生む生活背景は？？

　　　　　　　　　　　　　　　　　・相談相手がいないため？
　　　　　　　　　　　　　　　　　・経済的貧困
　　　　　　　　　　　　　　　　　・夫との関係性は？
　　　　　　　　　　　　　　　　　・子どもの生活を整える知識・意欲不足

図 3.5　健康指標と生活問題の関連

（2）活動の中から捉えた健康ニーズを考える

① 保健師の活動（健康診査・健康相談・家庭訪問等）から健康ニーズを探る

　自分が担当している事例からこんな傾向がみられると考えている段階では，健康
ニーズを予測しているとしかいえない。より客観的に捉え，信頼性が高いデータと
していくためには，ケースの一覧表を作成する必要がある。これによって複数のケー
スの生活実態が明らかになり，母集団の傾向をつかむことが可能となる。また，実
態調査を行う時に必要な項目が選ばれるとともに，ニーズの仮説が考えられる。

　次に地区内の住民の代表性を確保した標本数を対象とした実態調査を行うことに
よって，仮説を調べ，仮説を肯定するような事実が明らかになれば地区の健康ニー
ズと言い切ることができる。しかしながら実態調査を行うためには人的，金銭的な
資源が必要なため，実施することは簡単ではない。そこで，一覧表を作成したこと
から明らかになった仮説を，実態調査をしない場合でも便宜上，健康ニーズとする
場合もある。

② 自分の活動から健康ニーズを予測する

　健康ニーズの予測はあくまで自分の感覚であり，網羅的ではないため，ある側面
を見落とす可能性がある。しかしながら，普段の自分の活動からの疑問を解決でき
る。一覧表を作成する際は自分が疑問に思っている項目を調べるので調査項目が多
くなく，その分時間を短縮できる（図 3.6）。

3. 健康ニーズの予測方法

（1）自分の活動事例から気づいた点・気になった点をまとめる

　健康ニーズの予測には，問題の原因・結果を考え，そのうえで問題の構造化を試み

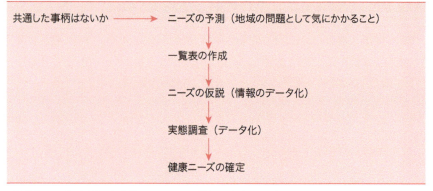

共通した事柄はないか ──→ ニーズの予測（地域の問題として気にかかること）

一覧表の作成

ニーズの仮説（情報のデータ化）

実態調査（データ化）

健康ニーズの確定

●健康ニーズの予測：保健師の思いで，客観的な事実として捉えにくい
●健康ニーズの仮説：事例の一覧表の作成などによって，客観的な事実が集められている
・事実を集めた集団に偏りがある場合もあるため，母集団の位置づけを明確にすることが必要
・実態調査を行うことは実際的には難しいので，一般的にはこの仮説を健康ニーズと読み換える
　ことになる
●健康ニーズの確定：健康ニーズを確定するためには母集団の代表性が確保できた実態調査に
　よって生活状況等を数値的に捉える。

図 3.6　健康ニーズの予測と確定

る。そうしてその地区の健康問題の原因を捉える。個々の生活を捉えたら地域の問題として考えることが必要で，このためには事例を重ねて検討する必要がある。そのためには，普段の活動の中から情報を得て生活の中で何が健康に影響しているかを考え，イメージ化することが重要である（図 3.7）。

　また健康の阻害要因・増進要因をイメージしたなら，とくに阻害要因については何が原因となっているか，そしてそのための結果がどうかを考える。このことが健康ニーズの優先性を決定するために必要である。

（2）健康ニーズの予測から健康ニーズの仮説へ：一覧表の作成

　「健康ニーズの予測」から次のステップである「健康ニーズの仮説」に進むなかで，一覧表を作成する。そのために，健康ニーズ予測の関連図から関連する項目を考える。一覧表の作成によって，問題が地域の問題として意識化されることも多い。また，予測をより具体的な内容で把握することができ，地域のどの程度に見られる現象なのか

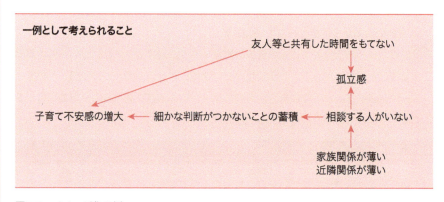

一例として考えられること

友人等と共有した時間をもてない

孤立感

子育て不安感の増大 ← 細かな判断がつかないことの蓄積 ← 相談する人がいない

家族関係が薄い
近隣関係が薄い

図 3.7　イメージ化の例

34

を検討することが可能となる。

　一覧表の記載された内容から，たとえば「育児不安」という状況にある人を捉えようとした場合，「訴えが多い母親」「心配事が多いためうつ的傾向がみられる」といった事実を申し合わせることが必要である。生活を捉える中には，観察した事だけでなく対象者の発言も捉らえることが大切である。この一覧表のデータを一般化する時には，一覧表の対象の母集団のなかでの位置づけをはっきりさせることが大切である。

（3）実態調査等（1より母集団の全体の状況により近い形にする）

　さらに大きな母集団を捉えて，実態調査等を行い，数として表す時には，調査内容を明確にしていくことが必要である。一覧表からの内容を精査して，調査項目を考えることが必要である。全数調査ができればよいが，それは経費がかかって難しい場合が多いので，調査集団を限定して実施する。その際，調査集団が母集団を代表するように選ばなければならない。

データ化の意義と方法

　一覧表を作成し，ニーズのある人を数え，データとして表記することは，健康ニーズを把握するうえで重要である。一覧表から実態調査と客観性が増すごとに，健康ニーズの説得力も増す。

ニーズの予測	→	ニーズの仮説にする	→	ニーズの確定
保健師の気づき	→	事例のまとめ	→	実態調査等
低い	←	客観性	→	高い

---

4. 健康ニーズの決定方法

　住民の健康状態をよりよくするために何が必要かを考えることで，健康ニーズが決定される。健康ニーズは対策でなく，あくまで理想とかけ離れている事実を捉える。健康ニーズの優先度の考え方にはいろいろあるが，その目的は住民の健康レベルの向上である。そのために保健師が果たさなくてはならないことは，一次予防の視点から見て住民が望ましい暮らしをすることを推奨することである。そのため，保健師が決める健康ニーズ（生活上のニーズ）は，結果を優先するのではなく，あくまで健康を害する生活レベルの原因を優先することが望ましい。

　また，健康ニーズの優先性を考えるときには，解決できるニーズなのかどうかを考慮することも重要である。住民が納得しやすいものであるかも合わせて考える。

5. 健康ニーズからの事業の見直し

　地域の健康ニーズが明らかになったなら，実際に行われている事業をそのニーズに照らして，目的・目標・方法が適切か見直すことが必要である。事業は健康ニーズを解決するために行う施策の1つであるから，健康ニーズとの関連性が明らかでないものは，それを実施することの適否を見直す必要がある。地区診断の具体例は，第2部

第1章・都会の事例に示した。

【引用文献】
1) ローレンス W. グリーン他著，神馬征峰訳 (2005)：実践ヘルスプロモーション，医学書院
2) 橋本正己 (1975)：地域保健活動の動向と課題，医学書院
3) 世界保健機関 (1948)：世界保健機関憲章前文
4) 平成 26 年版厚生労働白書　健康長寿社会の実現に向けて～健康・予防元年～
　　http://www.mhlw.go.jp/wp/hakusyo/kousei/14/dl/1-00.pdf
5) 尾島俊之 (2013)：「地区診断」において「健康格差の縮小」を考える，保健師ジャーナル，69 (2)，104-109
6) エリザベス T. アンダーソン，ジュディス・マクファーレン編，金川克子，早川和生監訳 (2002)：コミュニティアズパートナー（地域看護学の理論と実際），医学書院

【参考文献】
・佐伯和子 (2007)：地域看護アセスメントガイド，医歯薬出版
・中板育美 (2013)：地区診断から始まる保健師の地区活動，保健師ジャーナル 69 (2)，96-103
・中板育美他：地区診断ガイドライン　平成 22 年度地域保健総合推進事業「地域診断から始まる見える保健活動実践推進事業」報告書，日本公衆衛生協会

第3節 ● e-Statによる健康指標の比較分析

1. 既存の健康情報の収集と分析

　保健師による地区診断の初期段階（図 3.3 参照）である「地域特性を捉える」「健康指標の分析」について，効率的に収集する方法を紹介する。

　既存の健康情報は，一般財団法人厚生労働統計協会や各自治体のホームページ，国立保健医療科学院の研究情報センター図書館などで入手できる。ここでは，地区を担当した初日に，インターネットからすぐに健康情報を収集できる e-Stat ＊（政府統計の総合窓口）を用いて具体的に分析してみよう。e-Stat には下記のような利点がある。

① 全国，都道府県，市町村の統計データを同一の情報源で入手できる

② 統計表としてダウンロードできるため，すぐにグラフ化できる

③ 同時に複数の地域（都道府県／市町村）を，経年的に比較できる

④ 人口・世帯だけでなく，健康に影響する自然環境，経済基盤，行政基盤，教育，労働，文化・スポーツ，居住，医療，福祉・社会保障，安全に関する統計データが一覧できる

　保健師が行う地域診断の基本は人口を把握することであり，人口に関する統計は国勢調査＊による人口静態統計と人口動態調査＊による人口動態統計があり（図3.8），各々が地域の健康状態を比較する代表的な健康指標である[1]。基幹統計とは，統計法により定められた，国勢調査によって作成される国勢統計，国民経済計算（SNA）などであり，行政機関が作成する重要な統計である。また，人口構造を表わす指標では，年少人口（0～14歳人口），生産年齢人口（15～64歳人口），老年人口（65歳以上人口）の年齢 3 区分別人口が示され，この 3 群の組合せにより人口構成割合の推移などさまざまな統計指標が算出される[2]。

【e-Stat（イースタット）】
これまで各府省が個別に整備してきた統計に関するデータベースや調査などの情報システムを総務省統計局が中心に整備・集約し，2008 年 4 月 1 日から運用を開始した政府統計共同利用システム。

【国勢調査】
統計法に基づき，国の基幹統計として最も重要な統計調査と位置づけられる。日本に居住しているすべての人及び世帯を対象に，我が国の人口，世帯，国籍，産業構造などの人口の静態（10 月 1 日など，ある時点の人口の状態）について 5 年ごとに全数調査（センサス）されることにより，人口構造などの変化を知ることができる。

【人口動態調査】
戸籍法および死産の届出に関する規程等に基づき，人口及び厚生労働行政施策の基礎資料を得ることを目的として，調査年の 1 月 1 日から 12 月 31 日までの期間に市区町村長に届け出られる出生，死亡，婚姻，離婚及び死産を対象とした全数調査（センサス）である。

<table>
<tr><td>

人口静態

・横断調査
・静止した状態の観察
　＝一時点での観察
・出生年月（5歳ごとの人口，65歳以
　上人口，人口3区分，人口構造など）
・性別，世帯主との続き柄，配偶の
　関係，国籍
・世帯の種類，世帯員の数，ほか
・国勢調査（5年ごと10月1日時点）
・国勢調査の根拠法：統計法
・全数調査

</td><td>

人口動態

・縦断調査
・動いている変化の観察
　＝一定期間の観察（1年間）
・出生　　・死亡
・婚姻　　・離婚
・死産
・人口動態調査（毎年 1/1 〜 12/31）
・市区町村への届出根拠法：戸籍
　法，死産の届出に関する規定等
・全数調査

</td></tr>
</table>

図 3.8　健康指標としての人口静態統計と人口動態統計

---

2. e-Stat を用いた地域診断の実際

　では，さっそくアクセスしてみよう。「政府統計の総合窓口（https://www.e-stat. go.jp/）」にアクセスし，**都道府県・市区町村のすがた**」をクリックしよう。「全国・都道府県」と「市区町村」の統計データは 2 種類に分かれており，いずれも 2500 地域を選択でき，比較できる。地域診断の原則は，まず担当地域のデータを全国値や他の地域と比較することにより，健康に影響する物理的環境や教育，政治経済の特徴を把握することである[3]。統計（調査）名をクリックすると，統計（調査結果）一覧が表示される。国勢調査は 5 年ごとの実施であり，e-Stat に結果がアップロードされる時期が少し遅いことは難点である。

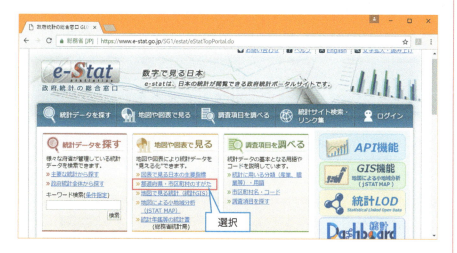

　続いて，「**地域別統計データベース**」の画面へ移る。そこで「**市区町村データ**」を選択し，「**地域選択**」をクリックする。

　全国値と**都道府県**は同時に選択できるが，市区町村のデータと都道府県のデータを同時に選択することはできない。いずれかをクリックして調べていく。ここでは「市区町村データ」を選択する。

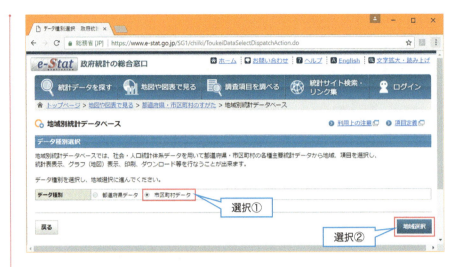

比較したい市区町村を選択しクリックする。ここでは例として，同じ圏域の各項目のデータに共通点や差異はあるかを確認するために，千葉県の6市町を選択する。

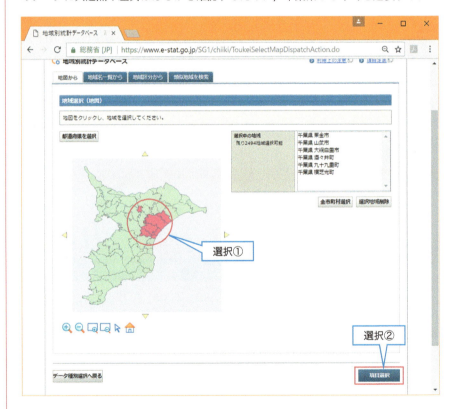

比較したい市区町村を選択したら，分野別のプルダウンメニューから，人口・世帯を選択する。「#A　人口・世帯」から「#K　安全」までの13分野について，一通りデータをチェックしよう。

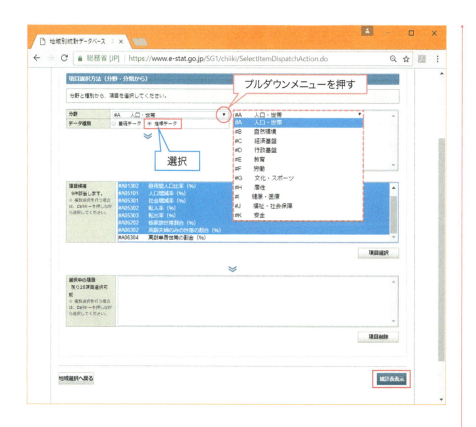

　担当市区町村を全国値や他の地域と比較するために，「**指標データ**」を選択する。デー
タベースの統計値には，「基礎データ」と「指標データ」がある。**基礎データ**は，主に
人数や面積など実数が示される。**指標データ**は，比率や人口当たりの人数などが示さ
れ，他の地域と比較する際に利用できる。コントロール（Ctrl）キーを押しながら，項
目候補 64 項目のうち，選択したい項目（**項目選択**）をクリックしていく。25 項目まで
選択できる。項目を選択したら，「統計表表示」をクリックしてデータをダウンロード
する。

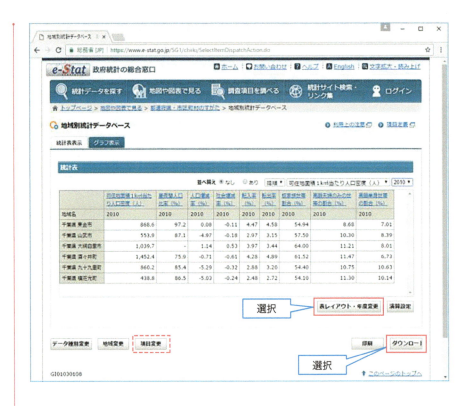

経年変化を見て比較したい場合は，「表レイアウト・年度変更」をクリックする。ここでは西暦年「2000 ~ 2010 年」の変化および市町村比較をする。

項目を選択したら，「**統計表表示**」をクリックする。「ダウンロード形式」は CSV＊形式を選択する。「ダウンロード」してエクセル表に表示されたら，棒グラフ，折れ線グラフ，円グラフ，散布図，レーダーチャートなどの中から適切なグラフの種類を選んで見やすくする。ここでは，棒グラフで比較する。

次の図のようにエクセル表の一部が表示される。横軸に調査項目名が，縦軸に調査年（地域名の行），地域名が表示される。

＊CSV：comma-separeted values

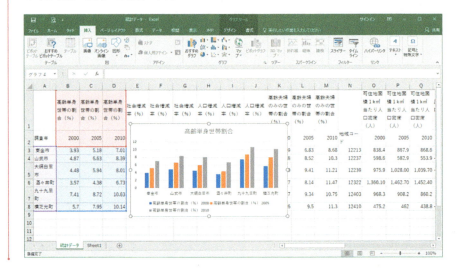

このようにして得られた表やグラフを見やすいように自分で加工して，住民や関係職種間で共有するための資料を作成することが可能となる。データの項目，調査地域，種別を変更したい場合は左下の変更項目を選び，変更する。できたグラフをいくつか紹介する。

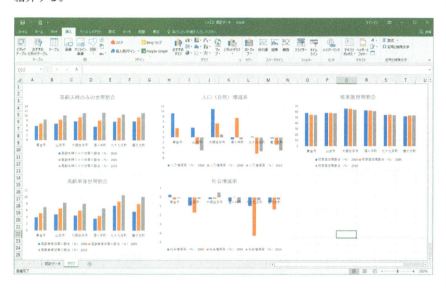

また，経年変化を一度に見ることはできないが，保健所・市町村ごとの期間合計特殊出生率や人口の年齢構成の異なる集団間での比較を行う際の年齢調整死亡率，人口の少ない地域間の比較に有用な SMR＊について知りたいときも e-Stat を活用できる。

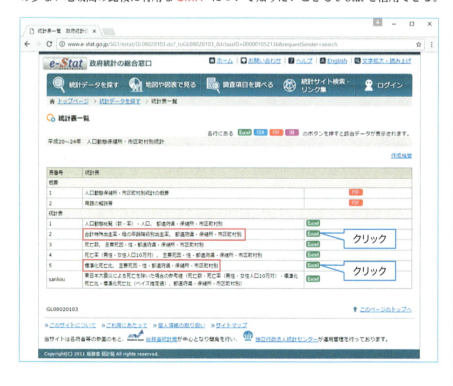

【SMR（standard mortality ratio, 標準化死亡比）】

人口の年齢構成の異なる複数の集団の死亡率を比較するために年齢構成の影響を取り除いて得られる，直接法に対する間接法による算出法である。間接法では，観察集団の死亡数（観察死亡数）と基準人口の年齢化級別死亡率から見込まれる死亡数（期待死亡数）とが比較される。SMR が 100 より大きければ，観察人口の死亡率は基準人口の死亡率より高いとアセスメントできる（左図「統計表5」）。

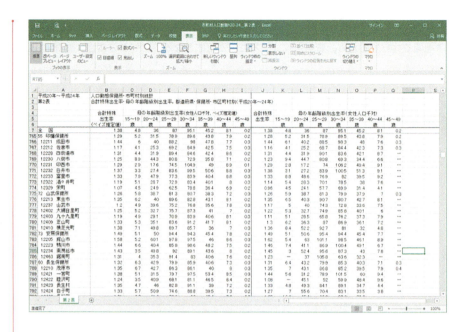

　収集したデータ一覧表の一部を表示する（前ページ図の「統計表2」）。たとえば，**人口・統計**では，基礎データで543項目，指標データで64項目あり，このうち，優先したい指標データについて選択する。また，Excel表の数値を眺めて，気になる箇所には色分けし，気づいたことを加える。その理由は，これらの抽出・加工した情報を保管しておくと，数字による数量データと実際の地区踏査やインタビューで得られた質的データが一致しない違和感や気づきなどを検討する際に，覚書として有用な場合が多いからである。担当地区を自分の足や目で確認・把握をする時（**地区踏査など**）や住民等へ説明したり話し合ったりする際に役立つ。

この章のまとめ

- 地区診断を行う際には，地区の特徴を捉え，健康指標を分析するとともに住民の生活実態を把握する。生活実態を把握するには事例を積み重ねる。
- 健康指標：生活実態の分析から健康ニーズを明らかにし，優先性を考える。
- e-Statを活用し，全国，都道府県，市区町村に関する複数種類の統計データをダウンロードしてグラフ化する。同時に複数の地域を経年的に比較することで効率的に健康情報を収集し，住民や関係職種と共有する資料作成，地区踏査計画に役立てる。

【引用文献】
1）　一般財団法人厚生労働統計協会（2016/2017）：厚生の指標増刊 国民衛生の動向 vol.63 No.9
2）　岸玲子，古野純典，大前和幸，小泉昭夫編（2012）：NEW 予防医学・公衆衛生学改訂第3版，南江堂
3）　エリザベス T. アンダーソン，ジュディス・マクファーレン編，金川克子，早川和生監訳（2002）：コミュニティアズパートナー　地域看護学の理論と実際，医学書院

保健指導

三輪 眞知子（第1節，第2節）／長谷川 喜代美（第3節）

この章で
学ぶこと

▶ 保健師が行う保健指導は名称独占の職務であり，対象の生涯にわたるセルフケア能力を高めることを目的としている。そのためには，対象を生物体および生活体として捉えた上で両者を関連させ，問題や課題を対象とともに明らかにする学習プロセスが重要であることを理解する。

▶ 生活の基本単位である“家族”という観点を重視し，個人，家族，地域の連動を意識しながら家族を対象とした支援を行うことによって，個人の健康および地域の健康レベルの向上が実現することを理解する。

[キーワード] 保健師助産師看護師法第2条および第29条，WHOによるヘルスプロモーションの定義，医療モデルと生活モデル，生物体と生活体の統合，学習の視点，三段階連関，家族を単位とした支援，家族アセスメント，発達課題，家族による健康問題への対応能力，地域ケア体制の構築

第1節 ● 保健師が行う保健指導

1. 保健師助産師看護師法における保健指導

保健師が行う保健指導については，保健師助産師看護師法第2条および第29条に明記されている。

保健師助産師看護師法　第2条

この法律において『保健師』とは厚生労働大臣の免許を受けて，保健師の名称を用いて，保健指導に従事することを業とする者をいう。

同法　第29条

保健師でない者は，保健師又はこれに類似する名称を用いて，第2条に規定する業をしてはならない。

つまり，保健師は「名称独占であり，限定された業務独占はない」専門職であり，ジェネラリストであると同時にスペシャリストという大きな特徴がある。

そこで，保健師が行う保健指導は病気という現象のみに着目した医学モデルではなく，病気や障害が社会環境や自然環境との関係の中で生じているという生活モデルで対象をとらえる。つまり，地域の人々の日常に影響を与える要因の解決を目指すという観点から，その現象がなぜ起こるのかを生活環境との関連で予測・推測して，病気

表4.1 医療モデルと生活モデル

項目	医療モデル	生活モデル
主体	援助者	生活者
責任性	健康管理をする側	本人の自己決定による
関わり	規則正しい生活へと援助	本人の主体性への促し
とらえ方	疾患・症状を中心に	生活のしづらさとして
関係性	治療・援助関係	ともに歩む，支え手として
問題性	個人の病理，問題性に重点	環境・生活を整えることに重点
取り組み	教育的・訓練的	相互援助，補完的

を未然に防ぐ生活モデルの発想で行う（表4.1）。

2. 保健指導の目的および対象と特色

（1）保健指導の目的

① 個人・家族・集団・地域が自らの健康状態を的確に認識し，健康問題の要因となる生活習慣や保健行動を正しく変容して健康状態を改善できること。

② 個人・家族・集団・地域が将来起こりうる健康課題に対して予防的行動がとれるようにすること。

③ 個人・家族・集団・地域が健康状態にかかわらず，健康増進に向けた保健行動がとれるようにすること，つまり，**WHOによるヘルスプロモーションの定義**である「人々が自らの健康とその決定要因をコントロールし，改善できるようにするプロセス」を支援することを目的とする。

すなわち，保健指導は将来的には個人・家族・集団・地域の人々の生涯にわたるセルフケア能力が高まり，相互ケア能力を高め，将来的に地域の健康の向上への質的変化につながり，最終的には個人・家族・集団・地域における疾病予防が可能となる。

（2）保健指導の対象

① 保健師が所属する地域のすべての住民と，そのライフサイクルや健康レベルの全ステージを対象とする。なぜなら，行政保健師は憲法第25条に基づき，自治体住民のすべての生活部面について，公衆衛生の向上および増進を努める義務があり，税金によって雇われている公務労働者として位置づけられているためである。

② 対面しているのは個人であっても，常に家族を1つの単位として捉える。つまり，家族成員一人ひとりの健康を捉え，さらに，個人に影響を及ぼす家族として捉える（詳細は第3節　家族保健指導で述べる）。

③ 個人・家族であったり，集団であったり，地域全体であったりと，人々の健康寿命の延伸，社会の安寧に寄与するため，必要な対象に保健指導を行う。さらに，個人・家族，集団・地域に対しては，常に相互に関連させた保健指導を行う。

（3）保健指導の特色

① 医療モデルではなく生活モデルであり，主体者は生活者である。責任は本人の自己決定において行い，関わりは本人の主体性を促すように行う。生活のしづらさを捉え，支えて手としてともに歩む関係性をもつ。環境・生活を整えることに重点を置いて問題を捉え，相互援助，補完な保健指導をする（表 4.1）。

② 疾病の自然史に基づいて病気を予防する 3 つの段階に基づく予防的視点で，健康レベル別や発達段階別の保健指導を行う。

③ 本人や家族が主体性をもって自己決定できる実現可能性が高い保健指導とするには，対象が関わっている住民や他機関・他職種と連携を図り，情報交換しながら協働して保健指導を行う。

第2節 ● 保健指導の考え方

1. 保健指導の基礎となる看護の専門性（保健師の専門性）

看護の専門性については諸説あるが，ナイチンゲール（F. Nightingale）[1] は「看護とは生命の消耗を最小限にできるよう生活過程を整えること」，薄井[2] は「看護のための人間論として，生物体*としてのその人のあり方，生活体としてのその人のあり方の両面をごちゃまぜにしたり切り離したりするのではなく，異なる側面として見抜くことができ，しかも一方が他方に影響を及ぼしているという有機的なつながり（区別と連関）で受けとめるならば，その人にあわせた看護の方法をひきだしやすいのではないかという発想である」と述べている。つまり，看護の専門性は看護の対象がもっている生命力（生物体）を最大限に引き出すために，そこに影響する生活環境（生活体）の側面*との関連を見極めることで，その対象にあった看護の方法が導き出されるということである。

このことを保健師が保健指導する専門性から考えるならば，たとえば，育児指導をする際は，まず，①保健指導する対象を生物体（からだの状態）として理解する。すなわち，保健指導するその人のからだの状態をその原理とメカニズムから理解する。子どものからだの成長と発達（身長・体重，筋肉，骨格，内容，脳，神経，諸機能）と子どもの行動，能力の発達（体力，運動，感覚，知性，認識，情緒，自立性，社会性）がどのような状態になっているのかを生理学的や解剖学的にそのメカニズムを理解する。次に，②生活体として理解する。つまり，生物体（からだの状態）に影響する生活環境（生活・習慣，住まい，親子・家族関係，地域との関係，親の考え方，生育歴，親の労働，経済など生活の実態）を理解する。そして，③①生物体（からだの状態）に②の生活体としての生活環境や社会経済環境がどのように影響を与えているかを理解する。その上で，④対象者とともに①〜③の実態を理解しながら問題解決・改善に向けた保健指導により予防を目指す，ということである（図 4.1）。

【生物体の定義】
薄井は，無生物は自然界の影響を受けて変質したり，破壊されたりするのであるが，生物は物質代謝という内的な過程を営みつつ自然界での存在を維持しているのであって，人間も物質代謝が停止すれば死んでしまう。この意味ではまったく他の生物と同じであるが，人間が他の生物と本質的に異なる点は，脳細胞が高度に発達しているために，生命の維持を受動的に行うのみでなく，意識的に計画的に自然をつくりかえて，その結果を役立ててきている点である。こうしてつくりあげられている人間社会のなかに，それぞれ個別な関係において存在しているのがひとりひとりの人間であるから，この人間としての共通な側面を生物体と定義した[2]。

【生活体の側面の考え方】
薄井は，「その人がいつ，どのような家庭に生まれ，どのような育てられ方をしたか，そのなかでどのように個性を発揮してきたかという生活過程に大枠をはめられている。しかし，どのような個性的な人間であっても生物体のあり方を無視して生きかつ生活することはできないのである。こうしてすべての人間は，人間に共通な特徴をそなえた生物体としてのあり方と，その人らしい特殊性・個別性をあらわす生活体としてのあり方が有機的にからみあって統一されている存在であるという概念規定ができる」と述べている[2]。

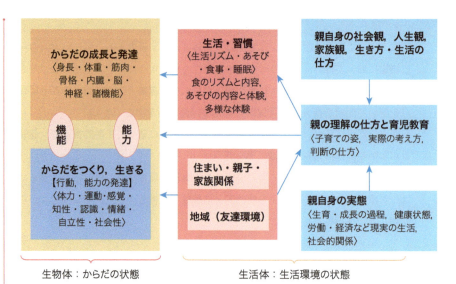

図4.1 子どもの成長・発達を支える─育児を考える視点[3]
まず子どもを理解し，子どもに影響を与える環境と親とのかかわり方を考える

薄井[4]は「科学的看護とは小さな出来事の中にどのような論理が潜んでいるかを見つめ，予想を立て，実験してみるという取り組みであり，科学的な人間観に立つことが必要条件で，生活過程の見つめ方も学問的な正確さをもって大づかみにとらえることである」，さらに，そのことを可能にする実践として，「看護過程展開の技術は〈実体に働きかける技術〉〈認識そのものにはたらきかける技術〉があり，〈全人的に取り組む看護過程全体の技術〉に包含される」と述べている。つまり，科学的看護の実践は看護の対象の実体と認識，さらにそれらを包含する全人的な理解のうえに成り立ち，対象はどのような看護を必要と認識しているのかを，対象が必要としている看護を実施し，評価できるということである。

このことから，保健師が科学的看護に基づき保健指導を行うには，保健指導をする対象の認識を把握し，それを深める援助を行うことが必要である。対象の認識を把握し，それを深める保健指導をする場合に庄司[5]が示した「対象・認識・表現の三つの段階的な構造」の考え方が活用できる。

庄司[6]は「認識とは，対象とするものの中から，私たちの頭脳活動を通して法則や原理等をすくいあげる働きであり，またその成果である。認識＝思考＋知識，と表すこともできる」と述べている。図4.2は庄司[7]が作成した認識の位置づけであり，「対象」は目で見える直接的経験の世界，「認識」は目で見えない頭の中の世界，「表現」は感覚で捉えうる現実の一部である。認識の構造は図4.3の通りであり，抽象度の度合いによって，具象的なもの，半抽象的なもの，抽象的なものの3つに区分けされている。それらは，第一段階の素朴的段階のもの，第二段階の過度的段階のもの，第三段階の本格的段階のものとしている。さらに認識は発展すると考えられ，自分で獲得した認識を他人にもわかるように整えたり，説得可能なかたちにつくりかえたりすること，一般的なものを特殊な場面に適用し中身を充実したり，抽象的なものを具象化し

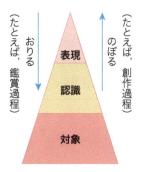

表現の階層（感覚でとらえうる：現実の一部）
・表現は認識を基盤とする。
・実用表現と鑑賞表現（芸術）

認識の階層（目で見えない：頭の中の世界）
・認識は現実を基盤とする。
・科学，哲学，規範，宗教。

対象の階層（目で見える：直接的経験の世界）
・対象は無限的性格を持つ。
・現実的対象と観念的対象。

図 4.2　認識の位置づけ

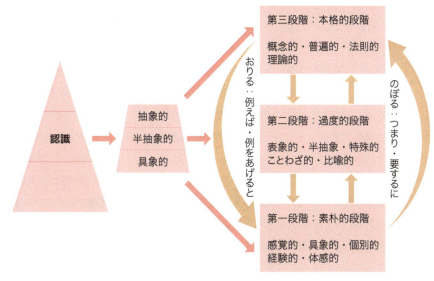

図 4.3　認識の構造

たりするということがそれにあたる。つまり，あることを認識しているけれどもそれを使いこなすことができないというのは，のぼってみたけれどもおりることができなく，その認識はまだ十分自分のものになっていないということである。したがって認識が発展するというのは，のぼったりおりたりの認識運動をくり返しながら，その認識をより確実なものにしていく過程であるといえる。庄司[8]はこの認識の世界を3つの段階に分け，「のぼりおり」に着目しながら，認識の発展相を明らかにし，同時に，問題を解決する際の指針・目安として役立たせていくというのが「三段階連関理論」であると述べている。また，「のぼりおり」の思考運動をする時「キッカケことば：つまり，要するに」を使いながら認識を発展させていくことができるとしている。

　このことを保健師が行う保健指導への応用を考えると，保健指導の対象者とのやりとりの中で，「つまり，それはどういうこでしょうか？」「たとえば，具体的に，それはどういうことでしょうか？」と問いかけをすることで，対象者が自分の実態把握，問題を認識し，解決方法を考え，実行することを支援することになる。正木[9]は対象理解とは「看護実践過程において看護専門職の認識・行動が，対人援助関係を築きなが

ら相互作用し，それを通して発展するものであり，それは同時にアウトカムに向かうプロセスでもある」と述べている。なぜその人はそのような行動をとるのか，その人の認識（頭脳活動）に沿うことにより，思いもよらない意外な事実やその見方を理解することができる。対象の認識を理解できるようになれば対象者が自ら健康問題を理解し，知覚し，感じるようになり，より有効的な保健指導となる。

2. 保健師が行う保健指導

　行政保健師が行う保健指導は，対象者の生涯にわたるセルフケア能力を高めることである。これは，前述した WHO によるヘルスプロモーションの定義「人々が自らの健康とその決定要因をコントロールし，改善できるようにするプロセスである」や「健康は生きる目的ではなく，毎日の生活の資源である」という考え方に基づいている。つまり，「健康を保つために行先を示しながら教育活動をしていく」ことであり，地域の人々の健康問題の解決や疾病予防のために，保健師が個人や集団を対象に適切なサービスを提供して，一人ひとりの健康を支援することといえる。ここでの適切なサービスの提供とは，保健師からの一方的な知識や技術を提供することではなく，地区の人々が自分で考えて行動できるよう，対象者の実態にあったサービスを提供することである。

　今日のように，急激に社会変化（生活や労働，環境の変化，情報化）が進む中では，健康問題の質も変わり，人々の知識や意識も変化してきている。健康を阻害する事態は，本人の実態の変化や本人を取り巻く状況の変化によって次々と起こってくるのが現実である。そのような絶えず動き変化する実態と密接に関係しながら現れる健康問題に対処するには，一人ひとりが日常生活の中でその事態を主体的に受け止めて問題解決を図り，問題を未然に防ぐような力量をもっていないと真の健康問題解決にはならないと松下は述べている [2]。保健師は，対象者が自分の健康問題に気づき，その問題を対象者自身が解決していけるような保健指導のアプローチを行うことが求められており，このことは，個人から家族，集団，地域の問題解決へと発展させていく基礎にもなる。

　対象者自身が主体的な取り組みとなるようなアプローチの1つとして「学習」を取り入れた保健指導がある。「学習」とは学び習うことであり，過去の経験の上に立って，新しい知識や技術を習得すること，行動が経験によって多少とも持続的な変容を示すことである。

　図4.4は「主体的な学習の流れ」を示したものである。図の①〜⑥の過程を保健師のみで課題化し，対策まで立てて，⑦で対象者に実践させるような保健指導は，対象者の主体性を欠如させることになり，本来の保健指導ではない。①〜⑦までを対象者とともに作業することで，対象者が主体的に問題解決できる力を身につけるようにすることが本来の保健指導である。

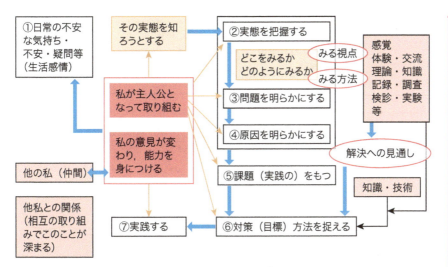

図 4.4　問題点と解決策を当事者が考える（学習）視点 [10]

3. 保健師が行う保健指導のあり方を検討している自主学習会の事例

　保健師として対象を生物体としてどのように理解するかについて，筆者らの新母子学習会（有志で毎月1回開催）では，低出生体重児出生予防の妊婦保健指導について学習している。きっかけは，学習会メンバーから，『育児力がつく関わりをしたいが限界がある。また，「根拠があいまいな経験中心の保健指導」や「自信がないままの保健指導」となってしまっている。そこで，「実践に活かせる根拠を明確にした学習会」があれば幅広い知識・技術の修得や科学的根拠に基づいた教材づくりができるのではないか』という意見があったためである。つまり，経験則に頼って保健指導をしているが，そのことに自信がもてず，親が自分で考えて判断して育児ができるような指導になっているか不安を抱いていたのである。この不安を解消するため，根拠を明確にして保健指導すれば，親が自分で考え，判断して育児について考える力がつくのではないか，そしてその力量をつけるには個人では難しく，保健師仲間とともに根拠に基づいた保健指導について学習することが重要だと共有化できたのである。

　図4.5は，メンバーで作成した低出生体重児出生予防に向けた妊婦保健指導の全体像である。予防を考えた時に最も重要な時期は，妊娠届時における妊婦保健指導の時であると意見が一致した。その理由は，妊娠時の保健師との関わりは，その後の新生時期，乳幼児期，学童期，思春期につながる最初の出会いであり，この時期に妊婦と保健師との間で関係を構築することすることがその後に大きく影響するためである。

　そこで，妊娠届の母子健康手帳交付時に低出生体重児出産予防を目指した妊婦保健指導についての指導マニュアルを作成しているのでその一部を紹介する。

　保健指導の考え方の項で述べたとおり，保健師が行う保健指導は，まず生物体として，次に生活体として実態を把握した上で，生物体に生活体がどのように影響しているのかをアセスメントし，解決策を対象者とともに考えていくことである。今回の学習会において検討した内容は妊娠届の母子健康手帳交付時に低出生体重児出生予防を

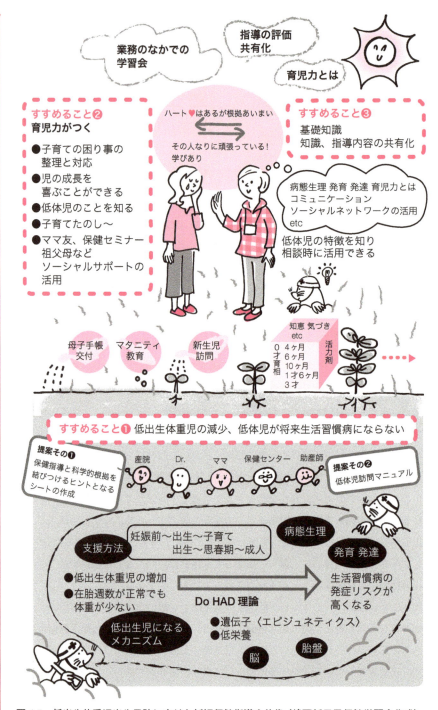

図 4.5　低出生体重児出生予防に向けた妊婦保健指導全体像（静岡新母子保健学習会作成）

目指した妊婦保健指導について，熊谷ら[11]が作成した図4.6を活用することで，「生活」「妊娠前のからだの状態」「妊娠中のからだの状態」「出産」「将来」の順と生物体としてのからだの変化を可視化できること，さらに，低出生体重児は妊婦の母胎内のどのようなメカニズムで起こるのか理解でき，とくに生物体としての妊婦や胎児のメカニ

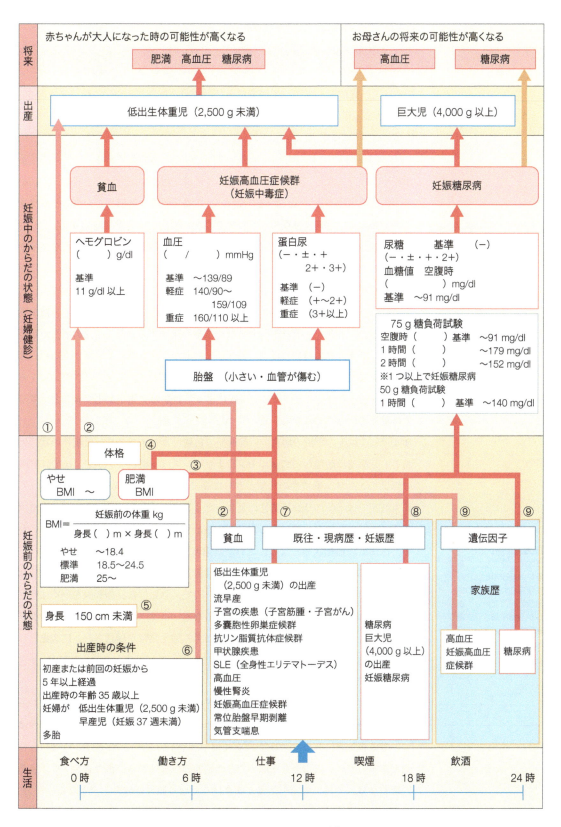

図 4.6　赤ちゃんの育ちを支えるために～妊娠中予防できることは？[11]

ズムの理解について妊婦と共有するのに役立つ。

妊娠前から出産，産後を見通した妊婦のからだの変化

　ここでは，妊娠前から出産，産後を見通した妊婦のからだの変化について，図 4.6 に基づきながら「保健師自身がどのように理解するのか」に限定して紹介する。

（1）妊娠前のからだの状態

① BMI が 18.4 以下で痩せている場合，母体の血液は低栄養であり，胎児への栄養供給が不十分となる。胎児は低栄養という環境で栄養の配分が決まるので，脳や心臓の成長を最優先させ，胎盤で代替できる肺・肝臓・腎臓などの臓器や直接命にかかわらない筋肉や脂肪の発育は抑制され，低出生体重児で誕生する。

② また，妊娠中は，胎盤を通して胎児に血液（栄養や酸素を含む）を円滑かつ多量に流す必要があり，そのために母体の血液量は妊娠前の 1.5 倍に増える。主に血漿成分が増えるので，血色素濃度は低下する。また，妊娠 32 週頃から母体に蓄えられていた鉄を胎児に送りはじめ，母体は鉄が欠乏した状態になる。貧血が進みすぎると，胎児に必要な栄養や酸素をうまく運べなくなり，胎児の成長が妨げられる。妊娠後期の貧血に備え，妊娠前・初期から鉄を蓄える必要があるが，痩せている女性では妊娠前から血液の材料となる栄養素（鉄，タンパク質，ビタミン）が不足していることがあり，妊娠によって貧血の状態が悪化することで低出生体重児の出産につながる。

③ BMI が 25 以上の肥満の場合，内臓脂肪の蓄積によりインスリン抵抗性の状態にある。妊娠時は胎盤からのホルモンによりインスリン抵抗性を生じるので，肥満妊婦はインスリン抵抗性の状態がさらに高まり，糖代謝の異常が起こりやすい。正常妊娠ではインスリン抵抗性に見合ったインスリンが分泌されるので，血糖値は正常に保たれるが，糖代謝の異常があると十分なインスリンが分泌されないため，母体は高血糖状態となる。これが妊娠糖尿病という状態である*。

　　母体が高血糖であると，血糖は胎盤を通過し胎児に移行するため，胎児も高血糖と母体のインスリンは胎盤を通過しないので，胎児は自分の膵臓を早く成熟させてインスリンをたくさん分泌するようになる。インスリンの作用により，グリコーゲン，脂肪，タンパク質などの合成が進み胎児発育が促進され，巨大児となる場合がある。しかし，重症糖尿病は逆に胎児発育が不良となり，IUGR（子宮内胎児発育遅延）になる場合がある。

④ 非妊時 BMI25 以上の肥満妊婦は，内臓脂肪が蓄積したメタボリックシンドロームにあるか，あるいはその予備軍で，高血圧，高脂血症，高血糖などで血管が傷ついている状態にある。胎盤は，「弱く傷つきやすい／圧に弱い／薄い」という特徴があるので，このような状態でできた胎盤の血管はさらに傷つきやすく，血流が悪くなり，胎児に酸素・栄養が届きにくくなり胎児は発育不全となる。一方，胎児に届く血液（酸素）が不足すると母体の血管を攻撃する物質が分泌され，血管内皮が傷つく。血管内皮が傷つくと，血圧を下げる物質が減り，血圧を上げる

【妊娠糖尿病】
妊娠中に発症した，あるいは妊娠中にはじめて発見された軽度の血糖値の異常をいい，明らかな糖尿病は妊娠糖尿病には含めない。

物質が増えるので，母体の血管が収縮して母体は高血圧の状態となる（妊娠高血圧 GH→基本病態は高血圧．妊娠 20 週以降に初めて高血圧が発症し，分娩後 12 週までに正常に戻る）肥満が原因の GH は妊娠 32 週以降の発症が多い。

⑤ 身長が 150 cm 未満は，十分な大きさや機能をもった胎盤を作るのに不利な条件となり，早産や胎児の発育不良を起こす可能性が高くなる。

⑥ 出産時の条件

　a）初産や前回の妊娠から 5 年以上経過していると，胎児を異物とみなしうまく胎盤を作れない。

　b）出産時の年齢が 35 歳以上の妊婦では，妊娠により各臓器にかかる負担が大きくなる。胎盤の形成障害から妊娠高血圧症候群にいたり，子癇前症の発生率が増大する。

　c）妊婦自身が低出生体重（2,500 g 未満）で生まれた女性は，生まれつき腎臓の細胞が少なく，妊娠により血液量が増えることでさらに負担がかかる。妊婦が早産だった場合も早産，低出生体重児の出産のリスクが高くなる。

　d）多胎である場合，通常単胎で育つ子宮内の環境を複数で共有することになり，胎盤の大きさや位置が通常と異なる。双胎では胎盤の数が 1 つの場合と 2 つの場合がある。多胎妊娠は母体への負担が大きく，高血圧や腎臓病，糖尿病の合併がある人は，妊娠高血圧症候群にかかりやすい。

　　通常は 3 kg 前後の胎児が入る子宮に 2 人の胎児が一緒に育つ（双胎の場合）ので，2 人の合計体重が 3 kg を超えれば子宮の中はいっぱいとなり，いつ陣痛がきてもおかしくない状態となる。胎児の体重が 1 人 1.2 kg〜1.5 kg くらい，週数は 28 週〜30 週で子宮の大きさが臨月とほぼ同じ大きさとなってしまう。そのため早産，低出生体重のリスクは大きい。

⑦ 既往・現病歴・妊娠歴

　　これまでの妊娠で胎盤形成の弱さや，血管を傷める要素をもち，<u>低出生体重児を出産</u>している場合は，今回の妊娠でも同様のリスクがあると考えられる。

　子宮筋腫，子宮がん，子宮の手術の病歴がある場合　部位によっては胎盤形成に支障があり，胎盤の大きさや位置に影響する。子宮筋腫の真上に胎盤があると胎盤の有効面積が狭くなり，胎児発育不全が発生しやすくなったり，子宮筋腫の表面と胎盤が妊娠中に剥離してしまう常位胎盤早期剥離のリスクも増加する。胎盤の剥離があると，当然ながら子宮内胎児死亡率も高くなる。

　多嚢胞性卵巣症候群　若干肥満傾向にある場合が多く，実際に血液検査では異常値がみられなくても，詳しくみていくとインスリン抵抗性や HDL-ch 低値，LDL-ch 高値がみられ，メタボリックシンドロームの予備軍ともいわれている。血管が傷んでいる状態は，胎児の栄養の供給に支障を生じる。また，母体の血管内の障害が高血圧や尿蛋白などにつながる。

　抗リン脂質抗体症候群　血液中に抗リン脂質抗体という自己抗体が証明され，動脈・静脈の血栓症や胎盤微小血栓を主な病態とする自己免疫血栓症で，SLE に

合併することもある。胎盤内に血栓ができ，胎児に十分な栄養を送れない状態
となる。

甲状腺疾患　甲状腺機能亢進を起こすバセドウ病，機能低下では橋本病が代表的
な疾患である。バセドウ病では薬剤などでコントロールできていないと流産，
早産，死産が増加する。また，胎児の発育が不良となったり，妊娠高血圧症候
群を起こしやすい。

妊娠12週から胎児甲状腺が働きはじめる。それ以前の胎児甲状腺機能は，母
体から移行してくるホルモンに依存している。そのため，母体に甲状腺機能低
下があると，胎児の神経発達が障害される。未治療で顕性の甲状腺機能低下症
では流産率が高く，妊娠高血圧症候群や IGUR の合併も多い。

SLE の場合　SLE（全身性エリテマトーデス）は，全身性の炎症に伴い炎症を強
める物質（炎症性サイトカイン）が上昇して血管内皮障害が発生し，動脈硬化
へ移行する病気である。母体では妊娠高血圧症候群の発生頻度が高く，その時
に SLE 症状が増悪（とくに腎機能の低下）することがある。また，抗リン脂質
抗体症候群を併発することもあり，その場合は胎盤の血管に生じた梗塞により
胎児に血液が供給されなくなる。SLE 合併妊娠における胎児発育遅延の成因
として，母体側子宮循環血流の減少および停滞と，それに連続する胎児絨毛の
発育不全，および絨毛内血管の虚脱もしくは発達障害が関連しており，さらに
絨毛への免疫グロブリン沈着による組織障涯が関与していると考えられる。

高血圧　胎盤の血管が傷つくことで，母体から胎児へ血液が流れこみにくくなり，
胎児は十分な酸素と栄養を取りこみにくくなる。また，母体の血管内皮が傷つ
くことにより母体の血圧が上昇したり，腎臓の血管内皮が傷つくことで血漿や
アルブミンが血管から漏れ，たんぱく尿が出たり腎臓の機能障害を生じる。

慢性腎炎　血尿やたんぱく尿が1年以上持続している状態である。妊娠による循
環血液量の増加に伴い，腎血漿流量が増加し，糸球体濾過率が亢進するため，
腎臓の仕事が増大する。これにより高血圧，IUGR，早産を起こしやすくなる。
胎児の排泄物は胎盤を通して母体の腎臓から排泄されるため，母体が腎疾患の
場合，母体の尿素窒素（BUN），クレアチニン（Cre）などの老廃物の増加は直
接胎児に影響し，胎児の BUN，Cre の上昇をきたす。母体は低たんぱく血症
となり，高血圧による血管障害が重なり，胎盤からの栄養輸送量を低下させ，
胎児に栄養障害をもたらし，低出生体重児や SFD* の発症を招く。

【SFD】
small for dates infant
の略。出生時の体重と
身長が在胎週数に比べ
て小さい児。

妊娠高血圧症候群（PIH）　PIH の既往があると，次回妊娠でも PIH を起こしや
すい。早発，重症の PIH は，次回妊娠で再発しやすい。PIH にはさまざまな
発生機序があるので，前回妊娠で PIH となった背景も含めて考えていく。

常位胎盤早期剥離の既往がある場合　次の妊娠での再発率は5〜15%である。
PIH や高血圧が発症因子であり，IUGR や血栓形成傾向，子宮筋腫などが発
症誘因となるので，それらの背景も含めた前回の妊娠の全体像を推測する。

⑧ 糖尿病，巨大児，妊娠糖尿病の場合　③を参照。

⑨ 母体自身に高血圧や妊娠高血圧症候群，糖尿病の既往がなくても，母体の母親や姉妹に既往歴がある場合は，その素因をもつことから，妊娠により発症することがある。家族歴のないものに比べて PIH の発生頻度が高まる。③→⑦を参照。

（2）妊娠中の身体の状態・出産

母体が胎盤をつくるのに不利な条件をもっていたり，既往，現病歴により血管を傷める要因をもっていると，胎盤が小さい，梗塞があるなどの胎盤形成障害が起こることがある。すると胎児に十分な血液（酸素，栄養）が送られずに栄養不足となり，低出生体重児となる。また，母体自身の血管が傷つくことで，母体が高血圧やたんぱく尿などの妊娠高血圧症候群を発症する。妊娠高血圧症候群はいろいろな病因が組み合わさって発症すると考えられており，遺伝的背景，胎盤形成障害，母体循環障害，免疫，血圧，代謝障害，血管内皮障害，血液凝固系などの研究が進められている。

一方，母体が過栄養であったり，糖尿病があると，胎児も過栄養，高インスリン状態となり，巨大児となる。巨大児は体幹に脂肪がつくため，児頭大横径*よりも肩幅が広くなり，肩甲難産*が生じやすくなる。

（3）将来

体内で低栄養にあった胎児は，臓器の発育を抑制し，糖を脳に送ることを優先させ，栄養摂取できる時にできるだけ多くの脂肪を蓄えようとする倹約遺伝子機能を働かせる。しかし，出生後に高栄養の環境におかれると，代謝機能と栄養状態のミスマッチから代謝異常のリスクが高まり，将来，肥満やメタボリック症候群となる可能性が高くなる。また，妊娠高血圧症候群や妊娠糖尿病を発症した女性は，次回妊娠時に同じ状態を起こす可能性があり，将来的にも高血圧や糖尿病になりやすい。

【児頭大横径】
胎児の頭部のを真上から見て，透明中隔腔と四丘体槽に対して直角の距離。児頭大横径は妊娠 11 週あたりから測定できるようになり，胎児発育の評価として使用する。

【肩甲難産】
経腟分娩の際，児頭が娩出された後に，肩甲骨（前在肩甲）が通常の軽い牽引で娩出されない状態。

【引用文献】
1）F. Nightingale 著，湯槇ます，薄井坦子，小玉香津子，田村真，小南吉彦訳（1979）：看護覚え書，現代社，10
2）薄井坦子（1980）：改訂版科学的看護論，日本看護協会出版会，4-6
3）松下拡（2000）：子育てを考える - 保健婦の視点，第 11 回保健婦活動を考える会資料
4）薄井坦子（1980）：改訂版科学的看護論，日本看護協会出版会，62
5）庄司和晃（1980）：現代授業論双書 29，科学的思考とは何か，明治図書，17
6）庄司和晃（1979）：仮説実験授業と認識の理論　三段階連関理論の創造，季節社，153
7）庄司和晃（1979）：6）同掲書，154
8）庄司和晃（1979）：6）同掲書，162-169
9）正木治恵（2011）：対象理解に着目した看護学研究方法論の探究，看護研究，Vol.44，no.5，482-483
10）松下拡他（1995）：公衆衛生における保健婦の役割，日本看護協会出版会，13
11）熊谷勝子監修，保健活動を考える自主的研究会：妊婦ノート資料 4

第3節 ● 家族保健指導

1. 保健師が行う家族支援の考え方

（1）家族を単位として支援する意義

保健師は，地域の人々が生活の営みの中で，自ら健康を守ることができるようにすることを目指して支援を行う。そして，健康状態と生活の関連を捉え，健康の維持・

増進に向けて生活を整える過程を支えていく保健師の支援においては，生活への着目が不可欠であり，生活の基本単位である"家族"という観点を重視した看護活動の展開が求められる。家族を構成する個人と家族全体の健康は影響し合い，また，家族の生活様式は地域の慣習や社会規範など地域社会から影響を受けることから，個人，家族，地域の連動を意識しながら，生活の基本単位である家族を対象とした支援を行うことによって，個人の健康および地域の健康レベルの向上が実現する。このように，保健師の活動展開においては，**家族を単位とした支援**が活動の基軸として重要な意味をもつ。

（2）家族支援で目指すこと

地域住民全体の健康をよりよい状態にするという公衆衛生看護活動の目標を念頭に置いて，個人および家族のセルフケア機能の向上を目指して支援を行う。家族のセルフケア機能を高めるためには，家族を構成する個人がセルフケア機能を高め，家族内で各個人が相互に協力し合って役割を果たすことが求められる。具体的には，個人が，各家族員および家族全体の状況を認識し健康課題や対処方法を見出す力，課題に取り組む意欲，実践力をもつことが必要となる。保健師は，対象者がこのようなセルフケアに関係する力を獲得できるように支援するとともに，家族全体としてセルフケア機能を発揮できるように，個人間の調整を行い，家族員の相互作用により個々人の力の総和以上の力が生まれるように働きかける。さらに，家族の健康課題が地域の健康課題とどのように関連するか，家族のセルフケア機能が地域社会とどのように影響し合うのかを捉え，地域の健康づくりへつなげることが重要である。

（3）家族の発達課題

家族は，子どもの出生，成長，独立などの家族周期*に応じて，達成すべき課題がある。家族周期の変遷に応じて，新たな生活状況に適応できるように支援することも，家族の健康を守るうえで重要である。

家族は，一般的には，夫婦としての共同生活の開始とともに誕生する。子どもが生まれると，夫と妻という役割に加えて父親や母親として子どもを養育する役割を担うことになる。子どもの成長に伴って親が果たすべき役割の内容も変化する。このような生活の変化，役割の変化に適応できないと家族の健康が脅かされる。養育や介護などにおいて家族が各自の役割分担や関係性を再構築しながら生活の変化に適応し，家族員間の結びつきを強めるように支援することが大切である。

> **【家族周期】**
> 家族の生活周期を指す。核家族をモデルとして考える場合，結婚によって成立し，新婚期，育児期を経て，成人した子が婚出していくことによってふたたび夫婦2人となる。配偶者の死，そして本人の死によってこの家族は消滅する。

1. 家族アセスメントと家族支援

（1）家族アセスメントの方法

家族への支援も，看護過程すなわち，情報収集，アセスメント，計画立案，実施，評価という一連のプロセスをたどって展開される。看護過程の展開においては，健康課題を明確にする段階が最も重要である。生活の中で健康問題を解決するために，健康状態と生活の関連から，どのようなことが原因となり，なぜその問題が生じているのか，健康問題の構造を多角的に検討する。生活の状況は多様な要因が複雑に絡み合っ

ているため，分析が困難な場合や，看護の立場からは解決が難しい要因が含まれる場合もある。さらに，同じ現象であっても，家族員の立場によって，現象のもつ意味が異なることがある。家族支援においては，看護の立場からどのような支援が可能か，中立的観点から問題の構造を検討することが必要である。家族員の一部の人からの情報のみから判断すると，家族全体の問題を適切に捉えることができない可能性が高くなるため，情報の仕方と情報の判断には留意しなければならない。

　支援の初期（初回家庭訪問など）では，情報が少ない状態で支援に臨むことも多い。支援対象者の年齢，家族の発達段階から一般的に予測される状況や，居住地域の特性（地域の社会資源，住民の健康に対する意識，住民同士のつながりなど）をふまえて，問題を推測して支援計画を立てる。情報が不足している場合には，どのような情報が必要か，その情報をどのようにして（観察の内容と方法，聞き取りの内容，聞き方など）把握するかの検討もしておく。その上で，実際に支援を行いながら，その場で得た新たな情報をアセスメントして臨機応変に計画を修正して支援を行う。

（2）家族アセスメントの内容と情報収集方法

　家族アセスメントの具体的な内容を以下に示す。

　i）基本情報

　　家族の基本情報として，家族構成員の性別，年齢，続柄，職業，健康状態，経済状態，同居していない親族等の居住地，当該家族との関わりの状況などがある。

　ii）家族の発達段階と発達課題

　　家族の発達段階と発達課題から，その家族に生じやすい問題を予測する。各発達段階における発達課題の一般的な内容は次のとおりである。

　　・結婚から第1子出生まで：夫婦が各々の出生家族から自立して新しい生活様式をつくりあげていく時期である。新たな親族，場合によっては新たな近隣者との関係を築きながら，夫婦としてのつながりを強化していく。

　　・第1子出生から入学まで：親としての役割を獲得し育児を行う時期である。子どもが健全に発達するよう養育やしつけを行う。家庭内では家事・育児の役割を分担しながら，新たな生活のしかたを構築していく。

　　・第1子入学から子どもの自立まで：子どもの学校生活がはじまることにより，社会とのつながりが拡大する。子どもの自立や社会性の発達を促し，直面する課題に対して自分の力を発揮して乗り越えられるように親として支える。また，子どもの自立後に夫婦のみの生活になることに備えて生活設計を検討する。

　　・子どもの自立後の時期：夫婦二人暮らしとなり，退職している場合が多い。居住地域の活動への参加など新たな人間関係，新たな生活スタイルを構築していく。加齢に伴い何らかの健康問題をもつことが多くなり，日常生活の自立を保つことも課題となる。

　　・配偶者を失った後の時期：一人暮らしまたは子どもとの同居という新たな生活に適応していく。周囲からのサポートを受けながら社会生活を維持する。

　iii）居住環境

住居の環境（集合・一戸建て，広さ・間取り・段差），保健・医療・福祉関係施設までの距離と交通の便，地域の活動状況，地域住民のつながりなどについて，その家族の健康問題への対応という観点をふまえて情報収集しアセスメントする。

iv）家族の機能

家族員間の関係性・コミュニケーションの状況，家族員の役割分担，家族の意思決定の状況，家族の価値観（どのようなことを重視しているか），家族の社会性（近隣との付き合い方，周囲からのサポートの活用状況など）を把握する。これらは家族の言動に表れたり，目に見えるものばかりではなく，その時々の状況によって変化することもあるため，把握することが難しい。情報収集およびアセスメントにおいては，支援者が観察している場面のみの状況で判断しないこと，支援者自身の価値観や考え方の傾向を自覚して客観的に判断することなどに留意する。情報収集では，「家族の関係はどうですか」といった抽象的な問いかけではなく「○○の場合には，家族の中で，どなたがどのように対応しますか（対応したことがありますか）」と具体的な状況を尋ねたり，支援者が家庭訪問場面などで観察した内容について「いつもこのような状況ですか」などの確認をするなど，聞き方を工夫する。

v）家族による健康問題への対応能力

家族による健康問題への対応能力を把握する手立てとして，これまでの問題への対応経験の確認が有用と考えられる。家族がこれまでどのような問題や困難な状況に直面し，どのように対処してきたかを具体的に把握していく作業は，支援者が家族の機能を把握できるだけでなく，家族自身が対応経験を振り返ることで，自分たちのもつ力を再認識したり課題を見出したりする機会にもなりうる。家族の対応経験の確認においては，どのような状況をどのように認識・判断し，どのように行動したのか，行動の結果はどうであったか，行動や行動の結果に対して家族はどう思っているのかといった，家族のセルフケア機能に関わる要素を具体的に把握する。

（3）情報収集における留意点

家族アセスメントにおいては，前述のようにさまざまな情報を収集するが，情報収集の目的が家族支援であることを忘れてはならない。情報収集は支援の手段であり目的でないことは，支援の基本的前提として誰もが理解していると思われるが，アセスメント項目（情報収集項目）が列挙されている所定の記録様式があったりすると，各項目の情報収集自体が目的化してしまう場合も少なくないように思われる。支援のあり方として当たり前と認識されていることが，実践場面において当たり前に実行できるとは限らない。支援のためにどのような情報が必要か，情報収集の優先順位はどうか，話を掘り下げて詳しく確認すべき事項は何かなどを明確にし，情報収集の目的を対象者が理解できるように伝えること，得た情報を支援につなげること（情報収集で終わらないこと）など，基本的事項を確実に実行するように心がける必要がある。

（4）家族支援の方法

ⅰ）健康課題を明確にする

　　家族のアセスメントにおいて示した手順をふまえ，生じている健康問題および今後生じる可能性のある問題を多角的に検討する。問題に関係する行動，その背景にある意識や認識はどのようなものか，家族の機能，生活環境，生活条件はどうかなど，問題の構造を分析し，本質的な健康課題を明らかにする。支援の初期において情報が限られ健康課題を明確にできない場合には，健康課題を明確にするために必要な情報を列挙しておく。

ⅱ）目標を設定し家族と共有する

　　健康課題の解決に向けて，長期目標と短期目標を立てる。長期目標は支援者と家族が目指す最終的なゴールであり，短期目標は長期目標を達成するための下位目標である。目標を立てる際には，達成状況を評価できるように具体的に表現し，主語は支援対象者とする。目標の主語を支援者にすると，"保健師が把握する"，"保健師が説明する"などの表現になり，保健師が把握したり説明したりできたかで評価を判断することになるため，成果を適切に評価することができない。

　　支援では家族のセルフケア機能の発揮・向上を目指し，家族が主体的に課題解決に取り組むことが求められるため，支援者が目標を設定して家族に伝えるのではなく，家族の意向を尊重しながら，実現可能な目標をともに考える。

ⅲ）支援計画を立案・実施・評価する

　　目標を達成するための具体的な支援計画を検討する。支援計画は実際に行動できるよう，「いつ・どこで・だれが・何を・どうするのか」を明確にしておく。

　　支援において働きかける対象は，大別すると，家族員個人，家族の関係性，家族をとりまく環境がある。家族員個人への支援には，健康状態等を適切に判断できるよう知識等を提供する支援，育児および介護の方法や生活習慣の改善に必要な技術を獲得する支援，課題に取り組む意欲を高める支援などがある。家族の関係性への支援には，家族の相互理解を促す支援，家族の意思疎通を促進する支援，家族内の役割分担を調整する支援，家族の意思決定を促す支援などがある。家族の関係性への支援においては，中立的な立場に立つことが必要であり，可能な限り家族員それぞれの話を聞いて情報を得たり，保健師が直接観察する等により状況を確認して判断する。そして，特定の家族員のみに負担がかからないよう十分に留意して役割分担を調整し，家族全員の健康の維持・増進を目指す。家族をとりまく環境への働きかけには，近隣者との関係調整，医療機関等との関係調整，住居改善など居住環境の調整，ケア体制の構築などがある。

　　次に，支援計画にそって支援を実施する。支援場面で得た新たな情報（評価結果）をアセスメントして支援計画を臨機応変に修正しながら支援を行う。

　　支援を実施した結果，働きかけた対象がどのようになったのかを把握し，支援目標の達成状況（どこまで目標を達成できたか）を判断する。また，なぜそのような結果になったのか，目標を達成できた理由・できなかった理由を検討し，その

後の支援計画の立案に反映させる。

（5）個別の支援から地域の支援への発展

　保健師は地域の全住民の健康を守る役割をもつ。ある家族への支援経験（効果的な支援のあり方など）を他の家族への支援に活かす。また，あらゆる家族支援を通して，地域の課題に応じた施策の提言，支援の積み重ねによる地域ケア体制の構築を目指す。

事例

若年妊婦に対する支援（母子健康手帳交付時の保健指導から家庭訪問時家族保健指導へ）

（1）地区の状況

　A市のX地区は，昭和30年代後半から工業を主軸として急速に都市化した人口約5万人の地区である。工場誘致に伴い，賃貸マンションやアパートが多くみられるようになっており，転入者増加傾向にある。高度経済成長期に造成された住宅地と賃貸マンション等を含む新興住宅地が混在している。地区を東西に横断する国道沿線には大型商業施設がある。路線バスが国道を走っているが，住民の主な移動手段は車である。市の中心部に，市役所，保健センター，市民病院などがある。この地区から市の中心部まで車で15分程度だが，渋滞時には30分以上かかることがある。

（2）健康ニーズ

　X地区の出生数は年間約450人程度であり，出生数・出生率ともに徐々に下がってきている。出産時の母親の年齢別統計では，30〜34歳：35%，25〜29歳：30%，35歳以上：25%，20〜24歳：8%，15〜19歳：2%である。

　乳児家庭全戸訪問事業（こんにちは赤ちゃん事業）（児童福祉法第6条）では，継続支援対象者が増加傾向にあり，育児不安・育児負担のある母親が多くみられる。

　1歳6ヶ月児健康診査の経過観察の内訳をみると，母親の育児疲れ，育児不安が多くあがっている。新興住宅地では，転勤族も多く町内会に入っておらず町内の活動への参加も少ない傾向にある。主任児童委員やボランティアが運営する就園前の親子の遊び教室があるが，運営スタッフから，「ご近所のどこに小さなお子さんがいるのかよくわからず誘いにくい」「ここに参加している人たちはよいけれど，出てこない人たちのことが心配になる」などの声がきかれる。

　保健センター内で実施している虐待ケースの事例検討会では，虐待ケース（ハイリスクケース含む）に共通する状況として，育児の協力者がほとんどなく，近隣から孤立していることがわかった。また，経済的な問題をかかえている場合が多くみられている。このような地区の状況から，子育てに関する健康課題として，母親の孤立予防があげられ，とくに10代の若年妊婦は，同年代の妊婦が少なく

孤立しがちであり，本人や配偶者が就学中で就労していない場合や未婚である場合が多いなど，家庭的基盤や経済的基盤が弱い。社会的に未熟であるため，出産・育児に関して親たちの協力を得ながら支援することが求められている。

（3）活動の展開　妊娠期からの母子支援体制

母子健康手帳の交付（母子保健法第16条*）は，妊婦と保健師が最初に出会う機会として重要な意味をもつ。そのため，Ａ市では，妊娠の届け出時には，保健師がすべての妊婦に対して面接を行っている。面接では，妊娠を知ったときの気持ち，最近の体調，現在不安なこと，困ったときの相談者の状況，妊娠中・産後のサポート体制を把握する。面接結果に応じて，家庭訪問（妊婦の訪問指導：母子保健法第17条*）などの継続支援を実施している。

【母子保健法第16条
（母子健康手帳）】
市町村は，妊娠の届出をした者に対して，母子健康手帳を交付しなければならない。
2　妊産婦は，医師，歯科医師，助産師又は保健師について，健康診査又は保健指導を受けたときは，その都度，母子健康手帳に必要な事項の記載を受けなければならない。乳児又は幼児の健康診査又は保健指導を受けた当該乳児又は幼児の保護者についても，同様とする。（以下略）

【母子保健法第17条
（妊産婦の訪問指導等）】
第13条第1項の規定による健康診査を行った市町村の長は，その結果に基づき，当該妊産婦の健康状態に応じ，保健指導を要する者については，医師，助産師，保健師又はその他の職員をして，その妊産婦を訪問させて必要な指導を行わせ，妊娠又は出産に支障を及ぼすおそれがある疾病にかかっている疑いのある者については，医師又は歯科医師の診療を受けることを勧奨するものとする。（以下略）

事例

19歳女性（アルバイト）に対する支援

（1）母子健康手帳交付時の面接の状況（本人からの話）

妊娠届出時：妊娠12週目で妊娠経過は問題なかった。

妊娠を知ったときは，どうしたらよいか混乱した。彼（バイト先の2年先輩）に妊娠を報告すると，最初は戸惑っていたが，出産することに賛成してくれた。これから入籍予定である。自分の父親は出産に反対したが，母に「産みたかったら産んでいいよ」といわれ，出産を決意できた。弟（高校1年生）は，はっきりと反対しているわけではないが妊娠をあまりよく思っていないような気がする。自分としては，育児にも不安があるので出産後しばらくは実家で暮らすつもりでいるが，いつ頃まで実家にいるかについて親と相談していない。彼は現在ワンルームマンションに住んでいるため，これから子どもと3人で暮らせる部屋を探すことにしている。病院（産科）では，診察の待ち時間に，他の妊婦さんたちは交流しているが，自分が友だちになれそうな人はいなく，寂しく感じる。

（2）母子健康手帳交付時の保健指導の実施

妊娠届出時の妊娠経過ではとくに問題がないが，今後も順調に経過するよう，きちんと妊婦健康診査を受診することを勧め，妊婦健康診査受診券の説明を行った。

妊婦の友だちがいなくて寂しいとのことだったので，保健センターで実施している両親教室を紹介し，夫（パートナー）や親（生まれてくる子どもの祖父母）と一緒に参加してもよいこと，教室で友だちになる人も多く，"仲間ができてよかった"という感想もきかれることを伝えた。これに対して本人から，「パートナーと参加してみたい。バイトの時間を調整してみる」と反応があった。

保健師が「家族の協力が必要だが，家族とどのように相談しながらやっていこうと考えているのか」尋ねると，本人は「何をどう相談すればよいのかよくわからない」という。保健師から「今後の対応方法について具体的に検討するために，お宅にうかがい，まずは，パートナーと（妊婦の）お母さんに同席してもらい相談したいと思うが，それは可能か」確認したところ，本人は「そうしてほしい」との意向であった。訪問日程については，本人が家族と相談後に，保健師と調整することにした。面接終了時に，「困ったことや相談したいことが出てきた場合にも相談に乗るので，いつでも連絡してほしい」と伝えた。

（3）家庭訪問による家族支援の方針

　若年妊婦は，一般的にハイリスク要因に含まれ，妊娠時からのきめ細かい支援が必要な対象である。この事例の場合，予期しない妊娠であったようだが，本人・パートナーともに出産に向けて前向きな気持ちをもっているようである。家族の状況は，妊婦の母親は出産を支持しているようであるが，他の家族の意見ははっきりとわからない。また，面接時に確認できた状況は，妊婦本人が認識している状況である。家族間の調整を行う場合には，各家族員の意向を保健師が直接確認することが必要となる。家庭訪問の日程上の制約もあり，訪問時に面談できる人は限られるが，面談の優先順位（出産・育児に関わりの深い家族）と日程調整のしやすさから，妊婦のパートナーと母親の話をきいてみることが出産・育児の準備に向けて有効と考えられる。初回訪問では，妊婦本人，パートナー，妊婦の母親の意向を確認するとともに，父親や弟の（妊娠・出産についての）受けとめ方に関する情報を得る。また，家庭環境を把握し今後の方針を検討する。両親教室への参加を通して，妊婦の友だちづくりを促すことに加え，身近な地域で支えてくれる人をつくっていくことも必要である。本人・家族の意向を確認しながら，地域のボランティアや児童委員とのつながりができるように仲介していく。

この章のまとめ

● 保健師が行う保健指導は個人，家族のセルフケア機能の向上を図りながらコミュニティエンパワメントを目指すことが重要である。
● 家族保護指導では，家族のセルフケア機能の向上を図りながら地域ケア体制の構築を目指すことが重要である。

【参考文献】
・宮﨑美砂子，北山三津子，春山早苗，田村須賀子編（2016）：最新公衆衛生看護学　総論　第2版　2016年版，日本看護協会出版会
・鈴木和子，渡辺裕子（2012）：家族看護学　第4版，日本看護協会出版会
・標美奈子他（2015）：標準保健師講座1　公衆衛生看護学概論　第4版，医学書院
・中村裕美子他（2016）：標準保健師講座2　公衆衛生看護技術，医学書院
・岩本里織，北村眞弓，標美奈子（2010）：公衆衛生看護活動論　技術演習，クオリティケア
・井伊久美子，荒木田美香子，松本珠実，堀井とよみ，村嶋幸代，平野かよ子編（2013）：新版　保健師業務要覧　第3版，日本看護協会出版会

第5章

健康行動理論

大野 佳子

この章で学ぶこと

➡ 健康行動理論の前提となる，健康への影響要因，人間の行動の基本，健康行動の定義と分類について学ぶ。

➡ 人々の健康に影響を与える行動の諸理論を知り，保健師活動のあらゆる場面において活用する意義を理解する。

[キーワード] 健康行動, 行動変容, 健康の社会的決定要因, 生態学, 感情（快情動／不快情動）, 態度, 認知的不協和, ヘルスリテラシー, 健康のためのエンパワメント, ヘルスビリーフモデル, 保健行動のシーソーモデル, 行動変容段階モデル, 予防行動採用プロセスモデル, 社会認知理論, 自己効力感, ヘルスローカスオブコントロール

はじめに

　保健師活動の成果が出るのは，地域の人々の健康状態と生活の質が改善された時である。健康状態は罹患率や死亡率で示され，喫煙や食事，運動，飲酒，性行動などの行動因子によって影響を受ける[1]。行動因子は，遺伝学的因子や社会経済的な環境因子と同様に健康への影響要因であり，行動改善により，早逝や医療費の高騰，心身の苦痛を予防しうる。よって，人々の健康行動*へ働きかけ，行動変容*を促すことは，保健師の重要な役割の1つといえる。

　一方，人々がこれまでの生活のなかで積み重ねてきた習慣や価値観を変えることは，決して容易ではない。健康の影響因子となる認識や行動の背景を適切にアセスメントし，実施・評価するために，健康行動を体系的に理解する諸理論（以下，健康行動理論とする）は，保健師の実践活動をより客観的に説明する枠組みであり，ロードマップ*となりうる。

　健康行動理論は，目の前にある現象や行動の状況を体系的かつ客観的に理解し，介入計画を立て，評価していくための有用な手段となりうる。ただし，1つの理論ですべての現象を説明することはできないため，特定の健康問題の解決のために複数の理論を必要とする場合はある。有用な行動理論を適切に選ぶ，または組み合わせることによって，その対象の個別性に応じた，最適かつ独創的な問題解決方法と評価方法を開発することができる。選定された健康行動理論に基づいてアセスメント，計画・実施された保健事業は，理論なしに経験や直感に頼って開発された保健事業よりも，成果が出る可能性は高い。もし，同じ結果としても，勘だけではない根拠に基づく改善が可能となり，その後の発展過程が異なっていくため，保健師が健康行動理論を知り，活用することは必須である。理論と実践を連動させ，個人や家族など個別の健康問題に対応しながらも，常に地域全体の健康問題としてさまざまな因子に働きかけていく

【健康行動】
health behavior の訳語として用い，個人が健康を保持・増進し，または疾病を予防・早期発見するためにとる日常生活上の行為全般とする。代表的なものには，ゴフマンやविやや像による健康行動の定義があり，健康行動の分類については，キャッスル＆コブ，レベル＆クラークによる説が代表的である（後述）。

【行動変容】
behavior modificatioin の訳語として用い，それまで培われてきた生活行動パターンを，健康にとって望ましい方向へ改善することであり，行動変化（behavior change）と区別して用いる。行動変容には，外に現れた行動だけでなく，感情体験や気づき，認知や価値観の変化も含まれる。

【ロードマップ】
目標達成のための方法を示す道案内，工程表。

表 5.1 健康行動への影響レベルによる理論と保健師活動

健康行動への影響レベル	行動変容の焦点	有用な理論 / モデル	保健師活動
個人内レベル	知識，態度，信念，認知，動機，負担，意図，意思決定など	ヘルス・ビリーフ・モデル [28, 29] （HBM） 変化のステージモデル [30-32]（TTM） 予防行動採用プロセスモデル [34]（PAPM）	・健康相談 ・カウンセリング ・個別健康教育
個人間レベル（個人—個人）	モデリング，社会的支援，家族，外的統制など	社会認知理論 [35, 36]（SCT） 保健行動のシーソーモデル [19] ヘルスローカスオブコントロール [37, 38]（HLC）	・家庭訪問 ・健康教育 ・グループ活動 / 対話
地域レベル（組織 / コミュニティ / システム / ネットワーク）	推奨された健康行動をとりやすい法制度や健康政策，社会的ネットワーク形成，信頼関係，地域活動への参加のしやすさ，社会規範など*	コミュニティ・オーガニゼーション（CO）理論 プリシード・プロシードモデル（PRECEDE-PROCEED Model） コミュニティ・アズ・パートナーモデル（CPM） ソーシャル・マーケティング	・地域診断 / 地区踏査 ・検診 / 健康診査 / 健康教育 ・地域組織活動の予算化 / 評価 ・ソーシャル・キャピタルの醸成 ・連携 / 協働（例：子どもを受動喫煙から守ろうプロジェクト）

ことが，効果的な保健師活動につながる。

本章では，健康行動の諸理論を保健師の実践活動へより活用しやすくするために，その前提となる「健康への影響要因」「人間の行動の基本」「健康行動の定義と分類」について押える。また，「健康行動理論」については，個人（個人内レベル），個人と個人との相互作用（個人間レベル），組織・コミュニティなど（地域レベル）に分けて述べる。健康行動への影響レベルによる健康行動理論と保健師活動の例を表 5.1 に示す。地域レベルの理論／モデルの説明は他の章に譲り，個人内レベルと個人間レベルについて，その理論と方法を説明する。

第1節 ● 健康行動理論の前提

1. 健康への影響要因

人々の健康問題を解決するために，まず，健康に影響する要因を理解する。人々の健康に影響を及ぼす要因として，ライフスタイルや遺伝的要因などの個人要因と環境要因が挙げられる。環境要因には自然的環境と社会経済的環境があり，人々の健康状態に大きく関与している [1]。身近な例では，いくら野菜や食肉が健康に良いとわかっていても，購入するお金がない・買い物に行くのに店までの時間と手間を要する・歩

道が整備されず交通量が多くて危険などの環境であれば，入手は難しく，健康行動に影響するであろう。

　国際的には，WHOを中心に「健康の社会的決定要因（SDH）」*に対する不公平の是正に取り組んでおり，幼年期（胎児期から8歳まで）への投資は，1世代で健康の不公平を最も低減しうる方法の1つであると提言されており[2]，健康の政治・経済・社会の構造や生活環境の格差とその是正に向けて，世界規模で課題解決への取り組みが積み重ねられている。

　アメリカの公衆衛生局長であったマクギニス（J. McGinnis）によるHealthy People報告書（1979）[5]によると，10の主要死因である「高血圧，がん，脳卒中，自殺，事故，インフルエンザ・肺炎，糖尿病，肝硬変，動脈硬化，他殺」のうち，50％は不健康な行動や生活習慣に起因しており，5つの生活習慣（適切な食事，禁煙，適正飲酒，適度な運動，降圧剤服用の遵守）によって，10死因のうち少なくとも7死因を低減させる可能性があるとされ，非感染性の慢性疾患（Non communicable disease：NCD）管理の重要性が報告されている。また，マクロイ（K. McLeroy）[3]らによると，人々の健康関連行動には以下のような5つのレベルの影響要因があるとされている。

　　① 個人内または個人的要因（知識・態度・信念など）
　　② 個人間要因（社会的支援・社会的役割・関係性など）
　　③ 制度的または組織的要因（推奨された行動を推進する政策など）
　　④ コミュニティ・地域的要因（社会的ネットワーク・社会的規範など）
　　⑤ 公共政策要因（疾病管理に関する国や自治体の政策・法律など）

　それは，たとえ個人レベルで行動変容を自己決定したとしても，その仲間との関係性や支援の程度，地域レベルで社会的規範や健康政策のあり方によっては，個人の行動を実行できない，または継続できない可能性があることを意味する。個人レベルでできる生活習慣の形成や維持だけでなく，個人ではコントロールすることが難しい環境要因をも視野に入れながら，健康相談や健康教育を進めていく必要がある。

　保健師は，このように健康は個人だけでなく，取り巻く環境の多要因によって決定されることをふまえ，個人と環境との相互作用を扱う生態学（ecology）的な視点*をもって健康問題の解決にあたる。個人レベルの健康行動の改善を，組織的な行動変容や地域の物理的・社会的な環境改善へ生かすことが，保健師活動の特色といえる。その活動は，たとえば，仲間や職場との関係（社会的関係レベル），住居や近くの病院・スーパーなど（物理的生活環境レベル），歴史や風土・風習（地域・組織レベル），完全失業率や保育園の整備（法制度・経済政策レベル）など，健康に影響し合う多様な相互作用レベルに働きかけることである。

2. 人間の行動の基本

（1）感情（快情動と不快情動）

　人間の行動の基本を理解するために，人間の脳と行動のメカニズムを押さえたい。人類の歴史のなかで，人間の脳は高度な社会生活を営むと同時に，生き延びる（種の

【健康の社会的決定要因，SDH】
人々の健康状態は，個人の保健行動・ストレス対処スキルや遺伝子要因だけでなく，水・空気などの物理的環境，家族・友人などの社会的支援ネットワーク，所得や労働環境，受ける教育・文化・医療環境などの社会経済的な環境要因に大きく影響を受けるとされ，the Social Determinants of Health（SDH）という用語を用いて「健康の社会的決定要因に関する世界会議（リオデジャネイロ，2011年，WHO）」やカナダ公衆衛生機関が報告書[3,4]を公表している。
たとえば，国際比較において社会の所得格差を表す指標であるジニ係数が大きい地域では，死亡率が高い。

【生態学的な視点】
"個人の健康状態と健康行動は，環境から影響を受けると同時に環境へ影響を与えており，相互作用している（原因にも結果にもなり得る）円環的な関係である"ことを視野に入れること。

保存）ために，外からの刺激を瞬時に「不快」と「快」に見分ける能力を身につけてきた。その刺激は身体にとって毒か薬か，危険か安全か区別するなど「不快」または「快」の知覚として情報処理し，回避または接近の行動へ大きく影響する。たとえば，生命の維持に必要な脂肪分や糖分を「快」と知覚する。一度，砂糖を舐めると脳は甘いものが体内に入ったという感覚器官からの知覚情報に基づいて「快」刺激であると学習し，その後も接近しようとする行動の変化が起こる。逆に腐敗した食物や苦いなどの不快な刺激（環境）に対しては，その状態を解消するように回避または逃避の行動を起こして，環境に適応して生命を維持してきた。脳科学では，このように快・不快の環境刺激に対する脳の情動面での情報処理の出力結果を「快情動」・「不快情動」と名づけ，刺激に対する情動反応と学習行動に関するさまざまな実験や検証研究（主に刺激反応理論による）が積み重ねられた[6,7]。

快情動は，喜び・満足・至福・慈しみ・愛・熱中などの感情に進展した一方，不快情動は，不安・苦痛・苦悩・悲しみ・怒り・恐れ・孤独・敵意などの感情へ派生したと考えられている[8]。快の欲求充足と知覚された時は感情に安定をもたらすが，不快と知覚されたら，不快情動が起こり，内的緊張状態がもたらされる。つまり，感情／情動（emotion）は，行動に大きく影響する。保健師は，その個人にとって何が快・不快であるか，どのような派生感情であるか，識別することが重要である。たとえば，タバコや運動は本人にとって快刺激なのか，不快刺激なのか本人に確認し，適切にアセスメントする必要がある。

（2）態度と認知的不協和

行動の準備状態とされている「態度*」は，動機づけが蓄積された，行動を予測するために欠かせない要素である。たとえば喫煙者は「タバコは悪いとわかっている」という認知的成分と，「でも，タバコは自分を癒してくれる友人のようなもの（好き）」という感情的成分のように，両者は必ずしも一致しないという研究結果もある[11]。保健指導をする際には，個別性に応じて認知と感情，行動に一貫性があるのか，または認知的不協和を起こしているのか否か，アセスメントして見極める必要がある。

> ### 認知的不協和
>
> フェスティンガー（L. Festinger）の理論[12]が代表的である。個人が自らの意思決定の結果に基づいて行為を行った場合でも，意識や自覚の有無にかかわらず何らかの理由によって，それが自らのもつ考え，信条，価値観に反するような行為であった場合，個人は矛盾に直面し，不快な状態におかれることになる。そうした状態に直面した個人は，しばしばその不快な状態から逃れようとする。それが動機づけとなって，新たな行動が起こる。このように個人の認知の矛盾による不快を解消する反応を説明したものが認知不協和理論である。たとえば，前述の「タバコは悪いとわかっている」と同時にタバコを吸い続けている矛盾による不快を軽減しようとして「ヘビースモーカーで100歳まで元気な人がいる」と，喫煙を正当化しようと反応するなどである。

（3）ヘルスリテラシー

健康行動を予測するにあたり，対象者の「ヘルスリテラシー*」のアセスメントは必

【態度】
「特定の刺激に対し，一定の仕方で反応する傾性」[9]であり，態度の3成分説では，態度は「認知的成分（信念・知識）」「感情的成分」「行動的成分」の3成分からなるとされ，それらの成分の間には高い一貫性があることを明らかにしている[10]。

【ヘルスリテラシー】
「個人が健康を保持増進するために情報にアクセスし，理解し，活用するための能力と動機を決定づける社会的スキルであり，認知である」とされる。リテラシー（literacy）は，もともとは読み書き計算ができる能力のことであり，その意味が広がり，必要な情報を適切に選び，自ら「よりよい意思決定」ができる力を示すようになった。

須である。

　ヘルスリテラシーには以下の4側面がある[13]。

　① 基本的リテラシー（読み書き，話すこと，計算能力など）

　② 科学的リテラシー（科学の基礎的知識，技術の理解の能力，科学の不確実性への理解など）

　③ 市民リテラシー（マスメディアの情報の理解・活用，批判的読解力など）

　④ 文化的リテラシー（信念，習慣，世界観，社会的アイデンティティなど）

　低いヘルスリテラシーは，健康やヘルスケアシステムについての不十分な知識や好ましくない健康状態（再入院など）と関連すること，保健サービスへのアクセスや活用の低さと関連することなど，不健康な事象を経験する確率が高くなる[14]とされている。ヘルスリテラシーは健康の社会的決定要因についての情報にアクセスし，理解し，評価できる能力である。人々が健康の社会的決定要因を理解することは，ヘルスリテラシーの一部であり，対象者のヘルスリテラシーを適切にアセスメントするとともに，収集した健康情報の理解力や判断力の向上を図る必要がある。

（4）健康のためのエンパワメント

　対象者が長期的に健康を獲得するには，「健康のためのエンパワメント*」を推進する必要がある。保健医療福祉サービスへのアクセスまたは行動だけでなく，法律や制度に関わる投票行動や社会活動も健康に影響を及ぼす。健康のために良い環境を求めて移動したり，環境が変わるように地域や自分の属する社会に働きかけたりすることもできる。

　エンパワメントのプロセスには個人レベルから環境へ働きかけるレベルまでであり，禁煙，節酒，継続的な運動，規則正しい生活，病気の早期発見のための健康診断の受診をはじめ，水害が起こりやすい地域から移動する，健康増進施設の設置へ働きかけるなどが含まれる。保健師は人間の行動に影響する諸要因を理解した上で，個人から地域までさまざまなレベルでアセスメントし，目の前の対象者と向き合い，本人が納得した上での持続可能な保健行動を支援する役割がある。

3. 健康行動の定義と分類

（1）健康行動の定義

　健康行動の定義のうち，健康相談や健康教育などの実践に有用である代表的な2つの定義を紹介する。第一に，ゴフマン（D. Gochman）[16]による健康行動とは，「健康の維持，回復，向上に関係する，①信念，期待，動機，価値，知覚といった認知的な要素についての個人の特性，②感情や情緒などの個人の性格，③外に現れ観察できる行動パターン，活動，習慣であり，家族構造やそのプロセス，仲間集団や社会的，制度的，文化的な決定要因の影響を受けているもの」である。これは，自覚しているか否かに関わらず，健康の維持，回復，向上に関係して，行動していること，くりかえしていることはすべて含まれる。そして，治療，生理学的回復（骨折の治癒，傷の治癒，免疫，感染への抵抗力），健康状態は含まれないとされる。第二に，宗像による

【健康のためのエンパワメント】
ヘルスプロモーションにおける健康のためのエンパワメントは「健康に影響する意思決定や行動をよりコントロールできるようになるプロセス」[15]であり，個人や集団が自分たちのニーズに関心を示し，表現し，意思決定に参加するための方法を工夫し，ニーズを満たすための政治的，社会的，文化的行動を起こすことが可能となる過程である。

「健康のあらゆる段階にみられる，健康保持，回復，増進を目的として，人々が行うあらゆる行動」[17]という定義は，より簡便でわかりやすい。

(2) 健康行動の分類

健康行動の分類について，キャッスルとコブ（S. Kasl & S. Cobb）[18]は，「予防的健康行動，病気行動，病者役割行動」の3つに分類した。宗像はそれをさらに発展させ，保健行動を健康段階別に以下のように5分類した[19]。これらは健康な時から終末期までのあらゆる健康段階で適用可能である。

① 健康増進行動 Wellness behavior　病気をあまり意識しない人々が偏った習慣に気づき，改め，さらに健康になろうとする行動

② 予防的保健行動 Preventive health behavior　病気への弱点に気づいて，それを避けようとしてとる行動

表5.2　健康行動の分類と予防段階

健康行動の分類	定義／意味	行動の例	予防段階	疾病予防の5段階[20]
保健行動	予防的防衛的行動（Preventive and Protective behavior）のこと。自分が健康であると思っていて，病気の兆候も症状もない人が健康維持のために行う活動	適度な睡眠，食習慣（規則性，回数，量，朝食），体重管理，身体活動，適度な飲酒などより健康になろうとする行動ウエルネス	1次予防	健康増進
		禁煙，車のシートベルト着用，オートバイのヘルメット着用・服装，交通規則を守る，職場の健康と安全の規則を守る，予防接種など		疾病の発生を未然に予防
病気行動，病感行動	病気それ自体は起こることを防げないが，その状況を早く発見し，その影響を最小限にするために行う行動。健康かどうか確信がもてない，病気の兆候か症状と思われる，身体の感覚または気持ちで困っている，そのような経験の意味をはっきりさせ，健康かどうか判断したい，もし健康でないならどうしたらよいか知りたいという人の行動	定期健診・がん検診などの受診，より広く社会に公認されている保健医療専門職や民間療法など相談相手がいないか探し，選択し，意見やアドバイスを求める，家族／友人／近所／同僚に意見やアドバイスを求める，兆候や症状が去るまで待つ	2次予防	疾病の早期発見・早期治療
病者役割行動，患者役割行動	他者によって病気だと指摘されたまたは自分でそう思っている人がする行動	医学的に処方された方法を受け入れる，日常生活行動が制限される，自分／家族／社会の責任が制限される	3次予防	完全な治療（悪化の防止）
		回復やリハビリにつながる活動を始める／続ける		リハビリテーション

③ 病気回避行動 Illness-avoiding　②より一歩進んだ段階で，半健康状態を自覚した人が病気を避けようとしてとる行動

④ 病気対応行動 Illness behavior　日常的義務の免除や専門家の援助を受けるなど病気の役割をめぐる行動

⑤ ターミナル対処行動 Terminal coping behavior　死への恐れや葛藤への反応や受容を中核とした行動

　キャッスルとコブによる3つの健康行動の定義，1次予防・2次予防・3次予防の3段階とレヴェルとクラーク（H. R. Leavell & E. G. Clark）[20]による疾病予防の5段階を対比し，行動の具体例を挙げて考えると，健康行動を理解しやすいので，表5.2に整理した。また，健康行動には，目的別にセルフケア行動*，コンプライアンス行動*，アドヒアランス行動*，不健康行動*がある。不健康行動に働きかける場合は，表面的な事柄や状況だけでなく，その行動に影響する感情，中核となるビリーフ（信念や価値）を正しく理解する共感力，コミュニケーションスキルの習得が必要となる。

第2節 ● 健康行動の諸理論

1. 健康行動理論（個人内）

　理論は，保健師活動の計画・実施・評価のさまざまな段階で役立つ。理論は観察された事実を説明し予測するために，系統的に説明された概念枠組みであり，コンストラクトと変数は，その説明の必須要素である。コンストラクト（construct）は，特定の理論のなかで用いられている概念のことであり，たとえば次のヘルスビリーフモデルでは，「認知された脆弱性」や「認知された障害」を指す。また，変数（valuables）は，コンストラクトの測定方法や評価方法の具体的な数値を指す。健康行動理論の"モデル"は，複数の理論から構築され，概念枠組みの説明の多くは図式化されており，保健医療福祉のさまざまな分野で適用される。

（1）ヘルスビリーフモデル

　保健行動の予測モデルで最も古くから知られているものに，アメリカで開発された**ヘルスビリーフモデル**（Health Belief Model，HBM, 保健信念モデル）[27,28]がある。予防接種，受診行動，食事制限，禁煙などの多くの行動の予測に使われている。4つの信念である脆弱性，重大性，利益性，障害性が行動に影響を与えており，健康行動の予測モデルの基本であるため，おさえておきたい。このモデルは"なぜ，結核検診を無料で提供しているのに受診行動を起こさないのか"という疑問から調査研究され発展した理論であり，いわゆる刺激反応理論（前述の脳科学による快・不快刺激に対する情動反応など）に対比される価値期待理論である。自身の置かれた状況を考え，推論し，その行動の結果を予知したり期待したりするような認知機能を行動変容へ影響

【セルフケア行動】
オレムによるセルフケア定義[21]を踏まえて発展した概念であり，「人々が自らの健康問題を自らの解決しうるケア資源（家族ケアや専門家ケアを含む）を活用して解決しようとする行動であり，その解決のためには自己の判断力や実行力に依拠したセルフイニシアチブによる行動（観察，評価，決意，実行，評価）をとる」[22,23]ことを意味する。

【コンプライアンス行動】
もともと命令に従うことや法令遵守の意味があり，1970年代ごろからアメリカで患者の服薬遵守（patient compliance）という言葉が用いられるようになり，「保健医療従事者のアドバイスに患者が従う行動の程度」[24]を意味するようになった。

【アドヒアランス行動】
患者が積極的に治療方針の決定に参加し，主体性をもって治療に取り組むことを示す[25,26]。

【不健康行動】
喫煙や多量の飲酒，過食や働きすぎなど，客観的，専門的な立場からみると健康に有益とはいえない行動である一方，当事者にとってはストレス回避や人間関係維持，自己防衛のための行動である[19]。

させる理論であることを押えると，理解しやすい（図5.1）。

① 脆弱性：罹病性（susceptibility）

　ある病気（例：がん，糖尿病，循環器疾患など）へのなりやすさ，またはすでに病気にかかっている人にとっては，重症化や再発など何らかの問題の起こりやすさについての「確率」の認識である。たとえば，ある病気などの健康問題が増えていると頻回にテレビで報道されたりして，自分もなるかもしれない（確率が高い）と何らかの思い当たるなどである。

② 重大性（severity）

　自分が病気にかかったら，どのくらい重大なことになると思うかの程度である。病気になったら治らないとか，苦痛が待っているとか，お金が多くかかるなどの程度であり，結果に対する「価値」についての意識ともいえる。これは①の「問題の起こりやすさ」と合わせて考えると，①「確率」×②「価値」≒健康問題へのリスク認識と評価し，それが強くなれば，特定の疾病に脅かされる自覚が高まる。

③ 利益性：行動の利益・効果（benefits）

　病気を予防するために推奨された行動が，利益をもたらす／効果がある／リスクを減らすと思う程度である。たとえば，血糖値を下げたら，糖尿病にならなくて済むのか，長年の喫煙後に禁煙しても肺がんのリスクを減らせるのかなどの結果への期待になり，高まるほど勧められた行動をとる可能性が高まる。

④ 障害性：行動の障害・バリア／負担（barriers）

　病気を予防するために勧められた行動を実施することに伴って，損失や障害（バリア）や負担が生じると思う程度である。たとえば，運動するのはきつい，食事制限で食の楽しみがなくなる，禁煙仲間とのおしゃべりの場がなくなり付き合いが悪くなる，などである。利益の反対で，よくないことが起こるだろうという結果への期待である。③から④を差し引くと，その予防行動をとる可能性が予測される。

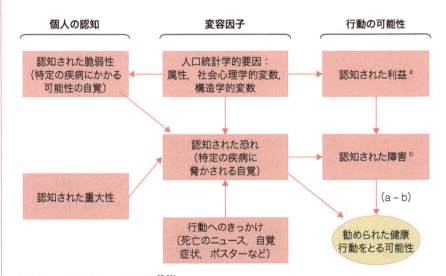

図5.1　ヘルスビリーフモデル[27-29)]
　　　"認知された"は perceived の訳語とした。

保健指導に役立てるには，自分に罹病の可能性があり，現実的な危機意識が高まる働きかけが有効といえる。また，新しい行動の良い点ばかり強調しても，実際の行動を妨げている面倒や負担があると行動しにくいので，それを取り除くことが重要である。

なお，行動のきっかけは，「準備段階」から踏み出すための要因となることを意味する。予防行動に関する情報について時宜を得て提供し，自覚を高め，行動する時のリマインダー（思い出し：タバコに手を近づけるとアラームが鳴るなど）のシステムを用いるきっかけ作りが有効である。ヘルスビリーフモデルはその後も開発され続け，健康行動への予測因子として，"積極的な動機づけ""自己効力感""社会ネットワーク"変数などが議論されてきた。

（2）行動変容段階モデル

行動変容段階モデル*（Transtheoretical Model）[30-32]は，行動変容に対する準備性を各段階で表し，時間という次元で考えており，より後期のステージ（段階）に移行させ，望ましい行動を習慣化させるために段階に応じて戦略を考えたモデルである。このモデルでは，まだ行動を起こしていないステージ（前熟考期，熟考期，準備期）と行動を起こすステージ（実行期，維持期）に分けている（図5.2）。

一般的に行動を起こしていない各段階にいる割合は，前熟考期40％，熟考期40％，準備期20％とされる[31]。効果的に行動変容を促すための留意点として，①行動変容は行動だけでなく意識や態度を含むこと，②ステージは1つずつ上がっていくこと，③同じステージに留まっていても次のステージに近づいているとみなすこと，④順調に進んでいるように見えても逆戻りしたり進歩が止まったりすることは普通に起こること（線形に進むというよりむしろ螺旋形に進むという考え方）が挙げられる。これらをふまえると，このモデルをより効果的に活用できる。

対象者がどのステージにいるかをアセスメントし，そのステージに応じて個別に効果的な介入法を用いて行動変容ステージの向上を目指す。多くの健康行動モデルのなかでも行動変容段階モデルは，個別への介入による行動変容の成功率では54論文のメタ分析の結果において最も高いとされた[33]。図5.3に，各段階の定義と，効果的と

*行動変容段階モデルにはいくつかの呼称があり，英名をそのまま使用して「トランセオレティカルモデル」「変化のステージモデル」と呼ばれることもある。また，独力で禁煙する喫煙者と専門的治療を受ける喫煙者との比較研究より300以上の行動変化理論や心理療法を統合して作成した（transtheorical）過程から，「多理論統合モデル」「汎理論的モデル」と呼ばれることもある。

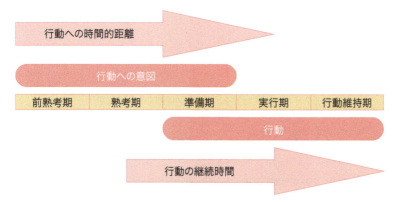

図5.2　行動変容段階モデル：基準となる時間軸[31]

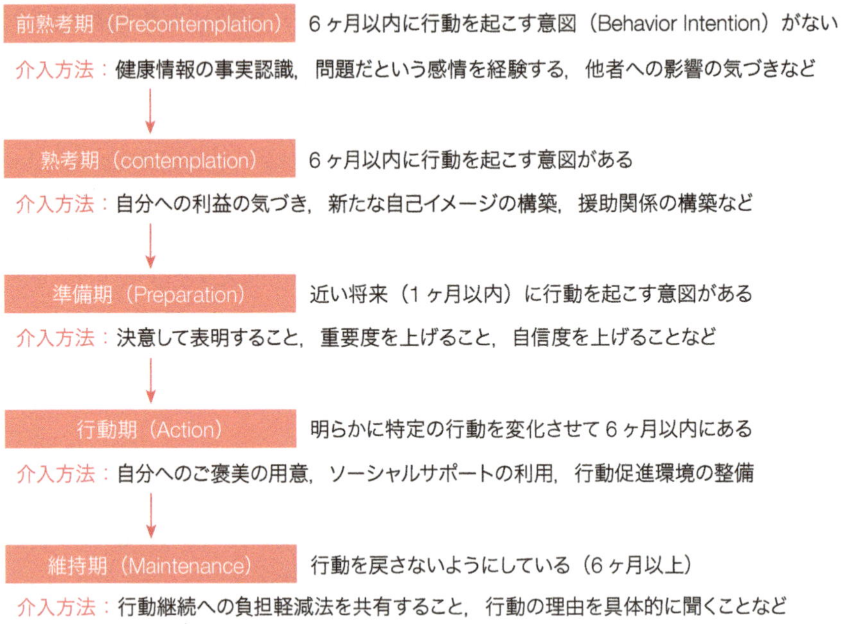

前熟考期（Precontemplation）
6ヶ月以内に行動を起こす意図（Behavior Intention）がない
介入方法：健康情報の事実認識，問題だという感情を経験する，他者への影響の気づきなど
熟考期（contemplation）
6ヶ月以内に行動を起こす意図がある
介入方法：自分への利益の気づき，新たな自己イメージの構築，援助関係の構築など
準備期（Preparation）
近い将来（1ヶ月以内）に行動を起こす意図がある
介入方法：決意して表明すること，重要度を上げること，自信度を上げることなど
行動期（Action）
明らかに特定の行動を変化させて6ヶ月以内にある
介入方法：自分へのご褒美の用意，ソーシャルサポートの利用，行動促進環境の整備
維持期（Maintenance）
行動を戻さないようにしている（6ヶ月以上）
介入方法：行動継続への負担軽減法を共有すること，行動の理由を具体的に聞くことなど

図 5.3　行動変容段階：各段階の定義と介入例 [30-32]

推奨されている介入方法を紹介する。

(3) 予防行動採用プロセスモデル

予防行動採用プロセスモデル（Precaution Adoption Process Model：PAPM）は，行動変容の程度が時間軸において動的に変化する構造を説明しており，健康上の問題に対する認識の有無と，それに対する予防行動への意思決定を行っているかどうかが問題とされる[34]。図 5.4 に示した変化の 7 ステージが想定され，そのいずれかに位置す

ステージ1
健康問題やその予防策を認識していない／知らない（問題の無認識）
ステージ2
健康問題やその予防策を認識しているが，行動しない（問題への無対処）
ステージ3
その予防策を実行するか否かの選択に直面する（行動の意思決定の選択）
ステージ4
予防策を実行しないと決める（行動しない意思決定）
ステージ5
その予防策を実行すると決める（行動する意思決定）
ステージ6
その予防策を実行するための具体的なステップを踏んでいる
ステージ7
その予防策を実行し，それを継続している

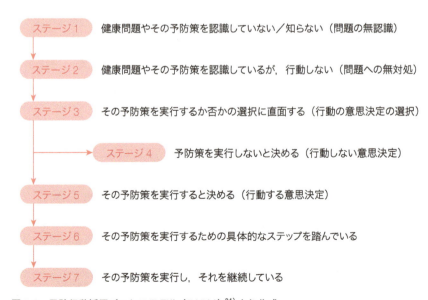

図 5.4　予防行動採用プロセスモデル（PAPM）[34] **より作成**

るとされる。このモデルは前述の行動変容段階モデルと似ているが，以下の2点が異なる。

① 後のステージから前のステージに戻ることはないこと（一度認識したら認識しない状態には戻らない）

② （行動変容段階モデルは禁煙や適度な飲酒など，わかってはいるが変容が困難な行動に有用）行動しない人は，そもそも知らないのか，認識しているが行わないのか，行わないと決めたのかの段階を識別でき，意思決定を行う段階に着目した効果的な介入の戦略を検討することができること。

2. 健康行動理論（個人間）

（1）社会的認知理論

社会的認知理論（Social Cognitive Theory：SCT）は，バンデューラ（A. Bandura）[35,36] が社会的学習理論に改良を加えた理論である。社会的学習理論では，学習行動は，個人要因と，社会的環境要因が相互に影響し合う動的な相互作用のプロセスを示している（図5.5）。この理論の特徴は，自分自身が実際にその行動を行わなくても，他人の行動を観察し，その模倣から学ぶことができることである。これは「代理学習（vicarious learning）」または「観察学習」であり，見るだけで成功の可能性が高まるため時間の節約になり，安全も保証される。

自己効力感（セルフエフィカシー，self-efficacy）は，たとえば，毎朝のジョギングをはじめる際に，それが自分にできる「行動能力」があると思えるか（効力期待），運動の効果があるか，影響は大きいか（結果期待），という信頼や期待の程度であり，行動変容に重要な影響を与えるとされる。

この理論で自己効力感を高める有効な方法は，以下の4点に整理される。

① 達成体験

自分自身で行動し，達成できたという体験のことである。これが最も自己効力感を定着させるといわれている。

② 代理経験（モデリング）*

他者が達成している様子を観察し，模倣することにより，行動パターンを学習・

＊モデリングのプロセスとして，注意過程（観察対象に注意を向ける）→保持過程（対象の行動の内容を記憶する）→運動再生過程（実際にその行動を模倣してみる）→動機づけ過程（学習した行動を遂行するモチベーションを高める）という一連の流れをたどる。

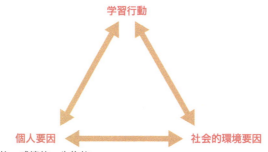

図5.5　社会的認知理論[35]

修正することである。

③ 言語的説得

　達成可能性を言語でくり返し説得すること。しかし，言語的説得のみによる自己効力感は，容易に消失しやすいといわれている。

④ 生理的情緒的高揚

　苦手だと感じていた場面で，落ち着いていられたり，赤面や発汗がなかったりすることで，自己効力感が強められたり弱められたりする。

（2）保健行動のシーソーモデル（図5.6）

　宗像の保健行動のシーソーモデル[19]によると，人々が保健行動をとることができるためには，動機が高まり，負担が軽減し，自己効力感や自己成長力などの自己決定能力が高まることが必要条件である。保健行動への動機と，その実行を妨げる負担とのシーソーバランスは，人々が，自らの決定で，支点を右に移動させ，保健行動への動機づけを強めたり，負担を軽減したりして，その行動を実行できる能力をもっていることを示している。

　たとえば，喫煙や過剰飲酒，不規則な生活をするなどの不健康行動の背景には，周りからの誘いを上手に断れない，断ることで嫌われたら困るという不安感，その奥底には誰からも認められたい，少なくとも嫌われたくないという隠れた感情が潜んでいることがある。これらの背景を考えると，本人の根本的解決には，誘いをうまく断る方法を身につけ，いやといえない自分自身を変えていかなくてはならない。そのために認めてもらいたい所を特定化し，開き直って断ることが必要になってくる。つまり本当に気持ちが通じる人を仲間として生きるライフスタイルを身につけることが必要となる。また，家族，職場などの社会的なネットワークを活用し，サポートしていく関わりが必要になる（図5.6）。

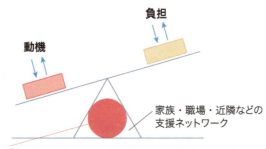

・動機づく時（不安化，利得化，目的化，規範化）
・負担が軽減する時（最小化，習慣化）
・自己決定力（支援化，意識化，自信化，生きがい化）

負担

動機

家族・職場・近隣などの
支援ネットワーク

自己決定能力：自己効力感，自己決定力，自己統制力，自己成長力

図5.6　保健行動のシーソーモデル[19, 22]

（3）ヘルス・ローカス・オブ・コントロール（HLC）

ヘルス・ローカス・オブ・コントロール（Health Locus of Control：HLC）は，主観的健康統制感とも訳され，ロッター（J. B. Rotter）[37]の社会的学習理論に基づくローカス・オブ・コントロール（LOC）を健康関連行動領域に適応した概念である。健康は何によって決定されるか，自分の行動に引き続いて起こる結果をどのくらいコントロールできていると期待するか，その結果は運の良さや他者による外的（external）要因か，自分自身の行動や努力による内的（internal）要因か，その捉え方によって行動特性は異なるというモデルである。自分に起こる結果は自分の行動によるものだという期待や信念，価値を高めることが，健康行動につながると主張されている。

健康や病気の統制感を測定する尺度が開発されており[38]，行動特性を信念体系から測定し，内的統制傾向および外的統制傾向という下位尺度で構成している。内的統制傾向は，健康が自分自身の努力によって得られるという自分自身への健康や病気の統制感を表す。外的統制傾向は，自分の行動とは関係なく，健康が自己の努力の及ばない運・運命・重要な他者によって得られ，統制できないという個人の信念や価値の程度である。保健医療分野では HLC に基づいたアプローチを行い，患者のセルフケア行動を促すために活用されている。

本章のまとめ

● 個人レベルによる生活習慣の形成や維持だけでなく，健康と健康行動に影響する諸要因や健康行動理論を理解し，さまざまな保健師活動場面において最適なモデルまたはその組合せを適用していくことが，より高い効果を期待できる。

● 個人ではコントロールすることが難しい環境要因も視野に入れながら，感情・認知・行動に働きかけ，人々の心身の健康と社会経済状況を促すことが保健師の役割であり，対象にとって望ましい健康行動を促すことにつながる。

【引用文献】
1）岸玲子，古野純典，大前和幸，小泉昭夫編（2012）：NEW 予防医学・公衆衛生学改訂第 3 版，南江堂
2）World Health Organization. Closing the gap in a generation, health equity through action on the social determinants of health: final report of the commission on social determinants of health（full report）
3）McLeroy K. R., Bibeau D., Steckler A., Glanz K., An ecological perspective on health promotion programs, Health Education Quarterly, 15:351-377, 1988
4）World Health Organization, Social determinants of health, The solid facts. 2nd ed, 2003
5）US Department of Health, Education and Welfare, Healthy Peple: The Surgeon General's Report on Health Promotion and Disease Prevention, 1979
6）ジョセフ・ルドゥー，エモーショナル・ブレイン著，松本元，川村光毅他訳（2003）：情動の脳科学，東京大学出版
7）Mazur, J. E., Learning and Behavior 5th ed, Prentice Hall, 2002
8）Yamaguchi T, Danjo T, Pastan T, et. al., Distinct roles of segregated transmission of the Septo-Habenular Pathway in Anxiety and Fear, Neuron78(3), 537-544, 2013
9）Rosenberg M. J. & Hovland C. L., Cognitive, affective and behavioral components of attitudes. Attitude organization and change, New Haven, conn：Yale University Press, 1-14, 1960
10）Rosenberg M. J., Cognitive reorganization in response to the hypnotic reversal of attitudinal affect, Journal of Personality, 28, 39-63, 1960
11）Breckler S. J. & Wiggins E. C., Affect versus evaluation in the structure of attitude, Journal of Experimental Social Psychology, 25, 253-271, 1989
12）Festinger L., A Theory of Cognitive Dissonance, Stanford University Press, 1957（末永俊郎監訳（1965）：認知的不協和の理論 社会心理学序説，誠信書房）

13) Zarcadoolas C., Pleasant A. F., Greer D. S., Advancing Health Literacy: A Framework for Understanding and Action, San Francisco, CA: JOSSEY BASS, 2006

14) De Walt D. A., et al., Literacy and health outcomes: a systematic review of the literature, J Gen Intern Med., 12, 1228-1239, 2004

15) World Health Organization (WHO), Division of Health Promotion, Education and Communications (HPR), Health Education and Health Promotion Unit (HEP), Health Promotion Glossary, 6, 1998

16) David S. Gochman ed., Health Behavior: Emerging Research Perspectives, Springer, 1988

17) 宗像恒次 (1983)：保健行動科学の必要性，看護技術，29 (14)，13-19

18) Kasl S. V., Cobb S., Health behavior, illness behavior, Arch Environ Health, 12, 246-266, 1966

19) 宗像恒次 (1990)：行動科学からみた健康と病気，メヂカルフレンド社

20) Leavell H. R. and Clark E. G., Textbook of Preventive Medicine, McGraw-Hill Co, 1953

21) Orem D. E., Nursing: Concepts of practice, Missouri Mosby, 103-104, 1971

22) 宗像恒次 (1989)：セルフケアとソーシャルサポートネットワーク―理論概説―，日本保健医療行動科学会年報，Vol.4

23) Levin, L. S. & Idler, E. L., Self-care in health, Ann Rev, Public Health, 4, 181-201, 1983

24) Becker M. H. & Mainman L. A., Sociobehavioral determinants of compliance with health and medical care recommendations, Medical Care, 13, 10-23, 1975

25) 加藤正浩 (2008)：精神科薬物療法看護とアドヒアランス，精神科看護，35 (12)：50-55

26) 尾鷲登志美，上島国利 (2008)：アドヒアランス―自発的服薬を助ける患者支援 コンプライアンスからアドヒアランスへ，月刊薬事，50 (3)，19-22

27) Becker M. H., Drachman R. H., Kirscht J. P., A new approach to explaining sick-role behavior in low income populations, American Journal of Public Health, 64, 205-16, 1974

28) Rosenstock I. M., Historical Origins of the Health Belief Model, Health Education Monographs, 2, 328-335, 1974

29) Becker M. H., Haefner D. P., Maiman L. A., The health belief model in the prediction of dietary compliance: a field experiment, Journal of Health and Social Behaviour, 18, 348-66, 1977

30) Prochaska J. O. & DiClemente C. C., Transtheoretical theory: Toward a more integrative model of change, Psychotherapy: Theory, Research and Practice, 20, 161-173, 1982

31) Prochaska J. O., DiClemente C. C., Stages and processes of self-change of smoking: Toward an integrative model of change, Journal of Consulting and Clinical Psychology, 51(3), 390-395, 1983

32) Prochaska J. O. & Velicer E. F., The Transtheoretical Model of Health Behavior change, A. M. Health Promot, 12(1), 38-48, 1997

33) Noar S. M., Benac C. N., Harris M. S., Does tailoring matter? Meta-analytic review of tailored print behavior change interventions, Psychological Bulletin, 4, 673-693, 2007

34) Haywood K. S., Marshall R., Fitzpatrick, Patient participation in the consultation process: A structured review of intervention strategies, Patient Education and Counseling, Vol. 63, No. 1(2), 12-23, 2006

35) Bandura A., Social foundations of thought and action: A social cognitive theory, Englewood Cliffs, NJ: Prentice-Hall, 1986

36) Bandura A. Social cognitive theory of self-regulation. Organizational Behavior and Human Decision Processes, 50, 248-287, 1991

37) Rotter J. B., Generalized expectancies for internal versus external control of reinforcement, Psychological Monograph, 80:18, 1966

38) Wallston K. A., Wallston B. S., Devillis R., Development of Multidimensional Health Locus of Control(MHLC) Scales, Health Education monographs 6:160-170, 1978

【参考文献】

・Ross, M. G., Community Organization: Theory and Principles, Harper and Brothers, 1955. (岡村重夫訳 (1963)：コミュニティ・オーガニゼーション - 理論と実際 -，全社協)

・Rothman J. E., John, L., Tropman J. E., Strategies of Community Intervention, 5th ed., F. E. Peacock Publishers Inc., 1995

・US Department of Health, Education and Welfare, Healthy Peple

・Andreasen A. R., Marketing Social Change: Changing Behavior to Promote Health, Social Development, and the Environment, Jossey-Bass, San Francisco, 1995

・Velicer W. F., Prochaska J. O., Fava J. L., et al, Smoking cessation and stress management: Applications of the Transtheoretical Model of behavior change (Detailed Overview of the Transtheoretical Model). Homeostasis, 38, 216-233, 1998

健康相談

大野 佳子

➤ 健康相談の目的と支援技術を学ぶ。
➤ 保健師が行う健康相談の特徴と方法を学ぶ。
➤ （1）思春期テレフォン相談，（2）精神障害を抱える親の健康相談の2事例を通して，保健師による健康相談の技術と評価の視点を学ぶ。

[キーワード] 健康相談の支援技術（相談の場づくりと相談技術），面接相談，電話相談，ICTによる相談，動機づけ面接，ジェノグラム，エコマップ，家族システム看護学，健康相談関連事業の法的根拠

はじめに

　健康相談は個別支援技術の1つであり，保健師だけでなく，医師，看護師，助産師，管理栄養士，薬剤師，歯科医師，歯科衛生士，健康運動指導士，労働衛生コンサルタント，ケアワーカーなど，保健医療福祉のさまざまな関係職種が健康相談のニーズに対応している。健康相談とは，対象者が抱える健康問題の背景を把握し，本人自らが解決できるように，関係者との連携を含め支援する方法である。

　本章では，健康相談の目的と支援技術，保健師が行う健康相談の特徴と方法について説明する。

第1節 ● 健康相談の目的と方法

1. 健康相談の目的と支援技術

　健康相談に共通する目的は，日本国憲法第25条（国民の社会権の1つである生存権と，国の社会的使命についての規定）を具体的に実現することである。

　保健師による健康相談の目的は，どのような健康レベル，年齢，家庭環境や社会経済的背景であっても，対象である人々（公衆）の生活・生命・人権が保障されることである。

　健康相談に求められる支援技術には，主に相談の場づくりと相談技術が挙げられる。相談の場づくりでは，落ち着いて話をすることができ，プライバシーが守られ，周囲に雑音がないなど，安心して目の前の健康問題に向き合い解決へ向けて意識を集中できるように，設定する配慮が求められる。また，相談技術では，①対象者の話しを正しく理解し，優先される健康問題の適切な見立て（真のニーズは何か，仮説設定する

こと）をする技術，②時々刻々と変化する対象者と向き合い，言語または非言語により信頼関係を築いていくコミュニケーション技術，③対象者自身が健康問題に気づき，自らの問題解決に主体的に取り組めるように促し，タイムリーに健康情報を提供する技術が求められる。タイムリーな健康情報の提供では，まだ準備のできていない対象者へ早すぎる助言をしても，支援者の自己満足に終わるだけでなく，対象者の反発や抵抗を招き，信頼関係に影響するため，十分に留意する必要がある。健康相談は対象者と直接会って対話する面接が基本であり，面接技術[1,2]やカウンセリング技術[3,4]など，相談技術向上のために支援者の継続的な訓練が必要となる。

2. 保健師が行う健康相談の特徴

保健師が行う健康相談の特徴は，個人の健康問題に関わりながらも，同時に，地域全体の問題と捉えて，社会資源の活用やネットワーク／システムの構築を行い，解決していくプロセスをたどることである。たとえば，外国人労働者や精神障害を抱える親の子育て支援は，地域全体からみると少人数であるものの，親自身の生活で精一杯であり子育てどころではない状況が予測され，子どもの生命に影響する優先度の高い健康問題が潜んでいる可能性は高い。

一人の対象者と向き合いながら，共通の問題を抱える他の対象者や家族のことも視野に入れ，個別と地域全体の健康問題を同時進行して解決しようとする。心身の健康問題が多様化していることや医療の支援を必要とする事例も増えていることから，保健師には，地域の関係機関や他職種と連携して組織的に健康問題を解決していく役割がいっそう求められる。

3. 保健師が行う健康相談の対象と方法

保健師活動における健康相談の対象は，担当地域の区域内に居住する住民であり，すべての健康レベルの者である。その対象には，心身に異常のないレベル，ハイリスクレベル，疾患を抱えるレベル，介護を要するレベル，終末期の人々が含まれる。保健師は，主に1次予防，2次予防としての健康増進・疾病予防活動や介護予防活動に携わり，医療機関や介護施設との連携をとっていく。

健康相談の方法には，その手段からみると，主に面接，電話，ICT*の3種類がある。それぞれに利点と欠点があり，場面設定や相談の際に望ましい配慮をする点があるので，対象者の個別性に応じて，効果的に使い分けたい（表6.1）。

健康相談の主体からみると，①住民の方から相談する場合，②保健師が健康相談の場を設定する，または相談をもちかける場合がある。②では，健康診査や健康教育の保健事業と同時に相談事業を実施する等，他の事業と組み合わせて相談しやすい場づくりを設定する，受診後に気になるケースを個人通知などで呼び出す，個別に訪問して健康相談の場を設定するなどの方法がある。また，日常の保健師活動のなかで，保健師の方から「（子育てや介護の）負担などについて，どのように感じていらっしゃいますか？」と開かれた質問で問いかけ，相談へ持ち込むことがある。「いや，別に。大

【ICT（Information and Communication Technology）】
情報通信技術。ITが情報技術を意味するコンピューターやデータ通信に関する技術の総称であるのに対して，ICTは情報技術のコミュニケーション性，ネットワーク通信による情報や知識の共有を強調した用語である。遠隔地でのやり取りや直接会う時間のない場合に電子メールやパソコンタブレット，テレビ会議など，必要に応じて文字データ，音声データ，画像データを取捨選択して活用する。

表 6.1　健康相談の手段と特徴

健康相談の手段	長所	短所	望ましい配慮
面接相談	・対象者の発話内容をはじめ，表情や態度などを観察・把握でき，非言語的コミュニケーションをとることができる。 ・直接パンフレットやパーソナルコンピュータ（PC）を用いてスライド資料（写真や動画）を用いながら具体的な情報提供ができる。	・相談施設まで交通機関を用いること，移動距離があることなど一定の時間と費用を要する。	・対象者のプライバシーを保持できるように個室で行うことが望ましい。 ・面接中は他者の出入りを制限し，一定の距離を保てるように配慮する。 ・対象者が威圧感なく落ち着いた気分で会話できるように，対面法よりも，90 度法（互いに 90 度または 120 度の角度で座る）の方が望ましい。
電話相談	・いつでも，どこからでも気軽に利用できる。 ・顔を合わせる必要はない。 ・顔がわからないため，必ずしも名前を名乗る必要はなく，匿名性が保たれる。	・一定の時間調整，費用を要する。 ・言葉と声の調子や大きさ以外の表情や態度などからの情報を得ることはできない。 ・相談を受ける側の観察できる情報は減り，推測する情報量が増えるため，適切な対応をすることがより難しくなる。	・実施する際には電話相談用の専用回線や相談室を設けるなど，できるだけ静かな場所で落ち着いて会話ができるように環境整備をすることが望ましい。
ICT を利用した相談／オンライン面談	・電子メールや SNS などの通信手段は，電話相談と同様にいつでもどこからでも気軽に利用できるだけでなく，時間を問わず利用できる。 ・とくに，互いに遠隔地にいる場合は効率的に利用できる。 ・顔を合わせる必要はなく，必要があれば（インターネット接続したカメラ付きの PC など），お互いの顔を見ながらビデオ通話／テレビ電話も可能である。	・IT 機器を所有していない対象者や利用方法を知らない対象者には大きな負担になる，または不向きである。 ・機器トラブルが起きた時には，相談ができない／中断してしまう。 ・電子メールの場合は，文字情報以外に声の調子や大きさもなく，電話よりさらに情報が制限される。 ・相談者の細やかな感情や苦悩を適切に把握することが困難である。	・文字情報によるコミュニケーション（メール等）の場合，対象者に誤解を受けないように慎重に言葉や表現を選ぶなどの対応を要する。 ・ビデオ通話／テレビ電話の場合は，面接相談，電話相談と同様に静かな落ち着いた場所を選ぶこと。お互いの場が異なるので両者の環境整備に配慮する。 ・ビデオ通話／テレビ電話の場合は，保健師側に所有や技術がない場合に対象者のニーズに対応できない。

丈夫です」と反応するかもしれないし，たまった不満を延々と話しはじめるかもしれない。たとえ本人は問題ないと無自覚であっても，この状態が続くと問題が顕在化される恐れのある，潜在的な健康問題に対応するために，予防的に介入することが必要な場合がある。予防行動採用プロセスモデル（PAPM）などの健康行動理論を用いることも有用であろう（第 5 章）。また，動機づけ面接[*2]の技術やカウンセリング技術[3,4]

【動機づけ面接】
クライエント中心かつ目標志向型の行動変容を促す会話スタイル。アンビバレンス（両価性）の探索と解消により変化を引き出す。

表 6.2　対象別の保健事業と健康相談の工夫例（根拠法）

対象	健康相談を含む保健事業例[注1]	法的根拠		相談効果を高める工夫例
妊産婦	・妊娠の届出／母子健康手帳の交付[*1] ・妊産婦健康相談，妊婦健康診査[*2,4] ・家族計画相談（受胎調節実地指導員）[*3,4]	＊1 ＊2 ＊3 ＊4	母子保健法（第15/16条） 母子保健法（第9/10条） 母体保護法（第15条） 子ども・子育て支援法（第59条）	・妊娠届出や手帳交付のタイミングを活用して，保健師から声かけを行うしくみや，機会をとらえて相談しやすい場を作る。
乳幼児	・乳幼児健康相談／赤ちゃん安心ダイヤル[*2,5] ・新生児訪問／未熟児訪問指導[*6] ・1歳6か月児健康診査／3歳児健康診査[*7] ・乳児健康診査／5歳児歯科検診[*8]	＊5 ＊6 ＊7 ＊8	児童福祉法（第10/11条） 母子保健法（第11/19条）[注2] 母子保健法（第12条） 母子保健法（第13条）	・家庭訪問や健診の際に，保健師の方から相談に持ち込む。たとえば，「眠れていますか？」「ご家族は子育てにどう関わっているか教えてください」など問いかけて，反応を観察する等，潜在的問題を捉える。
思春期	・引きこもり専門相談[*5,9] ・思春期教室[*5,10] ・思春期テレフォン相談[*5,9-11] ・児童生徒のよろず健康相談[*5,9-11]	＊9 ＊10 ＊11	精神保健福祉法（第47条）[注3] 健康増進法（17/18条） 母体保護法（第15条）	・相談者の主訴から，本人も整理できない／無自覚な真のニーズを探るために，状況の説明に振り回されず，事柄の背後にある本人の価値や信念を理解し，重要他者との関係性を捉え，解決を図る。
成人期 ／ 高齢者	・重点健康相談事業[*12]（高血圧，高脂血症，糖尿病，歯周疾患，骨粗鬆症など） ・特定健康診査・特定保健指導[*13]	＊12 ＊13	健康増進法（第17条） 高齢者の医療の確保に関する法律（第20/24条）	・運動や食事など生活習慣改善に努力しているにもかかわらず体重や血圧に改善が見られないなどの相談には，モデリングやスモールステップなど自己効力感を高める働きかけを行うなど，健康行動理論を活用する。
精神障害	・こころの健康講演会[*14,10] ・メンタルヘルス相談[*9] ・デイケア[*14]	＊14	精神保健福祉法（第46/4条）	・保健所と市町村保健センターの保健師が連携し，健康教育事業や相談事業を企画し，講演部分と相談部分を分担するなどして，より多くの相談者のニーズに対応できるように立案・実施する。
難病	・難病相談支援センター[注4]による出張相談[*15,16]（ハローワークとの連携）	＊15 ＊16	障害者総合支援法（第2条）[注5] 難病法（第29条）[注6]	・すでに行われている患者／家族会の定例会等の日程に合わせて，ハローワークと共同企画し，当該会場へ出向き，相談しやすい体制づくりを行う。
感染症	・エイズ相談[*17] ・接触者検診（結核）[*18]	＊17 ＊18	感染症法（第15/9条）[注7] 感染症法（第53/9条）	・前熟考期の層へキャッチフレーズを工夫したポスターを掲示する。 ・「知られたくない」不安や「感染したかもしれない」恐怖をもつ対象に対し，これらに配慮した場の設定などを配慮する。

注1：自治体によって事業名は異なる。行政による保健事業は，必ず法的根拠と予算を含む事業計画に基づいて行われる。

注2：昭和40年制定。平成25年4月に「地域の自主性及び自立性を高めるための改革の推進を図るための関係法律の整備に関する法律（通称：地方分権一括法）」に基づき，育成医療，養育医療，低体重児届出，未熟児訪問指導の母子保健業務が住民に最も身近な行政主体である市町村に権限移譲された。

注3：精神保健福祉法（昭和25年制定）：正式名称「精神保健及び精神障害者福祉に関する法律」（H28.4～精神障害者の地域移行促進のため，保護制度の廃止，医療保護入院手続の見直し）

注4：難病の患者に対する医療等に関する法律（難病法28条/29条）に基づき，都道府県は療養生活環境整備事業（厚生労働省令）として，相談事業を行うことができる。難病の患者及びその家族その他の関係者を対象に，難病の患者の療養生活に関する諸問題についての相談に応じ，必要な情報の提供や助言を行う事業である。

注5：障害者総合支援法（平成25年4月施行）：正式名称「障害者の日常生活及び社会生活を総合的に支援するための法律」

注6：難病法（平成26年制定）：正式名称「難病の患者に対する医療等に関する法律」

注7：感染症法（平成10年制定）：正式名称「感染症の予防及び感染症の患者に対する医療に関する法律」

を活用することも必要になるであろう。家族の構造や関係性，資源の活用状況の適切なアセスメントと介入のために，**ジェノグラム**や**エコマップ**の作成により関係職種と共有することが，より改善の見込みのある解決策につながる。実施後の評価としても可視化できるため，**家族システム看護学**[*6)]の知識や技術も必要になるであろう。本章の事例紹介では，アセスメントと介入に必要なジェノグラムの情報をふまえ「ジェノグラム・エコマップ」とし，1つの図で表わした。描き方を図6.2に示したので参照されたい。

　保健師は，このように日本国憲法を礎にして，**法的根拠に基づいた保健事業**を展開するなかで，健康相談を効果的に組み合わせて展開していく工夫をしている。また，母子や成人，高齢者などライフサイクルごとや，精神障害，難病，感染症などの種別ごとの対象別に，健康相談の機会を設けている。法的根拠に基づいた保健事業と組み合わせる健康相談の工夫例を表6.2に示す。

ジェノグラム

家族の構造や関係を図式化したものであり，家系図，家族図，世代関係図などと訳される。アメリカの精神科医であるボーエン（M. Bowen）による家族システム理論の考え方から派生してボーエン理論[5)]が確立し，保健医療福祉のさまざまな分野で用いられるようになった。家族の構造について，同居者，年齢，性別，職業，家族の関係性やパワー（力関係の）バランス，結婚・離婚や死別といった人生上の大きな出来事を可視化できるため，中心人物IP（Index Person：健康相談の本人や問題を抱える家族員・患者）とその家族員を視覚的に把握できる。家族内のキーパーソンを探る意味でも重要な資料となる。学派によって書き方が異なるため，本章ではカルガリー式の家族アセスメント／介入モデル[6,7)]を用いた。

エコマップ

複雑な問題を抱えた対象者とその家族との関わりや，社会資源の利用状況を線や記号を用いてネットワークとして表したもので，生態地図とも呼ばれる。複雑な家族の人間関係をアセスメント（評価）し，そこに課題や可能性（強み）を可視化して，本人・家族や関係職種間で共有し，協働して問題の解決策を見出すためのツールとして用いる。1975年にアン・ハートマン（A. Hartman）によって一般システム理論や生態学的理論を取り入れて考案され，以降，精神看護領域において家族療法などに応用され，社会資源を知り，支援体制を高めることに活用できる。学派によって書き方が異なるため，本章ではカルガリー式の家族アセスメント／介入モデル[6,7)]を用いた。

想定される社会資源

　本章の子育て支援の事例において想定される社会資源は，障害者相談支援事業，地域子ども・子育て支援事業，認定子ども園，児童相談所，精神保健福祉センター，乳児院，助産所などがある。

① 障害者相談支援事業

　障害のある人の福祉に関するさまざまな相談に応じ，必要な情報の提供，障害福祉サービスの利用支援，ピアカウンセリング，専門機関の紹介等を行うほか，権利擁護のために必要な援助も行う。また，効果的な運営のために，自立支援協議会を

【家族システム看護学】
家族看護学のうち患者とその家族との相互作用を重視した専門領域である。ライト（L. Wright）らにより1970年代後半から開発されたカルガリー式家族アセスメント／介入モデル[6)]は，家族療法の理論や技法，家族システムの相互作用を看護へ応用し，支援方法に重きを置いたモデルである。

設置し，中立・公平な相談支援事業の実施や地域の関係機関の連携強化，社会資源の開発・改善を推進する（障害者総合支援法第51条）。

② 地域子ども・子育て支援事業

市町村は，子ども・子育て支援事業計画に従って，子どもまたは保護者からの相談に応じ，必要な情報の提供および助言等を行う。事業，時間外保育の費用などの全部又は一部の助成や一時預かり事業，病児保育事業を行うことにより，必要な保育を確保する（子ども・子育て支援法第59条）。

③ 認定子ども園

教育・保育を一体的に行う施設で，就学前の教育・保育ニーズに対応し，幼稚園と保育所の両方の良さを併せもつ。地域の実情や保護者のニーズに応じて4タイプ*がある（子ども・子育て支援法第31条）。

【認定こども園の4タイプ】
幼保連携型，幼稚園型，保育所型，地方裁量型

④ 児童相談所

児童家庭相談に関する専門的な相談や法的権限が必要な相談に対応していく役割があり，機能として，主に4つの市町村支援機能・相談機能・一時保護機能・措置機能がある（児童福祉法第12条）。

⑤ 精神保健福祉センター

精神科医，臨床心理技術者，精神科ソーシャルワーカー，作業療法士，保健師，看護師などの専門職が配置されており，当事者活動の支援や組織化の手伝い，セルフヘルプ・グループについての情報把握，精神保健福祉に関する相談の窓口をもつ公の相談機関（精神保健福祉法第6条）。

⑥ 乳児院

いわゆる孤児を含む乳児を入院させて養育し，また，退院した者についても相談その他の援助を行うことを目的とする児童福祉施設であり，児童養護施設が原則として1歳以上の児童を養育するのに対し，1歳未満の乳児を主に養育する（児童福祉法第7条）。

⑦ 助産所

助産師が助産を行う場所，または妊婦・褥婦もしくは新生児の保健指導などを行う場所として適法に設置された施設助産院と呼ばれることもある（医療法第2条）。

第2節 ● 健康相談の実際場面

ここでは，1.思春期テレフォン相談，2.精神障害（統合失調症）を抱える親の健康相談の2事例から，保健師が行う健康相談の特徴と役割を捉えていく。保健師による健康相談には，①匿名希望による電話相談など，一時的に支援する場合と，②本人の同意のもとで継続的に支援する場合がある。①においてどのような配慮や技術が必要か，また，②の前後で対象者はどのように変化するか，健康相談の会話内容やジェノグラム・エコマップから評価していく。

思春期テレフォン相談

（1）電話相談の背景

　この事例は，妊娠の可能性があり，禁煙・節酒したくてもやめられない 10 代の未婚女性から保健所保健師へ電話相談があった状況への対応を想定している。

　思春期の健康相談件数は，保健所で 8,434 件，市町村で 1 万 1,199 件*であり，社会復帰やアルコール問題に比べると少ないものの，精神保健福祉センターでは思春期の相談件数は 1 万 6,161 件*と社会復帰に次いで多く，多様な健康問題が存在し，専門的な技術が必要となる。

＊全国の精神保健福祉相談，平成 23 年度地域保健・健康増進事業報告より

＊平成 23 年度 衛生行政報告例より

（2）事例の概要

　本事例は 1 回の電話相談であり，情報が限られるなかで，本人の意識と行動に働きかける状況である。電話で収集した情報は，19 歳の女性であり，匿名希望，年上の会社員との交際でいつ妊娠するかわからない状況があり，喫煙と飲酒をその交際を機に覚えてしまい，やめられなくなった。やめようとすると我慢できないので何とかしたいとは思っているが，どうしてよいかわからない。そこで，ネット検索で見つけた「思春期テレフォン相談」に思い切って電話をした。

（3）電話相談の実際

　その場面の会話番号順に，相談者の C1 から始まり，保健師による応対が P1，以降，C2，P2，C3…と会話が続く。その際に保健師が行ったアセスメントと用いた支援技術を表 6.3 に整理した。

　本人は解決したいとも感じているため，勇気を出して電話したであろう。何を話してもよい，安心な電話相談の空間をつくる配慮が求められる。電話の流れから即座にアセスメントしつつ，今後の方向性の見通しを立てるという高度な技術を要する。まず，状況の確認，優先される問題と強みの識別，目標行動の焦点化，実行の可能性の検討と行動目標について一緒に考えていく。相談者が電話を切ることなく，会話を継続する配慮も技術の 1 つである。ここで，"単純な聞き返し"や"複雑な聞き返し"，"許可を得た情報提供"という技術は，動機づけ面接で用いられる会話スタイルであり，スピリット（精神）とスキルである[2]。

　良い方向への変化の言葉を引き出すことは，電話相談ではとくに難しいコミュニケーション技術といえる。1 回の相談で多くを求めすぎず，スモールステップで実行できそうなことからはじめるなど，場の限界を見極める能力も必要である。1 回の健康相談では事後の評価は困難であるため，今後へのつながりと支援を意識し，支援が継続できる声かけが重要となる。

表 6.3　事例：妊娠の可能性のある未婚女性の禁煙と節酒の電話相談（所要時間：約5分）

会話番号	相談者アイ	会話番号	保健師P	アセスメント	支援技術
C1	あの…ネットで調べたんですけど，この電話って，思春期テレフォン相談ですよね。あの…19歳なんですけど，名前とか言いたくないんですけど，平気ですか？	P1	はい。そうです。19歳の女性の方ですね。もちろん大丈夫ですよ。何か，話すのにちょっと勇気がいるような，気がかりなことがあるのですね。	本人は言いにくいが，解決したいとも感じているため，勇気を出して電話したであろう。	・何を話してもよい，安心な電話相談の空間を作る。
C2	はい。でも…この電話って，秘密にできるんですか？　録音とかされてます？どこかに報告とかしないといけないですよね…。	P2	この電話は，あなたの心配事を解決するための相談窓口なので，あなたの秘密は守られますし，録音はしていません。私はPといいます。これからお話しやすいように，あなたを呼ぶ名前を決めてよいですか？　もちろん自分で好きな名前をつけてもいいですよ。	繊細な問題に触れる，または繊細な性格傾向の可能性あり。	・相談の主旨についてわかりやすい説明・会話継続のために本人にとって重要な匿名性を配慮したルール作り
C3	はは（笑）。はい。じゃあ，アイさんで，お願いします。	P3	じゃあ，アイさん，よろしくお願いします。アイさんの気がかりなことって，どんなことでしょう。		・開かれた質問による状況の確認・優先される問題と強みの識別
C4	はい…。実は，私，妊娠してるかもしれないんです…。彼は年上の会社員で，お酒とタバコを一緒に覚えちゃったんですよね。彼のことは好きなので，最悪，妊娠してもいいかなあって思うんですよ。でも，タバコと酒びたりの妊婦さんからは馬鹿な子しか生まれないって職場の先輩に聞いて，どうしよう！って思って…	P4	そうか，妊娠してもいいけど，酒とタバコのせいで自分の子どもに悪い影響があるのは嫌だと。	主訴：妊娠の可能性，喫煙，飲酒をやめたいが我慢できない。	・複雑な聞き返し[2]（変化の言葉を選択的に聞き返す，本人のもつ感情や価値の仮説を聞き返す）
C5	そうなんですよ！　酒とタバコをやめないと，本当にバカになるんですか？	P5	これまでの研究結果[10,11]をお伝えしますね。タバコを吸う妊婦さんと吸わない妊婦さんとを比べて，生まれた後の子どもの身長や成績がどうなったか，追跡して調べたそうです。そしたら，やっぱりタバコを吸ったお母さんの子どもの方が身長も成績も低かったということです。この話を聞いて，どう思うかな？	本人の希望：健康な状態で妊娠し，健康な児を出産して育てたい。	・本人の許可を得た必要な情報の提供[2]・開かれた質問
C6	ええ…。やっぱり子どもに悪いんですね…。今からやめても間に合いますか？　っていうか，私，1週間前にやめようって思ったんですよね。そしたら，我慢できなくて…。とくに朝起きた時はタバコを吸いたくなるし，お酒を飲んだ時なんか，立て続けに吸いたくなるし…。	P6	お酒もタバコもやめたいと思っているんですね。もちろん，やめたら，それだけ害は少なくなります。もし，あまり我慢せずに止められる方法があれば，知りたいと思いますか？	行動変容段階[8]：準備期	・目標行動の焦点化，実行の可能性の検討・単純な聞き返し[2]
C7	そりゃあ，そうですよ。でも，依存症なんでしょう？　アル中とか，ニコチン依存とか，聞いたことあるし。やめるのは無理なんじゃない？	P7	そうですね。やめる方法は3つくらいあって，1つはここの保健所で月2回，依存症の相談会を無料で利用できます。2つ目は最近開発された我慢ではない禁煙法について500円くらいの本を読んでみる方法です。3つ目は住んでいる場所によるけど，認知行動療法という治療をやっているクリニックの外来があって，これは1回5,000円くらいする。どれか1つでも興味あるかな？		・本人の不安や抵抗に追従せず，変化の発話を促す・質問に対するタイムリーな情報提供
C8	へえ。そこでもやってるんだ。でも，行くのは恥ずかしいな。本を読むのだったら仕事の合間にできるかも。でも，そんな調子良いことあるの？　そりゃあ，我慢しないでやめられる方法があれば知りたいかな。	P8	本を読んでやめる方法は読書療法といって，効果はある程度実証されています。アイさんみたいに素直で，ある程度の理解力があれば，成功の確率は上がって書いてある。その本を読むだけでやめられた人を私も30人くらい知っています。		・本人の準備段階に応じた情報提供
C9	へえ。じゃあ，その本の名前とかを教えてくれますか？	P9	はい。○○です。お酒も，アイさんが知っているように物質依存症なので，その本を読めば，お酒の考え方や飲んだ時の対処法も書いてあるので，参考になれば嬉しいです。	目標：まずは禁煙行動を主として，飲酒時の対応を意識する。	・実行可能な目標行動の共有
C10	ありがとうございます。早速，試してみますね。	P10	はい。すんなりうまくいく場合がある一方，うまくいかない時もあるかもしれない。何か困ったことがあれば，また勇気を出して連絡してくださいね。今日はこれで終わっても大丈夫ですか？（「はい」と言われ，終了）	評価：スモールステップで物質依存のしくみと知識を得ることから実行できそうである。事後評価は困難。	・今後へのつながりと支援を意識した相談のまとめ

事 例

精神障害を抱える親の健康相談

この事例は，統合失調症を抱える 31 歳の既婚の女性が妊娠し，服薬の影響を恐れており，母子健康手帳の交付の際に保健師から相談をもちかけたことから支援が開始された。継続的な支援の事例であることから，【母子健康手帳の交付時の健康相談】→【家庭訪問・社会資源の活用】→【人材育成・ネットワーク形成】の流れでみていく。

（1）T市の地域特性

人口 5 万人，人口 3 区分 〔年少人口割合 10%，生産年齢人口割合 56%，高齢者人口割合 34%〕，出生率 7.0，死亡率 11.0，5 年間 SMR* 110.0，婚姻率 6.0，離婚率 2.3，コホート合計特殊出生率 1.42，工業地帯と農村地帯が混在。

ニーズ調査結果より（対象：5 歳未満の乳幼児の母親）子育ての悩みトップ 5

①「子どもを叱りすぎているような気がすること」

②「児の病気や発育・発達に関すること」

③「食事や栄養に関すること」

④「自分のやりたいことが十分にできないこと」

⑤「子どもとの時間を十分に取れないこと」

社会資源の状況：幼稚園（9），保育園（18），託児所（1），認定子ども園（1），子育て支援センター（1），T 市保健センター（1），単科の精神科病院（1）と産科医院（3），精神科を標榜しない総合病院の産婦人科（1）・小児科（1），小児科医院（12），児童相談所（支所：隣町 1）・乳児院（県内 2），精神保健福祉センター（県内 1），保健所（市内 1），勤務先の産業保健師，民間の子育て支援サービスはあるが 1 時間 2000 円（家事・保育・送迎など）

（2）事例の概要

本人・家族・周囲の状況は図 6.1 のとおりである（図の書き方は図 6.2 参照）。

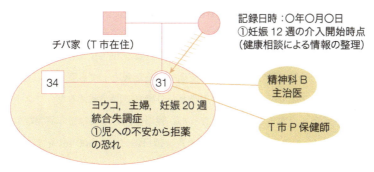

図 6.1　介入前のジェノグラム・エコマップ

【5年間SMR】
SMR（p.41 参照）単年のみの比較では，人口の小さな市町村では変動が大きいため，5 年間の実際の死亡数（市町村）を期待死亡数（全国）で割って算出する。全国の平均を 100 とし，100 以上の場合は死亡率が高いと判断される。

① 本人，ヨウコ（IP）：31 歳，主婦，統合失調症

2 年前に夫と T 市へ転入，第 1 子を妊娠した。まじめで几帳面，責任感の強い性格傾向あり。妊娠 12 週目：妊娠時の抗精神薬内服による胎児への影響を心配する。

［母子健康手帳交付時の健康相談］

これまでの経過：

4 年制大学を卒業後，23 歳時に地方の K 県の実家から上京し，都内の食料品製造の株式会社で一般事務の正社員として入社し，現在の夫マコトと（職場の先輩）知り合った。27 歳で新製品の開発部門を担当し，規模の大きいプロジェクトのリーダーを務めるなど，仕事にやりがいを感じると同時に残業が増え，食事や睡眠時間が不規則になった。そのプロジェクトが不振に終わり，会社全体の決算の結果，業績悪化に影響したため，本人は責任を強く感じて夜に眠れなくなった。不眠が始まってから朝に起きられなくなり，約 4 ヶ月の間に 5 回の無断欠勤をした。

（受診経過）その後，勤務時に産業保健師が個別面談し，感情の平板化，思考力や意欲の低下が認められたため陰性症状を疑い，受診勧奨した。精神科への受診の結果，統合失調症と診断され（28 歳），内服治療（リスペリドン，D2 受容体・5-HT2，受容体遮断薬 SDA）と認知行動療法を開始した。療養休暇を取得し，服用開始から 10 ヶ月継続して病状は安定してきた。副作用として錐体外路症状あり。この頃，ずっと付き合っていたマコトと結婚し，退職，T 市へ転入した。B 主治医へ相談し，処方箋の変更あり，抗精神薬：エビリファイ錠 ®（OD 錠，アリピプラゾール）1 日 6 mg × 1 回／日を処方された（それまで 12 mg ／日）。

（妊娠に伴う健康相談）約 2 年後の 31 歳で妊娠が判明した。妊娠 12 週で妊娠届・母子健康手帳の交付に T 市役所へ行った。その際に P 保健師よりヨウコへ相談をもちかけたところ，「お腹の子に薬の影響はないか」と強い不安を訴えた。その会話内容を，表 6.3 と同様に保健師のアセスメントと支援技術を追記して整理した。保健師 P の声かけから始まっており，会話番号 P1 から C1，P2，C2 …と続けて表記した（p.90 の表 6.4）。

② 夫，マコト：34 歳，会社員（食料品製造会社）

妻が退職した頃に会社の業績が悪化し，給料額 10％減少，冬のボーナスカットなどが決行された。他の同僚がリストラされるなか，リストラの不安を抱える。また，2 年前に隣の県の T 市の支店への支店長として転勤を命じられ，T 市へヨウコと 2 人で転入した。管理職となり残業時間が増えるなどでストレスがたまりイライラすることが多くなった。職場健診の結果は毎年異常なし。喫煙量は最近 15 本から 20 本／日に増えた。毎日缶ビール 500 ml を 1 本程度の飲酒。

ジェノグラムの描き方：

1. 性別・年齢

男性　　　　女性

2. 中心人物（Index Person）

IP（二重線で囲む）

3. 死亡（誕生年：没年）

（4歳で死亡）

* 年齢の場所はいずれも可

4. 婚姻・兄弟関係／職業等

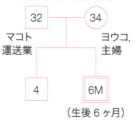

* 長男，長女，次男のように
年長順に記載

5. 離婚・別居・同居

32 ／／ 34

* 離婚は二重の斜め線，別居は
一重の斜め線で表す。
同居家族は線で囲む（実線でも
破線でも可）。

エコマップの描き方：

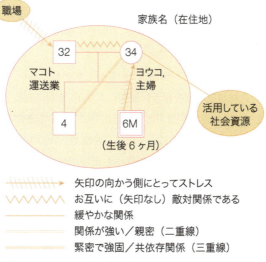

矢印の向かう側にとってストレス	
お互いに（矢印なし）敵対関係である	
緩やかな関係	
関係が強い／親密（二重線）	
緊密で強固／共依存関係（三重線）	

図6.2　ジェノグラム・エコマップの書き方

③ 長女，ヒナ

　妊娠41週で経腟分娩，出産時体重2400 g，とくに出生時の異常なし，夜泣きが続くうえに寝つきが悪い，授乳の際に吸いつく力が弱く，1回の授乳に約40分を要する。

［家庭訪問・社会資源の活用］

（3）出産準備への支援

① 家庭訪問（育児技術と生活技術への支援）

　P保健師は妊娠時から，安心して子育てができるための準備を整えることをケアの目標とした。まず，P保健師による継続的な家庭訪問を行い，夫との面

談，必要な情報の収集，妊娠期の健康管理，出産後の必要物品の準備，授乳，沐浴，おむつの替え方，あやし方，親のための食事づくり，食材の入手法などの具体的な子育てに関連する実技を赤ちゃん人形や実際の道具を用いて一緒に練習し，必要物品の確認など，シミュレーションを行った。

② 社会資源の活用

授乳には母乳マッサージなどきめ細かな指導が必要と判断し，W助産師と連絡調整を行い，訪問による授乳指導が行われた。また，精神科と産科を併せもつ医療機関がないため，各々の主治医B，主治医Dとの連絡調整を行い，産科病院内の精神科の主治医に同席してもらい，ケースカンファレンスを行った。産後の服薬の継続と授乳の可否につては，産後うつ病の可能性もあるが，妊娠時ほどの影響はないため服薬と授乳を両立させる方針を決めた。

③ 地区組織活動（ネットワーク化）と人材育成への準備

これまでの担当保健師が12年前から支援してきた精神障害を抱える患者・家族会である「心のケア集いの場」が月1回あり，マコトとヨウコにも声かけし，妊娠時（安定期）に参加してもらった。そこには，病を抱えながら子育て経験をした母親も2人参加しており，ヨウコは服薬や授乳のことなど気になることを聞き，その答えや「大丈夫よ。いろんな助けをもらって何とかなるよ」などの声を聞いて安心している様子であった。

また，ボランティアの人々も無理のない範囲で参加しており，「心のケア・ボランティア」の人材育成事業を担当保健師により10年前に立ち上げ，継続して毎年約10人を養成してきた経緯がある。転出等による中断者があり，現在，56人のボランティア登録者数である。その集いの場で，マコトとヨウコは3人のボランティアと初顔合わせをして，妊娠中と産後に気がかりなことや訪問などの希望について話し合いの場を設けた（P保健師の事前の連絡調整による準備あり）。

［人材育成・ネットワーク形成］

（4）産後の支援（図6.3）

① 社会資源の活用

ボランティアによる訪問：妊娠時から顔なじみになっていた3人のボランティア（全員女性，子育て経験者）による各人が曜日を決めて，1人は週1回，ヨウコにとっては週3回，1時間ほど話を聞いたり，具体的な育児の助言や実技を行ったりして過ごす。必要に応じて，掃除や洗濯，買い物なども臨機応変に対応する。

認定子ども園の利用：人口ミルクによる授乳は難しいことから，平日10：00～14：00の4時間，預ける手続き（診断書，申請書等）を行い，利用している。ヨウコはその時間に昼寝をしたり，ボランティアとお茶を飲みながらおしゃべりしたりして，気分転換になっている。

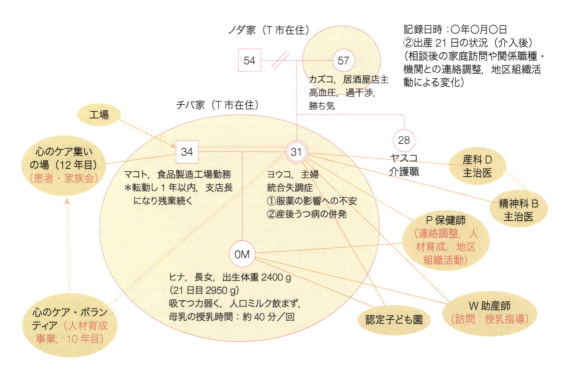

図 6.3　介入後のジェノグラム・エコマップ

② 産後うつへの対応

　受診結果，既往の統合失調症の悪化に加え，産後の中等度うつエピソード：身体症状を伴うもの（ICD10 分類 F32.11）と診断され，追加の治療が開始された。エビリファイ錠®6 mg／日に加え，抗うつ剤であるレクサプロ錠®（SSRI，選択的セロトニン再取り込み阻害薬）10 mg × 1 回／日が処方された。副作用等を主治医と連絡調整しながら継続している。

③ 助産師による継続的な授乳支援，各種健診の際のフォローアップ

　ヨウコの自宅から助産院までバス・電車などの便が少なく不便なため，助産師が自家用車にて片道約 20 分で訪問指導を行っている。訪問内容の経過を産科の D 主治医と P 保健師へメールで報告し，1 ヶ月健診，その後の乳幼児健診の保健指導へ生かす。

④ 担当保健師による継続訪問

　関係職種・機関との連絡調整，患者・家族会の情報提供等を状況に応じて行う。家族関係の調整では，ヨウコの母親との面談により「すこし小さめだけど初孫が無事に生まれて本当にほっとしました。私もできる範囲で手伝いたいと思う」と発言あり。元気で子育てできるように食事作りをサポートする役割を担っている。

⑤ ジェノグラム・エコマップ，円環パターンからみた介入前後の評価

　保健師による家族との関係調整を家族システム看護の観点から介入前後で比較し，関係改善が見られたと評価した。

表 6.4　事例：統合失調症を抱える親の健康相談（母子健康手帳の交付時，所要時間：約 8 分）

会話番号	保健師 P	会話番号	相談者ヨウコ	アセスメント	支援技術
P1	ヨウコさん，妊娠おめでとうございます。私はヨウコさんの地区を担当しているP保健師と申します。よろしくお願いします。気のせいか，少しお疲れのご様子ですが，初めての妊娠ですし，何か気がかりなことがありますか？	C1	あの…はい。ちょっと眠れなくて…。あの，ちょっと聞きたいことがあるんですけど，ここで話した方が良いでしょうか…（緊張して言いにくい様子）	観察：表情の硬さ・顔色の悪さ，衣服の乱れから疲労がたまっているのか，不眠傾向があるのか，確認が必要である。	・基本技術（自己紹介とあいさつ，観察と傾聴） ・保健師から気になる妊婦へ相談を持ちかける働きかけ
P2	聞きたいことがあるのですね。ここでは他の人もいるので，話声が聞こえない部屋へ移動しましょうか。（同意を得て移動後）勇気を出してお話してくださってありがとうございます。ヨウコさんが聞きたいというのは，どのようなことでしょう。	C2	あの…私，精神科の病院に通って統合失調の薬をもらって，飲んでいるんです…。でも，私が精神病のせいで，薬のせいで，お腹の子どもに何かあったら心配で眠れなくて…（言葉が詰まり，涙が流れる）	観察：真剣に子どもの出産後のことを気にかけている表情，同時に神経質な性格傾向か，症状の一部か不明である。	・単純な聞き返し[2] ・相談しやすい場の設定 ・相談の持ちかけに応じたことへの是認・開かれた質問
P3	薬がお腹の子どもに悪くないか，ずっと心配されていたのですね。（しばらく落ち着くまで斜め横に座り，そっと肩をさすり続ける；約20秒）それだけ子どもさんのことを大事に思っていらっしゃる。	C3	そうなんです（涙声）。私の精神病のせいで，お腹の子どもに何かあると思う心配で心配で…。主人にも申し訳なくて。母も奇形になるんじゃないかって何度も言ってくるし。薬の副作用が子どもにも出るかもって言われて，私のせいで悪いことになるなら，飲まない方が良いと思うんですよね。保健師さん，どう思います？	主訴：内服による胎児への不安問題：不安や罪悪感で拒薬・中断の恐れか。	・面接だからできる非言語のコミュニケーション技術の使用 ・強みや価値を探り，語りを促す複雑な聞き返し[2]，是認
P4	私が間違っていたらいけないので，少し確認させてください。ヨウコさんは，妊娠前から主治医に相談されていて，主治医のB先生も妊娠のことを考えて，影響の少ない安全なお薬を出してくれていたということ。そして，薬を飲むことで，お腹の子どもの調子を整えることが，お腹の子どもを守ることにもなるということ…。	C4	はい。2年くらい前に，B先生に彼と結婚したことを話して，妊娠するかもしれないから，子どもに影響の少ない薬を飲み続けています。妊娠がわかってからは，B先生に相談して，薬の量を減らしたんですが，お腹の子どもへの影響はゼロではないって言われて，びっくりして，薬を飲むのをやめたらだめかどうか聞いたら「お母さんが不安定になって，子どもにも悪いよ」って。もう，意味がわからない！（イライラした声の調子と表情）	状況の把握と整理：第1子の妊娠，夫と同居，実母はストレスになっている様子，主治医に相談しながら治療継続中。胎児への影響から治療中断の恐れあり。	・話の内容を正確に理解しているか確認，要所での話の要約[2] ・話し手の事柄から価値観や関係性の理解へ導く対応・健康問題の明確化・問題解決へ向けての資源，強みの明確化，発見
P5	B先生から子どもに影響の少ない薬をもらっているのですね。妊娠でさらに薬を減らしてもらっている。子どもへの影響は一番少ないかもしれない。	C5	そうですね。薬をやめたら，また死にたくなるのかな…。私が死んだら…。1人目なので，もちろん元気に生まれたいですよ。薬は減らして飲んでいるので，やっぱり心配です。	治療状況：主治医は妊娠・育児を見越して処方され，服用量も減らしている。行動目標：（主治医へ要確認）本人が納得して服用を継続。	・必ず胎児に悪い影響を与え込むという本人の思い込みや強い不安への対応（見方を変える）
P6	今，飲んでいるお薬の種類や量はわかりますか？	C6	はい。えーっと，（バッグから薬袋を取り出し）エビリファイ錠6mg，1日1回，夜に飲んでいます。ちょうど半分に減っています。		・状況の具体的な確認
P7	ありがとうございます。少し，私の考えを伝えてよいですか？	C7	はい。自分ではわからないので聞きたいです。お願いします。		・許可を得ての情報提供
P8	きっと，B先生はヨウコさんの気持ちが落ち着いていることが，お腹の子どもさんの健康にも良いと考えて，最も良いバランスでお薬を出しているのだと思います。そして，ヨウコさんが利用できそうなサービスなどがあるので，自分だけで頑張らないでよいと思います。聞いてみて，どんな風に感じましたか？	C8	そうですね。私，B先生のことは信じているんですが…。あの…この薬で奇形とか，子どもに影響が出ることって，どれくらいあるんですか？ あと，この子が私と同じ病気になることはあるんでしょうか？ それが心配で，心配で…。	優先される問題：服薬による胎児への影響への強固な不安による服薬中断の恐れ	・困難な状況の見方を変えて希望のもてる会話技術
P9	奇形のことなど心配ですね。この病気が遺伝するかどうかまだわからないということも少々ですが[12-15]，まず，お子さんがこの薬で奇形になるという報告はないです。もともと，100人に1人はこの病気になる可能性はあります。その病気の子どもは遺伝する可能性は少し高くなる[14,15]ようです。同時に，生活習慣とかストレスとか他の原因もあるので，決して遺伝だけが原因ではないのですよ。	C9	そうなんですね。母に奇形のことをこれ以上言わないでって言いたい。遺伝のことばかり気にしていました。この子が無事に生まれてくれれば，それだけで幸せなんです（涙ぐむ）。…ということは，私がストレスをためないこととか，良く眠るとか，そういうことが子どもへ良い影響を及ぼすということですか？	予防行動採用プロセス[9]：ステージ5（実行する意思決定）*「母に言わないでと話す」行動を認識して決める段階本人の認知・客観的にみて，本人も主治医も最善を尽くして児への影響を最小限にしようと努力してきたことに気づいたと思われる。	・可能な限り最新の知見，多くの研究結果や適切な文献を収集・整理しての妥当な健康情報の提供 ・不必要な不安を与えない情報提供 ・わかりやすい説明
P10	そのとおりです。今，ヨウコさんにできることがあります。よく眠ることやストレスを溜めないことは子どもにとっても大事なことです。タバコとかお酒とかも影響しますよ。ヨウコさんのストレスや負担を軽くするようなサービスもあります。利用できそうなのを少し紹介してよいでしょうか。	C10	B先生がタバコは良くないと言っていたので，私，頑張って止めているんですよ。もう少しお聞きしたいですが，そろそろ夕食の買い物とか支度をしないと…。	目標：家庭訪問や必要なサービス，社会資源の活用へつなげる。できれば夫と一緒の面談が望ましい。	・実行可能な目標行動の焦点化（家庭訪問と利用可能な社会資源の検討）
P11	ご主人の協力も必要ですので，帰宅される時間にお宅に伺って一緒に話したいです。いつごろなら大丈夫ですか？	C11	家にもきてくれるのですね。明日は，主人が勤務のシフトで，ちょうど午後4時過ぎに帰る日なんです。		・具体的な解決方法の共有
P12	承知しました。明日の4時にお邪魔しますね。よろしくお願いします。	C12	こんな病気を持っていると，子育てなんてできないと，本当に落ち込んでいました。お待ちしています。よろしくお願いします。	評価：（家庭訪問）継続支援へつなぐことができた。今後の結果により評価予定。	・今後への支援を意識した相談のまとめ

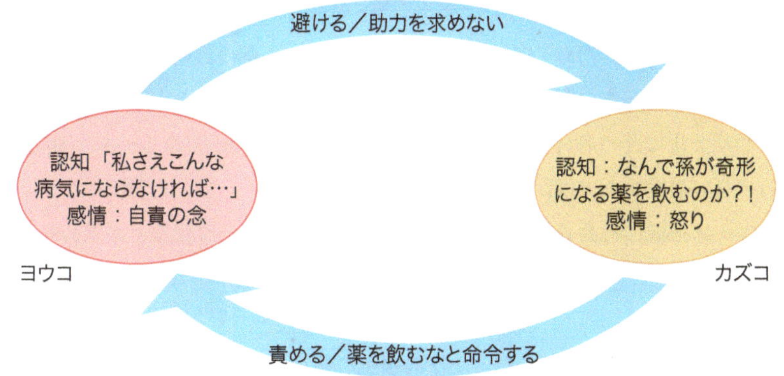

避ける／助力を求めない

認知「私さえこんな病気にならなければ…」
感情：自責の念

ヨウコ

認知：なんで孫が奇形になる薬を飲むのか?!
感情：怒り

カズコ

責める／薬を飲むなど命令する

図 6.4　家族システム看護からみた介入前の円環パターン*

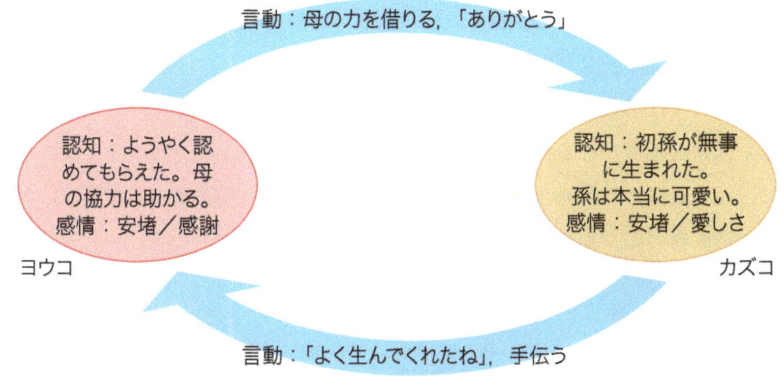

言動：母の力を借りる，「ありがとう」

認知：ようやく認めてもらえた。母の協力は助かる。
感情：安堵／感謝

ヨウコ

認知：初孫が無事に生まれた。孫は本当に可愛い。
感情：安堵／愛しさ

カズコ

言動：「よく生んでくれたね」，手伝う

図 6.5　家族システム看護からみた介入後の円環パターン

【円環パターン】
家族という構造や機能をもつシステムにおけるコミュニケーション，関係性についてアセスメント・介入（認知領域：ビリーフ・感情領域・行動領域に識別）するためのモデルである。そこで起きている問題を原因と結果で捉えるより，むしろ相互作用し，円環的に影響しあっていると考え，本人・家族の病による苦悩を和らげ，治療的変化を促すために（円環パターンを）役立てる。

精神障害を抱える親とその家族へできること

　2015（平成 27）年版の精神障害者白書によると，精神障害者数は 320.1 万人（人口 1000 対 25 人）であり，100 人のうち 2.5 人はなんらかの精神障害を有していることになる。精神障害者数（精神障害者健康福祉手帳所持者数）を性別でみると，65 歳未満の女性は 18 万 7,700 人（44.8％）であり，総患者数（患者調査，平成 26 年）でみると，疾病別で多い疾患はうつ病（双極性を含む），統合失調症などであることから，精神障害を抱えながら妊娠・出産・育児を経験する状況は十分に想定され，保健師は日常活動のなかで対応している。産前・産後の精神障害としては，周産期の女性のうつ病が 10 〜 15％という高い発症率を示し，薬物の授乳への影響や育児負担を含めた環境整備への考慮をしつつ，基本的には通常と同様の治療が行われる（日本周産期メンタルヘルス学会ガイドライン，2017）。

　これらの統計情報やガイドラインから，女性がうつ病や双極性障害，統合失調症の精神科既往歴を抱えながら妊娠・出産する状況は，かなりの確率で起こるといえる。同時に，家事・育児をはじめさまざまな負荷がかかり，病状悪化または再発の危険性が高まり，児の発達や母親と児との相互作用だけでなく，家族との関係へも影響を与

える[17,18]ため，適切な治療だけでなく，心理・社会・経済面のアセスメントと予防的な介入が求められる。初めて親になる場合はさらなる心身の負荷がかかり，薬の影響への不安や自分の病気や家事などの生活で育児に余力がないことが予測され，ネグレクトや病状悪化に伴う身体的虐待の恐れも出てくるため，妊娠から出産，育児まで，切れ目のない継続的な支援が必要となる。保健師の役割として，信頼関係を構築しながら，ニーズ把握，社会資源の活用，人材育成やネットワーク化などが求められる。

この章のまとめ

- 健康相談は，憲法第 25 条を礎に，法的根拠や個別性に応じて支援技術により行われる方法である。
- 健康相談は，個人レベルでの健康へ向かう生活習慣の形成や維持だけでなく，個人ではコントロールすることが難しい環境要因をも視野に入れながら，地域全体で解決していくプロセスをたどる。
- 健康相談における複合的な多重問題を解決するために，保健師は，対象者の感情・認知・行動に働きかけると同時に，地域全体の健康レベルと生活の質を改善するために，社会資源の効果的な活用，人材育成や関係職種・機関との連絡調整，ネットワーク形成などの役割を担う。

【引用文献】
1) 土居健郎（1992）：方法としての面接―臨床家のために，医学書院
2) Miller W. R., Rollnick S., Motivational Interviewing: Helping People Change, Third Edition, The Guilford Press, 2013
3) 宗像恒次（1997）：SAT カウンセリング技法，広英社
4) 國分康孝（1979）：カウンセリングの技法，誠信書房
5) Kerr M. E. & Bowen M., Family Evaluation: An Approach Based on Bowen Theory, W.W. Norton & Company, 1978
6) Wright L. M., Leahey M., Nurses and Families: a guide to family assessment and intervention, Davis F. A. Company, 2013
7) 小林奈美（2009）：実践力を高める家族アセスメント PartI ジェノグラム・エコマップの描き方と使い方　カルガリー式家族看護モデル実践へのセカンドステップ，医歯薬出版
8) Prochaska J. O. & Velicer E. F., The Transtheoretical Model of Health Behavior change, A. M. Health Promot, 12(1), 38-48, 1997
9) Haywood K. S., Marshall R., Fitzpatrick, Patient participation in the consultation process: A structured review of intervention strategies, Patient Education and Counseling, Vol. 63, No.1(2), 12–23, 2006
10) Butler N. R., Goldstein H., Smoking in pregnancy and subsequent child development, Br Med J., 4, 573-575, 1973
11) Mortensen E. L., Michaelsen K. F., Sanders S. A., et al, A dose-response relationship between maternal smoking during late pregnancy and adult intelligence in male offspring, Paediatr Perinat Epidemiol, 19, 4-11, 2005
12) Grunder G., Fellows C., Janouschek H., et al., Brain and Plasma Pharmacokinetics of Aripiprazole in Patients with Schizophrenia: An [18FFallypride PET Study"], American Journal of Psychiatry, 165(8), 988–995, 2008
13) Kapur S., Relationship Between Dopamine D2 Occupancy, Clinical Response, and Side Effects: A Double-Blind PET Study of First-Episode Schizophrenia, American Journal of Psychiatry, 157(4), 514–520, 2000
14) Vigod S. N., Kurdyak P. A., Dennis C. L., et al., Maternal and Newborn Outcomes Among Women with Schizophrenia: A Retrospective Population-Based Cohort Study, BJOG, 121(5), 566-574, 2014
15) Sekar A., Bialas A. R., Rivera H., et al. Schizophrenia risk from complex variation of complement component 4, Nature, 530, 177–183, 2016
16) Murray L., Cooper P. J., Postpartum depression and child development, Psychol Med., 27, 253-260, 1997
17) Murray L., Cooper P. J., Wilson A., et al, Controlled trial of the short and long term effect of psychological treatment of post-partum depression: 2. Impact on the mother-child relationship and child outcome, Br J. Psychiatry, 182, 420-427, 2003
18) Ito S. et al., A novel index for expressing exposure of the infant to drags in breast milk, Br J. Clin. Pharmacol, 38(2), 99-102, 1994

第7章 家庭訪問

高城 智圭

この章で
学ぶこと

- ➡ 母子保健システムにおける家庭訪問の位置づけ，および母子保健と虐待防止の視点について学ぶ。
- ➡ 保健師が行う家庭訪問の特徴および目的について学ぶ。
- ➡ 家庭訪問の一連のプロセスについて学ぶ。

[キーワード] 憲法第25条，母子保健システム，虐待予防，家庭訪問，家族支援，アセスメント，顕在的健康課題，潜在的健康課題

第1節 ● わが国における母子保健活動の連続性と一貫性

1. 母子保健の理念と目的

母子保健の理念は，思春期から妊娠期，子育て期を通して，母性，父性を育み，乳幼児，児童が心身ともに健やかに成長することを目指すとともに，すべての子どもと家族が健やかに安心して生活できる地域づくりを目指すことである。また，母子保健の目的は，すべての子どもと家族の健康を保障し，子どもと家族のQOLを高めることであり，その対象は乳幼児を中心とする児童と母親や父親等の保護者である。

2. 日本における母子保健システムの特徴

わが国の母子保健は連続性と一貫性を特徴としたシステムとなっている。連続性とは，妊娠，出産，新生児期，乳児期，幼児期，思春期，更年期の発達段階別の連続したセーフティネットの存在を意味し，一貫性とは，憲法第25条*に基づき，公的機関（国，県，市町村）が全数について，妊娠から就学前まで一貫した親子の管理，フォローを公的責任において実施することである。

この母子保健システムは，憲法に基づいて健康，生活，福祉，公衆衛生が保障されていることから，行政が中心となり，貧富の差，文化の差，教育の差にかかわらず，すべての親子の健康を保障し，QOLを高め，子ども虐待の予防活動を推進する上でも重要な役割を果たしている。

3. 子育てを取り巻く環境の変化

近年，少子化の進行により，これまでの生育歴の中で親自身が赤ちゃんと接したこ

【憲法第25条】
「すべて国民は，健康で文化的な最低限度の生活を営む権利を有する。国は，すべての生活部面について，社会福祉，社会保障及び公衆衛生の向上及び増進に努めなければならない」とし，基本的人権としての『生存権』を規定している。

とがない人が増加するとともに，近隣に子育てをしている親と知り合う機会が少ないという状況が生じている。さらに近隣社会との希薄化も，子育て中の親を孤立させる要因になっている。また近年，インターネットや育児雑誌等で多くの情報を得ることができる情報化社会となった。情報を簡易に入手できる反面，情報をうまく取捨選択できずに母親に混乱を生じさせ，子育て不安につながる要因にもなっている。

このようなさまざまな社会の変化により，家族のニーズも多様化している。また，社会環境の変化により，子育て中の多くの母親は不安や心配事や孤立感を抱えている現状がある。このような中で子育てしている母親や家族を支援するためには，個別支援だけでなく，母親どうしが交流できる場や地域全体で子育てできるような環境づくりが保健師には求められる。

4. 母子保健システムと子ども虐待予防

母子保健事業は，母子保健法*などを根拠とし，母子保健の目的や地域特性，住民の多様なニーズに応じた事業を提供している。全国に共通する一般的な母子保健事業を時期別，保健師の関わり別にまとめたものを図7.1に示す。保健師は妊娠期の母子手帳交付から各種健診，相談をそれぞれの時期に合わせ，個別支援や集団支援，地域支援のさまざまな手法を用いながら支援を行う。これらの事業において，疾病や障害の早期発見だけでなく，対象のニーズに応じた予防*の視点をもつことは，保健師の役割において不可欠なことである。

母子保健事業は，子ども虐待予防とも関連する。子ども虐待を未然に防ぐには，図7.2に示したように，多様化する家庭のニーズに応じた支援および親子がどんな状況に陥っても必要な支援がいつでもどこでも受けられるというセーフティネット*の構築が不可欠となる。これには，保健師だけでなく，児童福祉等の専門職，非専門職が

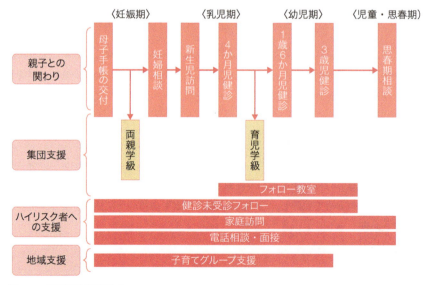

図7.1　母子保健事業体系

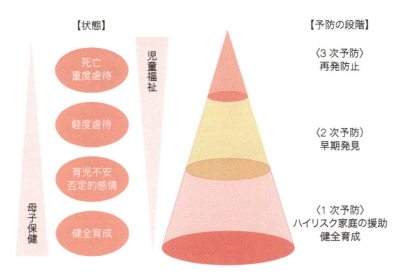

【状態】

死亡
重度虐待

軽度虐待

育児不安
否定的感情

健全育成

児童福祉

母子保健

【予防の段階】

〈3次予防〉
再発防止

〈2次予防〉
早期発見

〈1次予防〉
ハイリスク家庭の援助
健全育成

図 7.2　子ども虐待を未然に防ぐセーフティネット構築

協働した取り組みが重要となる。すべての親子の健康を保障することを目指した場合，多様化したニーズに対応できるさまざまな子育て支援サービスを地域に整備しておくことが，地域における母子の QOL を高めることにつながる。

5. 母子保健における親子をアセスメントする枠組み

　公衆衛生看護活動におけるアセスメントの特徴は，健康問題を現状の生活や社会的条件およびそれまでの経過と関連づけながら構造的に捉える点にある。ここでは，母子保健における親子をアセスメントすることについて考えてみる。

　母子保健で目指すことは，「子どもの心身の成長・発達」である。子どもの成長発達の生物学的原理は従来とほぼ変わりはないが，社会的環境や子どもの最も身近な存在である親とその状態が変化している。それは子育て中の親子のニーズの多様化につながっている。このように子育て中の親子のニーズが多様化している現状において，母子保健における親子を支援するためのアセスメントとは，単に「できる・できない」や子どもの成長発達だけを捉えるのではなく，親の生活や生育歴，社会環境の視点も含めて，実態を構造的に捉える視点が大切になる。

　子どもの成長・発達を促すための条件として，まず子ども自身の「生活」があり，その生活の安定化を左右する「環境」がある。それら子どもの「生活」や「環境」は「親の育児力」に影響される。「親の育児力」は子どもの「生活」や「環境」に影響を与えるだけでなく，「子どもの心身の成長・発達」にも直接関連する。この「親の育児力」の背景には「親の状態」として親自身の生き方や価値観，生活の仕方，生育歴や健康状態，家族関係，社会関係，経済状態が影響する。これらを構造的に捉えることで，実態を把握することができ，母子保健で目指すところの「子どもの心身の成長・発達」を促す支援のあり方を具体的に構築することができる（図 7.3）。

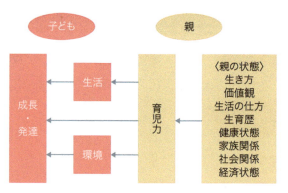

図7.3　親子をアセスメントする枠組み

第2節 ● **乳幼児家庭訪問における家族支援**

1. 保健師が行う家庭訪問の特徴

　保健師の活動は，すべての地域住民を対象とし，さまざまな健康レベルにある人々の生活がよりよくなるよう，住民自身のセルフケア能力*が向上すること，住民や関係機関と協働して問題解決に向けた取り組みを行うことを目指している。家庭訪問はそれを実現するための1つの有効な方法であり，保健事業や地区組織活動等，他の活動とも連動させながら進めていく。

　保健師の家庭訪問の特徴は，①健康課題を切り口とすること，②家族を1単位として捉えること，③生活の場に出向き，生活に則した支援をすること，④地区活動の一環として行われることにある。

① 健康課題を切り口とすること

　人々の健康を脅かす状態があれば保健師の家庭訪問の対象となる。本人・家族からの要請の有無にかかわらず，健康課題に気づいていない人や，健康課題を抱えながらも支援を求めない人に対して，健康課題を切り口として訪問することができるのは，保健師活動における家庭訪問の有用性である。

② 家族を1単位として捉えること

　保健師の活動は家族を1単位として捉えることが大切である。家族成員の1人に疾患や障害等の健康問題が生じると，他の家族成員の生活や健康状態にさまざまな影響を及ぼすため，相互に影響しあう家族を1つの単位として捉え，健康課題を抱えている本人だけでなく，家族も援助の対象として捉え，家族全体を支援していくことが必要になる。家庭訪問をすることで，本人だけでなく家族とも出会う機会となり，家族の関係性や本人および家族の力量を推し量ることができる。

③ 生活の場に出向き，生活に則した支援をすること

　生活の場に出向くことで，本人・家族の生活を把握し，生活に則した具体的な方法を本人や家族と一緒に考えていくことができる。また，本人や家族が気づいていない

【セルフケア能力】
自分自身の健康の維持・増進，疾病の予防や治療のために行う活動を遂行する能力。

96

潜在的な課題を見つけ出し，予防の視点で関わることができる。

④ 地区活動の一環として行われること

　近年，家庭訪問を行う専門職は種々あるが，他職種と保健師による家庭訪問の大きな違いは，保健師による家庭訪問は家庭訪問を単なる個別支援で終わらせることはないということである。個別支援を積み重ねる中で，個別の健康課題を地域の健康課題として捉えることや，対象地域を生活者の視点で捉えなおすことで，地域住民とともに問題解決に向けて取り組むプロセスの1つとして位置づける点にある。

2. 家庭訪問の目的

　保健師による家庭訪問の目的は，生活の場で，本人や家族と一緒に，心身の状態や生活の実態を明確にし，具体的な生活に則して自らの健康を守り，予防する力，すなわち個人および家族のセルフケア能力を向上することを支援することである。

3. 乳幼児家庭訪問における家族支援

　家庭訪問における家族支援は，家族に起こっている問題を見極め，家庭訪問という方法を用いて，家族とともに解決策を見出し，支援していくプロセスである。そのプロセスは，対象の把握からはじまり，情報収集，アセスメント，計画立案，実施，評価といった通常の看護過程と同様である。それぞれの過程における家族支援について，ここでは，乳幼児家庭への家庭訪問を中心に考える。

（1）対象の把握

　対象の把握の契機は，①届け出や申請，②本人や家族からの依頼，③医療機関等，関係機関からの連絡，④健診の未受診者等の保健事業，⑤近隣住民からの連絡などがある。保健師は，これらを問題の緊急性や重要性などから優先順位を判断し，家庭訪問を実施する。

　乳幼児家庭の把握は，新生児訪問の場合，母子手帳交付時の妊婦面接や産院等の医療機関からの情報提供，出産後の出生通知票の届け出であることが多い。また，乳幼児健診でフォローが必要となり，家庭訪問の対象となる場合もある。さらに，保健師の活動は地域で生活する全世代，あらゆる健康レベルにある人を対象とする。それらの活動の中で，家庭訪問の対象となる乳幼児家庭を把握することもある。たとえば特定健康診査受診者や要介護状態の方への支援の経過で，乳幼児の存在を把握し家庭訪問による支援を行うこともある。

（2）情報収集とアセスメント

　健康問題はさまざまな要因が影響し合い起こっているので，対象の現状だけでなく，地域の状況，社会的要因に関する情報収集，構造的なアセスメントの視点が不可欠である。家族支援の対象は家族全体であるため，①個々の家族成員の状況，②家族成員の関係性，③家族を取り巻く環境，の3つの視点で情報収集およびアセスメントを行うことが大切である。とくに乳幼児家庭への家族支援においては，同居家族だけでなく，父母の実家の状況や実家との関係性が乳幼児家庭へ影響を及ぼす要因となりうる

ので，その点も含めてアセスメントを行う。アセスメントの視点を以下に示す。

①個々の家族成員について

年齢，（子どもの）発育発達状態，健康状態，既往歴，現病歴，現在の症状，現状の受け止め，疾患や障害が生活に及ぼす影響，今までの問題への対処能力，生活リズム，価値観など

②家族成員の関係性について

家族構成，家族の発達課題，家族内の役割分担，家族内のコミュニケーション，家族の協力関係，情緒的関係，今までの家族の問題対処能力など

③家族を取り巻く環境

社会資源の有無，活用状況，親族との関係，友人・近隣との関係，相談者の有無，経済状況，住環境など

このような本人や家族の状況と影響を及ぼしている要因を整理するとともに，ジェノグラム・エコマップ*を作成し，家族を構造的に捉え，解決すべき問題は何か，優先される問題は何か，今後起こりうる問題は何かをアセスメントしていく。たとえば，乳幼児を育てる家族に，発育発達を阻害するような環境，親の育児上のストレスや健康問題，日常生活上の影響，経済状態，家族関係などに問題が生じていないか，家族の対応能力はどのくらいかなどにより，援助の必要性やその内容を判断していく。また，現在は問題がなくとも，子どもの成長発達や家族の状況により，起こりうる可能性のある問題についても，予防的な視点でアプローチすることも大切である。

（3）計画立案

アセスメントに基づき，長期目標，短期目標，支援計画を立案する。1回の訪問ですべての健康課題が解決することは少なく，とくに乳幼児の家族支援においては，乳幼児の発達に合わせて健康課題も変化していくため，先を見通した長期的な視点をもちつつ，1回の家庭訪問で何を達成するのかを明確にすることが必要である。また，計画を立案する際には，家庭訪問の目的である，本人・家族のセルフケア能力の向上を目指すことを念頭におくことが大切である。

長期目標は，現在起こっている問題に対して家族がどうなっていくとよいかという到達点である。短期目標は，長期目標を達成するために数ヶ月後にどうなっているとよいかという到達点である。いずれも達成時期を明らかにしておく。支援計画は短期目標を達成するための具体的な対策である。新生児訪問の対象で育児不安を抱える家族の場合の長期目標，短期目標，支援計画の例を表7.1に示す。

（4）家庭訪問の実施

立案した計画に基づいて支援を実施する。家族とともに生活に適した解決策を選択し，家族の問題解決のプロセスを経て，本人・家族のセルフケア能力が向上することを目指す。実施する上では，どのような対象であれ，対象との信頼関係の構築が基本となる。そのためには対象を尊重する姿勢が不可欠であり，対象の思いや悩みに共感し，対象が気持ちを表出することで自ら現状や問題に気づく過程を大切にする。また，看護職として根拠に基づいた技術および知識を提供することも必要である。

【ジェノグラム・エコマップ】
家族の関係や家族の社会との関係を表す方法。ジェノグラムは家族構造図ともいい，家族および親族の系譜を記号を用いて図式化したもの。エコマップは家族関係図ともいい，利用者や家族のさまざまな社会資源との関係を地図のように表し図式化したもの。第6章参照。

表7.1　長期目標，短期目標，支援計画の例

長期目標	・子どもの成長発達を促す ・家族が育児に関する不安を解消しながら，本児の成長発達を支えることができる
短期目標	・母親の不安や悩みを解決するための資源が活用できる ・家族が子どもの成長発達の見通しをもち，育児に取り組める
支援計画	・母親の不安や今の気持ちを受け止め，信頼関係を築く ・子どもの成長発達状況，母親の健康状態を母親とともに確認する ・成長発達や育児行動の目安がもてるように支援する ・日常的に活用できる相談の場や利用可能なサービスを紹介する

　乳幼児を育てる家族への支援内容としては，子どもの発育発達の確認や，母親の不安や悩みを受け止めること，母親および家族の対処能力の程度をアセスメントし，その能力に合わせた改善策を考えることが挙げられる。また，母親と一緒に状況や問題を確認したり改善策を考えることで，セルフケア能力の向上，すなわち母親，家族が自ら判断，対処できることを目指し支援する。

　たとえば，母乳不足を心配している新生児の母親への家庭訪問の場合，保健師は「母乳不足」だけを捉えるのではなく，「母乳不足を心配している母親」の生活や家族関係を把握しながら関わる。訪問前には地域の社会資源を把握しておくこと，訪問の道中には地域の環境や自宅周辺の様子を把握し，そして自宅に上がった際には，自宅の様子（乱雑さ，きれいすぎないか，洗い物はたまっていないか等）や子どもの様子，母親の様子，母親と子どもの関係性等から，母親や家族の生活をイメージし，そこに生活の混乱や母親の心配の要素が潜在していないかを見極める。

　また保健師には，母親が最も困っていることに対して根拠に基づき回答できる力が求められる。今回の場合，子どもの生活リズムや機嫌，栄養摂取状況，排泄リズムの確認，体重計測等から総合的にアセスメントし母乳不足か否かを判断する。また，母親の主訴に回答するだけでなく，母親のふとした表情や仕草に関心を寄せること，母親の不安な気持ちに共感，傾聴し，心配の背景や気持ちに寄り添おうとする姿勢も大切である。このような姿勢と根拠に基づいた回答は，信頼関係の構築に不可欠である。

　また母親から語られる気持ちや背景には，母親自身が気づいていない問題や強みが含まれていることがあり，話すことにより母親自身の気づきや解決につながることもある。保健師が母乳不足か否かの判断をするだけでなく，母親と一緒に身体発育曲線にプロットし，判断理由を母親と共有することで，母親自身が母乳不足か否かを判断することが今後できるようにもなり，これらがセルフケア能力の向上につながるといえる。さらに，母親の子どもへの声かけの仕方やオムツ替え等の手技の場面からは母親の育児能力や対処能力が判断できるが，それら母親の能力を見極めるだけでなく，母親と父親や祖父母との関係性，周囲のサポート状況，母親自身が周囲のサポート状況をどう認識しているかなどを把握し，母親だけでなく，家族としての対処能力がどの程度か見極め，今後の保健師の関わりの方法や程度，社会資源の導入を判断する。

このように，保健師は家庭訪問において母親や子どもだけでなく，家族全体の情報収集とアセスメントを同時並行で行い，次の支援につなげる役割を担っている。

（5）評価

　評価は，目標設定や支援計画が適切であったか，どれだけ達成できたかだけでなく，本人や家族の変化はどうであったか等も含め，総合的に判断し，次回計画につなげることが大切である。また，記録は支援内容の評価や今後の計画を立案するためには不可欠である。さらに，記録を残すことで，組織内でケースを共有することができ，機関として対応していくことが可能になる。

乳幼児家庭訪問

（1）地区の状況

　Z市Y地区は市の郊外に位置する。市の中心部へはバスで約30分程度。約40年前に小規模のニュータウンとして開発された。高齢化が進む中，マンションの空き部屋が若いファミリー層向けに改装され，子育て世帯の転入が増加している。古い住居と新しい住居が混在している地域であり，従来の住民のつながりが強い反面，転入世帯は地域になじめていない現状がある。転入者に子育て不安を抱えている家族が多いことを保健師は感じており，民生委員や主任児童委員とも問題として共有しはじめたところだった。

（2）関わりの契機

　主任児童委員から「先月，G市から転入してきた親子がいる。母親が一人で子育てをしていて，たいへんそうなので相談にのってあげてほしい」との連絡あり。保健師は，母親に連絡をとり家庭訪問を行った。

　主任児童委員は，転居してきてすぐの時期に近所のスーパーで泣き叫ぶ子どもを連れ，疲れ切った表情で途方にくれるAさんと出会い心配になり声をかけ，シングルマザーで子育てをしていることを知った。以来，Aさんと挨拶や少しの世間話をする関係になったが，Aさんの表情は暗いままだったので心配が募り，「保健師に相談にのってもらうのはどう？」と勧めるとAさんが希望したので，主任児童委員から保健師に連絡をする旨の了承を得た。

（3）訪問時の様子

　子どもの帰宅時間に合わせて訪問。家の中は，引越しのダンボールが積まれているなど乱雑に物が置かれている。台所には洗い物がたまっている。母親は疲れた表情。子どもは母親や保健師の様子を見ながら絵本やおもちゃで遊び，時折，母親や保健師のひざに座り話しかけてくる。母親は子どもの問いかけに丁寧に答

えている。「子どもがとてもよく動くようになり，ついていけない。最近イヤイヤばかり言うようになったので，イライラして手をあげそうになる。子どもを産まなければよかったと思う時もある。そう思ってしまう自分にもイライラする。自分は『いい母親』になりたいのに」と涙を流す。

（4）親子の状況

　先月，県内のG市から転入。母親と子どもの2人暮らし。母親Aさん28歳，無職。パートナーとは未入籍。妊娠4ヶ月ごろにパートナーのDVで別れ，以来連絡をとらず。DVを機にうつ傾向で精神科受療中。生活保護受給。育児の協力者，相談相手なし。子ども1歳10ヶ月，1歳6ヶ月健診はG市で受診。発育発達順調。保育園に通園中。

　実家はAさんが幼少時に両親が離婚。母親に引きとられた。父親とは音信不通。現在，実家は隣市で妹（24歳，会社員）と2人暮らし。実母は幼少時から妹だけをかわいがり，Aさんに対しては暴言，暴力があり関係が悪かったため，Aさんは高校卒業と同時に家を出て以来，ほとんど連絡を取っていない。今も実母と話のことを考えるだけで息苦しくなる。出産したことも伝えていない。

（5）保健師の判断

　子どもの発達は順調である。Aさんは，協力者なし，相談相手なし，一人で家事・育児をこなしているため，心身両面で大きな負担がかかっている。また，子どもの発達の見通しがもてないことがAさんのストレスをさらに増大させていると考えられる。実母との関係もAさん自身を追い詰めている。

　現在，育児・家事負担，ストレスにより，生活に綻びが生じている。そのため，Aさんの負担を軽減し，生活を整える方法を考える必要がある。またAさんが周囲の協力を得ながら，親役割を獲得できるよう支援する必要がある。

（6）支援内容

・家庭訪問により，Aさんのがんばりを労い，不安や気持ちを受け止める。また電話相談や来所相談でも，Aさんの気持ちを受け止める。
・子どもの発達をAさんと一緒に確認するとともに，発達の目安を伝え，Aさんが見通しをもてるように支援する。
・保健センターで実施している「子育てのしんどさを抱えている親の交流会」を紹介する。
・Aさんの意向を確認した後，主任児童委員が定期的にAさん宅を訪問し，Aさんの気持ちを傾聴する。
・ファミリーサポート等，日常的に利用できる資源を紹介する。
・関係者によるケースカンファレンスを行い，Aさん一家を中心に据えた支援ネットワークを構築する。

（7）その後

　家庭訪問や電話相談によりAさんの気持ちが表出できたことで，Aさん自身が現状や問題を認識できるようになった。Aさんから「片づけや洗い物など，今までやれていたことをやれるようになりたい」という希望が話されるようになるなど，Aさん家族の生活の綻びについて保健師と一緒に考え，対応できるようになった。その後，Aさんは家事・育児の負担の変化はほとんどないものの，子どもの発達について「これが成長したってことなんですね」と前向きに捉えられるようになり，笑顔が見られるようになった。保健センターで実施している親の交流会では，他の参加者へ助言をするようになり，「自分の経験が人の役にたっている」実感を得ていた。今後も子どもの発達や生活の変化により，新たな健康課題が生じることも考えられるが，Aさんが親として成長していくことを家庭訪問や健康診査の保健事業，支援ネットワークで見守り支援していく。

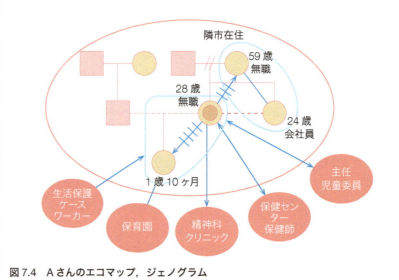

図 7.4　Aさんのエコマップ，ジェノグラム

この章のまとめ

● 家庭訪問は，家族を1つの単位として捉え，生活の場で健康課題を解決し，家族のセルフケア能力を高めるために行う支援活動の1つである。

● 家庭訪問では，顕在化している健康課題のみに着目するのではなく，家族成員それぞれの生活や発達課題，家族間の関係性，社会との関係性等を構造的に捉え，家族の潜在的な健康課題を明らかにし，その解決への支援も行う。

【参考文献】
・松下　拡（2008）：PHNブックレット6　育児力形成をめざす母子保健，萌文社
・鈴木和子，渡辺裕子著（2012）：家族看護学　理論と実践　第4版，日本看護協会出版会
・野嶋佐由美，渡辺裕子編（2012）：家族看護選書第1巻　家族看護の基本的な考え方，日本看護協会出版会

第8章

健康教育／ヘルスプロモーション

大野 佳子

この章で学ぶこと

▶ 健康教育／ヘルスプロモーションの歴史と意義を学ぶ。
▶ 健康教育／ヘルスプロモーションの目的・目標と評価との関係を理解する。
▶ 健康教育／ヘルスプロモーションの方法（計画・実施・評価）を学ぶ。
▶ 保健師による健康教育の特徴と，求められる実践能力を理解する。
▶ 自殺予防教育の事例を通して健康教育実践の準備をする。

[キーワード] 健康増進法，健康日本21，健やか親子21，プライマリー・ヘルスケア（PHC），プリシード・プロシードモデル，前提要因・実現要因・強化要因，ポピュレーションアプローチ，ハイリスクアプローチ，プロセス評価・影響評価・結果評価，リスクファクター（危険因子），寄与危険因子，健康教育指導案，シナリオ，健康教育の媒体，十代の自殺，ゲートキーパー，動機づけ理論，ピア・エデュケーション，健康行動理論

はじめに

　健康教育，ヘルスプロモーションは，個人，集団，組織，コミュニティに働きかけて健康問題の改善を促し，健康レベルと生活の質の向上を目指す公衆衛生活動の主要な解決手段の1つである。保健師だけでなく，医師，看護師，助産師，管理栄養士，薬剤師，歯科医師，歯科衛生士，健康運動指導士，労働衛生コンサルタント，ケアワーカーなど，保健医療福祉のさまざまな関係職種が実践しており，健康のニーズに対応している。同時に，健康問題解決の主体はこれらの専門職ではなく，地域で生活する人々である。専門職は，人々が自らの力で主体的に健康問題の解決へ向けて参加するように支え，促す役割を果たす。

　「健康教育」は，人々の知識，態度，行動の改善に焦点を当てており，参加者が主体的に取り組み，解決力を育むことを目的とする教育・学習活動である。これに対して，「ヘルスプロモーション（以下，HP）」は，健康教育に加えて，人々を取り巻く環境に働きかける。環境には経済的要因，人々のネットワークや組織を含む社会資源，健康政策などがある。たとえば，健康増進法*に基づく健康日本21のように，法的根拠に基づく行政の健康政策によって，健康教育が支持されている。その一翼を担うのが健やか親子21*であり，日本の「すべての子どもが健やかに育つ社会」を目指している。

　本章では，健康教育，HPの歴史について概説を行った上で，健康教育／HPの目的・目標を達成するための方法と評価の視点，保健師の行う健康教育／HPの特徴，保健師に必要な実践能力について，実践事例を交えながら説明する。

　なお，保健師の行う健康教育は社会経済面や健康政策を考慮して計画・実施・評価されるため，本章では「健康教育」と略し，「健康教育／HP」の意味として表記する。

【健康増進法】
2002（平成14）年に国民への栄養改善や健康の維持・増進をはかることを目的として「健康日本21」の根拠法として制定された。「健康増進事業実施者は，健康教育，健康相談その他国民の健康の増進のために必要な事業（以下「健康増進事業」という）を積極的に推進するよう努めなければならない（法第4条）」と定められている。健康増進事業実施者には，市町村や健康保険組合連合会などが挙げられる（法第6条）。

【健やか親子21（前ページ）】
親子保健の主要な取り組みのビジョンを示す国民運動計画である。「健やか親子21（第1次，厚生労働省・健やか親子21推進協議会，H13-26）」において，74項目のうち約8割が改善した一方で，悪化した指標は，十代の自殺率と全出生数中の低出生体重児の割合であった。現在，都道府県・市町村は，母子保健法をはじめ，子ども・子育て支援法や次世代育成支援対策推進法に基づき，各々の地域特性に応じて行動計画が立案され，健康教育は主要な行動計画の1つである。

第1節　健康教育の歴史と意義

1. 健康教育の移り変わり

（1）健康教育の歴史

健康教育は1930年代から発展し，その定義は多様に移り変わってきた。

健康の定義

Health is a state of complete physical, mental and social well-being and not merely the absence of disease or infirmity.

健康とは，病気ではないとか，弱っていないということではなく，肉体的にも，精神的にも，そして社会的にも，すべてが満たされた状態にあること（WHO憲章前文，日本WHO協会訳，1946）

健康教育の定義

広義「健康に関する信念・知識・態度・行動に影響する個人・集団・コミュニティのすべての経験や努力，過程」，狭義「このうち，意図的に計画されたもの」（WHO[1]，1969）

ヘルスプロモーションの定義

①「人々が自らの健康をコントロールし，改善することができるようにするプロセスである。身体的，精神的，社会的に完全に良好な状態（well-being）に到達するためには個人や集団が望みを確認・実現し，ニーズを満たし，環境を改善し，環境に対処することができなければならない。それゆえ，健康は，生きる目的ではなく，毎日の生活の資源である。健康は身体的な能力であると同時に，社会的・個人的資源であることを強調する積極的な概念なのである。それゆえヘルスプロモーションは，保健部門だけの責任にとどまらず，健康的なライフスタイルをこえて，well-being にもかかわるのである[2]」（WHO，HP第1回オタワ会議，1986）

「すべての人びとがあらゆる生活舞台―労働・学習・余暇そして愛の場―で健康を享受することのできる公正な社会の創造をめざす」（WHO，HP第4回ジャカルタ会議，1997）

②「人々が自らの健康とその決定要因をコントロールし，改善することができるようにするプロセスである」（WHO，HP第6回バンコク会議，2005）

① 1930～40年代

学校保健や地域保健，医療機関の現場で主に感染症対策の「衛生教育」として発展してきた。この時代には「健康教育とは知識の普及」であり，知識があれば健康行動をとることができると考えられた。

一方，第2次世界大戦の反省と国際的な平和の維持と文化の発展を目指して国際連合が組織され，その傘下に国連の専門機関ユネスコ（UNESCO）が1946（昭和21）年に設立された。また，国連憲章のもとで国連人権委員会において審議された世界人権宣言（1948（昭和23）年）では，「何人も，教育への権利を有する（後略）」条文が，30条項の1つとして採択された。

② 1950～60年代

知識があるだけでは必ずしも健康行動にはつながらないことが，教育の現場で確認，報告されてきた。第2次世界大戦後の1950年代から独立した途上国では，先進国型の医療体制に多大な財政が配分され，一部の裕福層を除く多くの貧困層の利用は困難であった。1960年代は北の先進資本主義国と南の開発途上国との大きな経済格差による南北問題が深刻になっていた。

一方，ブラジルの教育学者パウロ・フレイレ（P. Freire）[3]は，被抑圧者が対話と学習を介して"意識化"していく教育プロセスについて，識字運動を中心に展開した。それは傾聴−対話−行動のアプローチを基本とし，批判的な理解，熟考，行動，そこからのダイナミックな学習プロセスであった。フレイレの識字教育運動は，ユネスコの活動へ影響を与え，1965年の第3回国際成人教育会議でラングラン（P. Lengrand）により提案された生涯教育論，1985年のユネスコ「学習権宣言」へと拡がっていった[4]。

③ 1970年代

オイルショックなどから世界的な国家財政の危機的状況に陥ったなか，WHOは"世界の現状は不健康かつ不平等である（1975）"という判定のもと，一部の特権階級に対する先進医療への多額投資ではない，新たな方策を講じる必要に迫られた。また，次のヘルスプロモーション（HP）の発端となったカナダ連邦政府のラロンド報告[5]では，個人のライフスタイルだけでなく，環境要因や保健医療体制によって人々の健康へ影響を受けるという概念が提唱された。1979年，米国ではラロンド報告に基づいて，Healthy Peopleという疫学を重視する，個人の生活習慣の改善に重点を置いた，新たな国民的健康政策を打ち出した。

この間，1978年の**プライマリー・ヘルスケア**（Primary Health Care：PHC）*では，ヘルスケア（保健医療サービス）を必要な時に誰でも受益できる，重要で基礎的な健康政策と位置づけられた。「WHOは予算をかけずに健康改善を可能とした中国の事例をモデルとし，（中略）地域住民主体の保健活動（中略）『適正技術』の考え方を導入することでPHCを理論武装し，『アルマ・アタ宣言』へと漕ぎ着けたのである」[6]。

同じ時期に，社会心理学を中心にさまざまな理論およびモデルが提唱され（第5章参照），知識だけでなく社会的属性や価値観，自己効力感などが健康行動へ影響するなどの理論が生まれ，効果が検証された。一方，社会全体でみると，このような健康情報にアクセスできない集団は存在し，持続的な行動変容や健康格差を縮めるような影響力は大きくなかった

④ 1980年代

PHCの実現のため，健康戦略としてのHPが発展した時期といえる。いわゆる疾病予防の5段階[7]の健康行動の改善としての健康増進（health promotion）から，健康教育に環境改善が加わるHPの概念へ進展した。PHCとHPの影響を受けた新しい公衆衛生運動（New Public Health Movement）の象徴的なプロジェクトが，ヘルシー・シティー（Healthy Cities）であった。WHOヨーロッパ地域事務局では

【プライマリー・ヘルスケア（PHC）】
PHCは，1978年にアルマ・アタ（現：カザフスタン共和国のアルマトイ）で宣言された，2000年までに「すべての人々に健康をHealth for all; HFA」のスローガンのもと，健康は基本的人権であり，その実現のために住民による主体的参加，自己決定を行う権利を保障した政策である。

1985 年のトロント会議の「コミュニティワイド・アプローチ」を契機に，1986 年に WHO アドバイザーのキックブッシュ（I. Kickbusch）による町全体の環境を健康増進に寄与するように改善する Healthy City 運動が 11 都市で始まり，現在では欧州を中心に世界で 100 以上の都市に拡大している[8]。このような流れを受け，WHO は 1986（昭和 61）年にオタワ憲章を採択し，HP を推進した。HP 成功のための不可欠な 5 つの活動戦略を，囲み記事に記した。

PHC と HP の共通点として，個人のみに健康の責任を負わせるのではなく，個人の健康に影響する政治的・社会的環境要因による責任を明言したことである。その共通原理には，「住民参加」「多部門協働」「エンパワメント」「継続性」などが挙げられる（WHO，2013）。

一方，学習権宣言が採択された同時期の 1986 年に，欧州審議会での「成人教育と地域社会発展」が宣言され，地域住民による自己教育の主体形成の過程を促進するエンパワメントの教育実践が，地域全体へ浸透していった[9]。地域住民は健康学習プロセスを通じて健康課題の理解と意思決定可能なヘルスリテラシーや自己効力感の向上を得られること，エンパワメントが達成されうることが活動実践を通して概念化されていった[10]。

HP の活動戦略と 21 世紀の課題

▶健康は基本的人権であり，健康の決定要因とは，平和，住居，教育，社会保障，所得，人権と平等の尊重などの社会的・経済的・環境的状況のことである。

▶HP 成功のための 5 つの活動戦略（WHO 第 1 回オタワ会議，1986）
① 健康的な公共政策づくり
② 支援的な環境の創造
③ コミュニティの活動強化
④ 個人的なスキルの強化・開発
⑤ ヘルスサービスの方向転換

▶21 世紀の HP のための優先課題（WHO 第 4 回ジャカルタ会議，1997）
① 健康に対する社会的責任の促進：政策決定者は社会的責任を遂行するために環境を評価し，保護し，不健全な販売活動を抑制し，人々の安全を確保する。
② 健康改善に向けた投資の増大：健康の決定要因に焦点を当てた持続的な政策や活動，社会的基盤に投資すること。保健部門だけでなく住宅や教育へ，貧困層への投資増大。
③ パートナーシップの強化・拡大：健康実現のためにあらゆる機関や部門と築いていく。
④ コミュニティと個人の能力向上：個人，集団，コミュニティへの実地教育，リーダーシップ教育，資源の利用，意思決定過程への関与，コミュニケーション手段の向上。
⑤ HP のための基盤の確保：地域，国，世界のレベルで，新たな財政支援機構が存在すること，部門間協働を達成するための，新しい多様なネットワークができること。

---

⑤ 1990 年代

HP の動きが世界的に広がり，グリーン（L. W. Green）らにより健康教育[11]，HP[12]

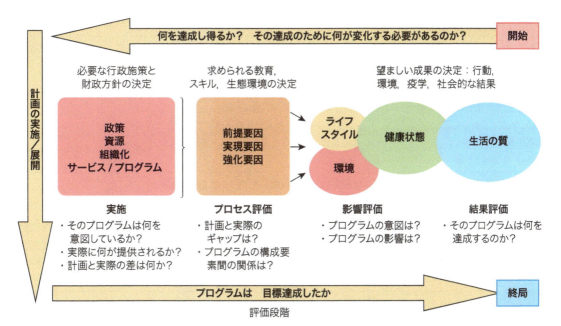

図8.1　健康施策の計画と評価のプリシード・プロシードモデル[13]

の活動展開のための**プリシード・プロシードモデル**[13] が開発された（図8.1）。この
モデルは大きく分けて，地域診断に基づく計画に関わる「プリシード」の部分と，健
康教育と健康政策などの実施，評価に関わる「プロシード」の2つの部分から成り
立っている。達成したいのは人々の生活の質の向上であり（結果評価），そのために
は人々の健康状態やライフスタイル，環境が良いこと（影響評価），これらを成功さ
せる**前提要因・実現要因・強化要因***が整っていること（経過または影響評価）が要
点となる。この流れを受け，米国の第2期 Healthy People 2000 では，1991（平成3）
年から10年計画で環境整備によって国民の健康を改善しようという動きになった。
個人，家族，コミュニティ，専門職や政府が協力して運動，栄養，喫煙，飲酒など
の行動の改善に取り組み，次の Healthy People 2010，Healthy People 2020 と，継続
的に国民健康運動を展開してきた。

　1997 年に初めてアジアのジャカルタで開催された第4回 HP 国際会議では，これ
までの HP の有効性を総括し，健康の決定要因（平和，住居，教育，社会保障，人
間関係，食料，所得，女性の地位，安定的な生態系など）を再検討して，21 世紀の
ヘルスプロモーションの方向づけをする機会となった（21 世紀に向けての5つの優
先課題については左の囲み記事を参照）。

⑥ 2000 年以降

　グローバル化が進んだなか，2005 年の HP 第6回バンコク会議で健康の決定要因
の改善の取り組みについて明確に打ち出されたことが特筆される。HP は，多機関
連携による健康決定要因の改善をはじめ，グローバルな開発の中心であること，コ
ミュニティや市民社会にとって重要な課題であること，生活の質の決定要因である
などと位置づけられ，"健康と健康の決定要因をコントロールする"と定義された

【前提要因・実現要因・強化要因】
プリシード・プロシードモデル[9]によると，「前提要因」とは，健康行動に先立つ，対象者や対象集団の知識や信念，価値観，態度である。「実現要因」とは，健康行動を実現させるために必要な条件であり，運動施設や健康教室など健康資源の利用可能性，近接性が含まれる。「強化要因」とは，健康行動が続くような報酬であり，周りの支援や是認，自身の満足感を含む。

表 8.1 　日本の健康施策のあゆみ

第 1 次国民健康づくり対策 昭和 53（1978 ～） （プライマリー・ヘルスケア：1978）	妊産婦・乳幼児・家庭婦人の健康診査，老人保健事業の実施，市町村保健センターの整備など ＊ 2 次予防の限界：医療モデルから生活モデルへ
第 2 次国民健康づくり対策 （アクティブ 80 ヘルスプラン） 昭和 63（1988 ～） （ヘルスプロモーション HP：1986）	2 次予防から 1 次予防重視へ。 80 歳になっても身の回りのことをできることが目標 生活習慣の改善による疾病予防・健康増進など
第 3 次国民健康づくり対策 平成 12（2000 ～ 2012） 「健康日本 21」	すべての国民を対象に 1 次予防に重点をおく 「子ども」「女性」「メタボリックシンドローム対策」など 9 つの分野で 80 項目の指標を設定 根拠法：健康増進法
新健康フロンティア戦略 平成 19（2007 ～健康国家への挑戦）	特筆すべきは 9 分野に『歯の健康』がとりあげられたこと。食の選択（食育），子どもや女性の健康，こころの健康などもとりあげられていること。
第 4 次国民健康づくり対策 平成 25（2013）年度～ 10 年間の計画 「健康日本 21（第二次）」	①健康寿命の延伸と健康格差の縮小，②主要な生活習慣病の発症予防と重症化予防，③社会生活を営むために必要な機能の維持及び向上，④健康を支え，守るための社会環境の整備，⑤　栄養・食生活，身体活動・運動，休養，飲酒，喫煙，歯・口腔の健康に関する生活習慣の改善及び社会環境の改善の考え方と，現状と課題を踏まえた具体的な目標値が提案された。

（前掲）。また，2009（平成 21）年の HP 第 6 回ナイロビ会議では，HP によって健康と発展のギャップを縮めるための行動宣言が採択された。ヘルスプログラム間，医療制度間などのギャップを縮めるために，継続的な基盤整備と能力形成，健康部門を超えたパートナーシップと連携，地域への権限委譲，市民に対する健康教育と住民参加のための資源の活用とネットワークの形成などにより，現在も HP 推進の努力が継続されている。

　日本においても，以上の歴史の流れを受け，第 1 次国民健康づくり対策が 1978 年から開始され，2 次予防から 1 次予防へ転換し，現在の第 4 次国民健康づくり対策

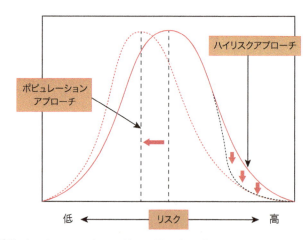

図 8.2 　ポピュレーションアプローチとハイリスクアプローチ

へ至った経緯がある（表8.1）。今日では，政策立案や環境づくりにまで拡大した評価の視点に立って，企画立案していくことが望ましいとする健康教育，HPの考え方が国内外で浸透している。

（2）疫学からみた健康教育のアプローチとその意義

疫学的観点から地域住民という集団の健康への介入法でみると，①住民集団から疾病のリスクをもつ人を少なくするためのアプローチ，②ハイリスク集団から，疾病発症する人を少なくするためのアプローチ，③疾病発症した人の重症化防止（医療）・リハビリテーションからのアプローチがある。①はポピュレーションアプローチ（PA），②はハイリスクアプローチ（HA）であり，それぞれの特徴に応じた，効果的な対象の選定を行う（図8.2）*。

2. 健康教育の目的・目標と評価

（1）健康教育の目的

公衆衛生活動も，健康教育，HPも目的は同じであり，個人・家族・コミュニティの健康（health / well-being）の保持・増進および生活の質の向上である。また，行政の立場からみると，健康教育の目的は，健康相談などと同様に，日本国憲法第25条*を具体的に実現することである。

（2）健康教育の目標と対象

健康教育の主要な目標は，個人・家族・コミュニティが，健康で良質な生活を送られるように，生涯を通してセルフケア能力を向上し，健康問題の解決能力を身につけることである。健康学習のプロセスに従って目標を分類すると，①適切な態度を備える（健康課題への関心や学習意欲，歪んだ認知や価値観の是正），②健康情報を適切に理解する（知識や技術の習得，理解），③学ぶ力を身につける（健康情報の収集／判断力・思考力・表現力の向上）④学んだことを応用する（行動変容，主体性の醸成，創造）ことである。

たとえば，①の「タバコを吸うひと時の幸福感はとても大切。禁煙するくらいなら死んだってよい」という人を，「肺がんなどの病気になって家族を困らせては，幸せとはいえない。禁煙できた人は多いから自分もできるはず」と，価値観や自己効力感を変容することにより，主体的に行動変容できるよう，学習の機会を提供する。

健康教育の対象は，地域で生活する，あらゆる健康レベルの，あらゆる年齢層の人々である。各々の対象の発達段階に応じた，体系的な教育を行う。

（3）健康教育の目的・目標と評価との関係

① HPの観点からみた評価指標

健康教育の目的・目標は，あらかじめ決めた評価項目の測定や調査，観察によって評価される。よって，目的・目標と評価指標は裏表の関係にあり，対応している。HPの観点からみた健康教育の評価は，図8.1の評価の3段階であるプロセス評価・影響評価・結果評価に分けて整理すると，理解しやすい（表8.2）。評価項目の整理・作成により，なぜ，その健康教育を実施する必要があるのかを説明できる。プロセ

【ポピュレーションアプローチとハイリスクアプローチ】[14]
対象を限定せず，集団全体へ働きかける方法（PA）と，疾病リスクの高い対象に絞り込んでアプローチする方法（HA）がある。

PAは，多くの人々が少しずつリスクを軽減することで集団全体としては多大な恩恵をもたらすことに注目し，集団全体をよい方向にシフトさせる（例：ポスターによる麻薬対策，健康に配慮したメニューを提供する飲食店の登録と周知）。PAのメリットとして，成功すれば社会的影響が大きい（罹患数，死亡数の減少など）こと，集団からハイリスク者を選ぶスクリーニングの必要がないことが挙げられる。デメリットとして，個人への効果が低いこと，行動変容への動機づけが弱いこと，全体のコストに対する費用対効果が低いまたは測定困難であることが挙げられる。

HAは，疾患を発生しやすい高いリスクをもった人を対象に絞り込んで介入する方法である（例：虐待リスク妊婦への家庭訪問，喫煙者へのがん検診勧奨）。HAのメリットとして，効率的で費用対効果に優れている。デメリットとして，集団全体の健康増進への貢献度が小さいこと，成果は一時的・限定的であること，スクリーニングに費用がかかることが挙げられる。

*国民の社会権の1つである生存権と，国の社会的使命についての規定。

表 8.2　ヘルスプロモーションからみた健康教育の評価項目

評価の段階	プロセス評価 (process evaluation)	影響評価 (impact evaluation)	結果評価 (outcome evaluation)
評価の視点	①企画内容は現状に適していたか ②健康教育は適切に実施出来たか	健康教育の目標は達成できたか	健康教育の成果として，人々の健康レベル，QOL の向上はみられたか
個人レベル (individual)	・参加者の出席率 ・脱落率 ・参加者の満足度	・知識の変容 ・態度の変容 ・行動の変容	・検査データの改善 ・生活満足度の改善 ・行動変容の継続率　など
個人間レベル (inter-individual)	・リーダーシップの状況 ・チームワークの状況 ・実施期間中の相互の情報や意識の共有度	・周りのサポート（家族や職場，仲間の協力度） ・話題の程度（家族・職場など）	・実施期間後の行動変容継続のための互助 ・共助のしくみ作りやネットワーク形成の度合　など
組織／地域レベル (community organization)	・対象者の選定の妥当性 ・周知方法，実施回数，実施率 ・法律，健康政策等との整合性 ・実施者の調整力，指導力 ・予算と人員の確保	・健康学習の機会の増加 ・教育を受ける施設の近接性 ・健康生活の技術／専門知識や技術を得る実現可能性　など	・経済的効果（1kg減量するのに／1 人の禁煙に／医療費 1 人千円の削減に要したコストなど） ・次期の健康施策や政策に生かされたか　など

ス評価では，「企画の妥当性」「健康教育の実施状況」を，影響評価では「健康教育の実施による即時的な効果」を，結果（アウトカム）評価では「長期的な効果」を見る。また，個人レベルの評価なのか，参加者どうしの相互作用による効果（個人間レベル）の評価なのか，組織や地域全体レベルの評価なのか，分類・整理すると，ヘルスプロモーションの"自助""互助・共助""公助"の観点からも評価項目を設定でき，共有しやすい（表 8.2）。

② 健康問題と目的・危険因子と目標

　地域の健康問題は健康教育の目的と対応し，リスクファクター（危険因子）または寄与危険因子*は健康教育の目標と対応している。T 市の事例から，その関係を見てみよう。

【寄与危険因子
attributable risk
factor：ARF】
寄与危険は疫学用語の 1 つであり，危険因子の曝露によって罹患リスクがどれだけ増えたかを示し，その要因の除去によってどれだけ疾病を予防できるかを意味する，公衆衛生対策において重要な指標である。

事　例

T市における介護予防教育

（1）T 市の特性（高齢者）

健康問題：担当地区の要介護認定者が過去 5 年間で毎年 110％増加し，前年度も全国平均よりかなり高かった。

危険因子：男性では脳血管疾患（26.3％），認知症（14.1％）の割合が高く，女性

では認知症（17.6%），骨折・転倒（15.4%）の割合が高かった。また，要介護原因の詳細では，40歳以上の男性の脳梗塞の罹患率（推定値）は人口10万対800（全国の推定値600）であり，高血圧症の割合は51.7%（女性：39.7%），塩分摂取量は1日11.5g（女性：8.0g）であった。

寄与危険因子：自家用車の運転による通勤（80.0%），通勤時の渋滞は精神的ストレス（通勤者の85.0%），長時間の通勤による睡眠不足（5時間未満82.0%），地区の寄り合いに日本酒を飲む風習・文化がある（参加経験者の95%）など。

（2）T市の健康問題と健康教育の目的

T市の健康問題：要介護認定者の急増（110%／年）

健康教育の目的：「要介護認定者の増加率を5年間で1年当たり105%に抑える」など，必ず数値を示し，評価できるようにしておく。

（3）T市の危険因子または寄与危険因子と健康教育の目標

T市の危険因子：「40歳以上の男性の脳梗塞罹患率が高い（800／10万対）」「男性の高血圧症患者の割合が高い」「男性の塩分摂取量が多い（11.5g／日）」などである。危険因子は単一ではなく多要因が複雑に絡み合っている場合が多く，優先される危険因子を選ぶ。

健康教育の目標優先される危険因子を「男性の塩分摂取量が多い（11.5g／日）」とすると，これに対応する健康教育の目標は，「男性の1日の塩分摂取量を1g減らす」となる。

寄与危険因子は，健康教育のサブ（下位の，具体的な）目標と対応している。たとえば「通勤運転中にストレスを感じる者を軽減する（65.0%）」であり，「ストレス解消法を効果的に実践できる」ような学習方法が選ばれるであろう。そして，サブ目標は，健康教育の評価指標となりうる（図8.3，8.4を参照）。

3. 健康教育の方法（計画・実施・評価）

健康教育の方法でイメージするのは，どのようなものだろうか。たとえば，市町村保健センターにおいて，母子保健では両親（パパママ）学級や育児教室，成人保健ではメタボ*予防教室や心の健康講座，高齢者保健では介護予防教室やロコモ*予防教室などが思い浮かぶだろう。多くの健康教育の実践者は会場に対象者を集め（会場に出向き），対象者が主体的に健康学習を進め，本人が自身の意思決定，行動変容へ向けて支援している。

健康学習の進め方としては，大きく系統学習（演繹法）と問題解決型学習（帰納法）のプロセスに分類される。系統学習は，ものごとを体系的に順序立てて学ぶ方法であり，原理原則としての知識・理解を得た上で，実際面に応用する（知識・理解→問題

【メタボ】
メタボリックシンドローム（metabolic syndrome：代謝症候群）の略称であり，生活習慣病の三大要素（高血圧・糖代謝異常・脂質代謝異常）がインスリン抵抗性を基礎に集積して動脈硬化性の心血管疾患を引き起こすとされる。これに加え，内臓型肥満（リンゴ体型）とインスリン抵抗性との間に炎症が介在することを指摘し，WHO（1998年）をはじめ，複数の研究・保健機関がこの名称と複数の診断基準を発表した。同時に，診断基準に議論があり，「メタボ」のレッテルを貼らないように注意喚起がされている。

【ロコモ】
ロコモティブシンドローム（locomotive syndrome：運動器症候群）の略称であり，変形性関節症や骨粗鬆症など運動器の障害により要介護になるリスクの高い状態になることである（日本整形外科学会，2007）。加齢や運動不足に伴う，身体機能の低下，運動器疾患による痛み，易骨折性などが要因となり，バランス能力，体力，移動能力の低下をきたし，日常生活動作（ADL）が自立して行えなくなり，健康寿命の短縮，閉じこもり，廃用症候群や，寝たきりなどの生活の質の低下につながる。

解決）。これに対して，問題解決型学習は，テーマの問題を解決するためにはどうしたらよいか，実際に調べ，考え，実施してみる。具体的な活動の中から，原理・原則を学ぶ，帰納的な方法であり，多くの健康教育に用いられる（問題解決→理解）。

（1）健康教育の流れ

健康教育の方法には，一連の流れがある。すなわち，Plan（企画）→ Do（実施）→ See（評価）がスパイラル（らせん）状に続くプロセスである。プログラムの実施，評価が円滑に効果的に進行するか否かは，計画の段階でいかに周到な準備をするかによる。

（2）健康教育の計画立案のポイント

計画段階のプログラム内容の決定が効果的な実践につながる。健康教育の計画立案（Plan）では，以下の6W2Hを考える。

6W2H			
Why	なぜ（目的・目標と評価）	Whom	誰に行うか（対象者）
What	何を（健康教育内容）	Who	誰が行うか（実施者）
When	いつ	Where	どこで
How	どのように（方法）	How much	予算

【地域診断】
保健師により行われるのは地区診断であるが，市区町村などの地域全体を表す場合，またはグリーンらによるヘルスプロモーションのcommunity（訳語はほぼ地域である）を表す場合は，地域診断とした。

（3）地域診断*と健康教育の目標・評価

（p.110の【介護予防教育の事例】を参照）地域診断に基づいた健康問題を解決するために健康教育の目標と評価指標を設定する。あなたなら，どのような目標を設定するだろうか。

目標（評価指標）の例（修正前）
①「要介護状態になる原因を理解する」
②「日々の生活で運動を取り入れることができる」

目標と評価のポイント：対象集団に"どのような変化を起こしたいか"を表現する。評価は，いつまでに，どの対象に対して，どの程度変化してほしいかを示す。つまり，目標は評価指標の設定と同義である。

この目標の誤りは，対象集団に"どのような変化を起こしたいか"が表現されていないことである。この目標では，健康教育の効果を評価できない。次の例のように表現すると，どうだろう。

目標（評価指標）の例（修正後）
①'「この地域の要介護の要因は脳梗塞罹患と高血圧症だと知っている40歳以上の割合を20%増加する」（1つの健康教室であれば，参加者全員が要介護の要因を知っている）
②'「1年後に，1日8分以上のロコモ体操をする65歳以上の割合を3割から5割に増やす」など

どの程度の変化が妥当かについては，①政府による国全体の目標値や測定値を参考にする，②これまでの研究論文などの文献を根拠にする，③地域の人々にデータを示しながら意見を求める／話し合う，④近隣地域と比較する，などの方法によって検討する。

（4）対象の事前把握と周知方法

目標達成のために，地域のどの対象者にターゲットを絞る（標的とする）のか，検討する。

① 対象者の選定

（目標例）「教室終了時に，参加者の7割が1日8分以上のロコモ体操を開始する」を達成するために，地域特性や住民・関係者の声に応じて，対象者は健常な高齢者か，ハイリスクの虚弱（Frailty）高齢者か，などを決定する。

② 対象者の事前把握

対象者に必要な変化を起こすために，健康教育を行う前に，どのような知識や経験のある対象者であるのかを把握する。

（ロコモ予防教室の把握例）運動器に関する体力面や行動・生活面のベースライン調査，知識，態度，ヘルスリテラシー（第5章）の状況を把握しておく。

③ 周知方法と参加の工夫

いかにして必要な対象者に周知し，健康教育への参加を得るかが重要である。

i）対象者が限定されている場合：スクリーニング等によりリスクの高い対象者に限定されている場合，電話や郵送による個人通知によって直接案内して，参加を促すことが効果的であろう。たとえば，がん検診や骨粗鬆症検診と組合せる，参加により地域の商店のクーポン券やポイント加算などに還元するなどのインセンティブ（積極的動機づけ効果をもたらす刺激・誘因）を付加するなど，参加率を高める工夫をする。

ii）不特定多数の場合：周知したい対象者（10代か，60代か，労働者か，主婦かなど）に届くために，その対象者への情報提供の手段を考えてみよう。インターネット検索，広報誌や回覧板を読む，主治医や友人に聞く，本や新聞を読む，テレビやラジオを視聴するなどさまざまな情報収集の手段がある。また，テーマと内容が魅力的で参加することが重要，と思わせる必要がある。

（5）健康教育計画の手順

担当地区で健康教育を実施する際には，上記（1）〜（4）をふまえ，表8.3「健康教育計画の手順」に沿って健康教育指導案を作成する。まず，担当地区の解決する必要のある健康問題を整理する。その上で，今回の健康教育ではどの健康問題を改善したいのか決定する。そして，健康教育の目的・目標，全体の保健事業のなかの位置づけ，選定された対象者への効果的なアプローチ方法（表8.4），進め方，効果的な媒体の工夫（表8.5），シナリオの作成，評価指標の決定（前述：表8.2）などを計画する。方法の検討に当たっては，それぞれの特徴や長所・短所を理解した上で活用すれば，より効果的であろう。

表 8.3　健康教育計画の手順

手順	項目	考え方／方法
①	健康上の地域問題	担当地域（地区）における健康情報の整理，情報収集，分析を行う。健康問題の優先順位は整理されただろうか。優先順位の高い順に健康教育プログラムを企画・実施していく（p.30 の図 3.3 参照）。
②	優先される健康問題の決定	その地域（地区）では，どのような課題か優先されるのか，今回の健康教育にその健康問題を選んだ理由を明らかにしておく（図 3.3 参照）。
③	健康教育の目的・目標の設定	優先される健康問題を解決するための目的・目標設定であるか，確認する（表 8.2，図 3.1 参照）。
④	健康教育の位置づけ	どの保健事業のどの部分を担うのか，位置づけを明らかにする。今回の健康教育は，健康教育プログラム全体のどの部分にあたるのか，明確にする（例：退院後のリハビリテーションの初期で家族と自宅で行うリハビリ教室 3 回コースの 1 回目）。また，他の健康教育プログラムや保健事業に重複はないか，自治体の健康施策との整合性はあるか，チェックする（図 3.4 参照）。
⑤	対象者に応じたアプローチ法の検討	ⅰ．対象者の把握：性別，年齢，職業，教育程度（テーマに関する知識や理解度，ヘルスリテラシー，体力や健康行動の把握を含む），家族構成，日常生活状況，価値観，社会活動状況等が挙げられる。
		ⅱ．対象へのアプローチ方式：健康教育の実施にあたっては，対象へのアプローチの方式によって，期待する効果が異なってくる。個別指導または小グループによるアプローチが妥当なのか，講義やパネルディスカッション，マスコミ（大衆伝達）によるアプローチが妥当でなのか，各々の特徴と長所，短所を整理したので，これらを踏まえて実施したい（表 8.3）。
⑥	健康教育の方法（学習プロセス）	ⅰ．学習プロセス：実践の要であり，その健康教育を企画した根拠（優先される健康課題），テーマ，学習目標，日程，場所，予算，従事者，対象者への広報の方法，評価方法，教育方式（表 8.4），用いる健康行動理論などにより構造化されている（表 6.1 参照）。
		ⅱ．媒体の工夫：健康教育の目的，目標を達成するために，対象の理解度やテーマに沿った最適な教材であるか，検討する。教育プログラムの中で，いつ，どのような場面でその媒体を利用するのか，計画を立てる。媒体には，その伝達の種類によって，視聴覚媒体，印刷物，ICT 媒体に分けられ，それぞれに特徴がある。各々の具体的な教材による長所や短所を踏まえて，選定，作成していく（表 8.5）。
⑦	構成要素の検討	どのような構成（導入，展開，まとめ）にするか，限られた発表時間で，どこに焦点を当てるか，教材または媒体を効果的に使用するため，要点を箇条書きにする。導入ではどのように始めるのかなどのシナリオを作成しておくと，とくにグループで実施する際には事前のデモンストレーションや役割分担においても有用である（表 6.2 参照）。
⑧	評価指標の設定	はじめに考えた目標（目標設定が重要）が達成されたかについて，確認すればよい（表 8.2）。

表 8.4 健康教育の方式別の特徴と長所／短所

	教育方式	特徴	長所	短所
個人	個別指導	・対象者の個性，生活，環境，能力，ペースに応じて1対1で関わる	・個別性が高い場合，有効である・テーラーメイド（本人にぴったり）な関わりができるため，満足を得やすい	・仲間意識や目標に向かう競争意識が生まれにくい・1人に要する人材，時間などコストが高い
集団	グループワーク／グループ討議	・対象者を数人に分け，テーマに沿って共同で作業や討議をしてグループの意見の調整，集約をしながら結論や形にしていく	・共通の健康問題をもつ人々が共感でき，仲間意識をもてる・意見を出し合うことで主体性が生まれやすい	・消極的なメンバーは参加しにくい・個々の問題へフィードバックする工夫が必要
集団	講義	・多数の受講者を一堂に集めて，テーマについて知識や経験のある講師が説明する	・多くの人々に伝えられ，効率性が高い・時間・場所の調整や準備を整えやすい	・講師が伝えたとおりに受講者が理解するとは限らない・受動的になりやすい・教育した通りに学習（行動）するとは限らない
集団	シンポジウム（研究／講演討議会）	・何人か異なる立場の専門家が話をし，司会者は全体的にまとめ，聴衆は話を聞いてテーマについて自分の考えを深める	・難しいテーマでも全体で質問をすることにより，聴衆全体に理解を促すことができる・集団効果を高めやすい	・専門的な内容が多く，参加者には理解できない人もいる
集団	フォーラム（公開討論会）	・テーマについて賛成/反対または中立の立場で意見を述べて司会者は意見を要約し，相違点を明確にする。聴衆は自分の意見を固めていく	・賛成か反対か，自分の意見を固める根拠や考え方を得られる・集団効果を高めやすい	・専門的な内容が多く，参加者には理解できない人もいる・納得する意見を得られない場合は不満が残る
集団	パネルディスカッション（公開討論会）	・フォーラムと似ているが専門家ではなく，参加者と同じ立場で意見のやりとりを行う	・一度に複数の見解を聞ける・参加者は自分のこととしてイメージ，理解しやすい・集団効果を高めやすい	・進行係はパネラーの意見を尊重しながら，ある結論に達する必要があるため，技術を要する
不特定多数	マスコミュニケーション（大衆伝達）	・テレビ，ラジオ，新聞，広報，インターネットなど，テーマについて時間的，空間的距離を隔てた間接的・一方的な伝達である。不特定多数にアピールし，啓発を行う	・無自覚，無関心の場合は，考える，行動するきっかけとなる・わかりやすい（ことば，絵，画像，音声など）工夫がされている・引きつける工夫がされている	・引きつけるために誇張した表現になりがち・わかりやすいために単純な言い方になりがち・科学的に見せるために，都合の良いデータを選びがち

表 8.5　健康教育の媒体別の特徴と長所／短所

媒体伝達の種類	具体的な教材（説明）	特徴	長所	短所
視聴覚媒体	・図解 ・絵，写真，地図 ・芝居／ロールプレイ用の紙やエプロン ・パネル（説明の図板）／スライド ・ポスター（壁面や柱などに掲示するために制作された視覚的な広告／宣伝媒体） ・DVD ／映画 ・模型／モデル ・パノラマ（全景／広い眺望） ・ジオラマ（実際の風景に似せて小型の模型にしたもの） ・実物	・視覚，聴覚に直接，直感的に訴えることによりテーマについて具体的に考える補助となる。立体的，平面的動きがあるもの，音声を伴うものがある。	・文字で表現するより具体的にイメージしやすい，実感しやすい ・興味・関心をもちやすい	・原則的に持ち帰ることができない（時間内や期間限定の貸し出しが多い） ・見返したり復習することはできない（知識や技術の定着目的には適さない） ・初期費用（購入費）がかかる
印刷物	・広報誌 ・パンフレット（概ね5-49ページの小冊子） ・リーフレット（1枚の紙を折りたたむことによってコンパクトにまとめた印刷物） ・テキスト・レジュメ	・文字を中心にテーマの内容を説明している ・読んで欲しい対象者に見やすく，わかりやすく興味をもてるように絵や図，カラー印刷，文字の大きさなどを工夫する	・手元に残るため見返すことが可能 ・定着に役立つ ・自分の生活を振り返る工夫が可能である	・配布する対象者数によって，印刷物にかかる費用によって経費（コスト）がかかる ・適正な見積もり，予算案を立てる必要がある
ICT媒体	・ウェブ（Web）サイト；ホームページ（健康情報掲載など） ・Web 掲示板 ・e-mail，e-Learning（主にインターネットを利用した学習形態） ・SNS（social networking service，登録された利用者同士が交流できる Web サイトの会員制サービス）	・Web サイトやインターネットを利用した Information and Communication Technology（情報通信技術）による媒体 ・知識提供型では，対象者がインターネットにアクセスすることにより，知識を得る ・参加型ではホームページの掲示板やメールで双方向に交流しながら，禁煙相談などをして行動の継続を促す	・注意を喚起する ・適正な情報源へのアクセスによって正しい知識を得ることができる ・手軽に多くの情報を入手でき，保管などの管理も可能である	・インターネットを使用できない人は使えない ・誤った情報との識別が難しい ・直接の相談や面談より真意が伝わらないことがある ・個人情報漏洩の危険がある

第2節 ● 保健師による健康教育の特徴と実際

1. 保健師が行う健康教育の特徴と求められる実践能力

（1）保健師が行う健康教育の特徴

① 地区活動の一環としての健康教育

ⅰ）　多様な側面からの地域診断：保健師は，地区活動の一環として健康教育を実践するため，「コミュニティ・アズ・パートナーモデル」のように，物理的環境や教育，近くの病院・スーパーなどの利便性や完全失業率などの経済状況，保育園の整備（行政施策や法制度）など，健康に影響する環境を多様なレベルからアセスメントし，健康教育に生かす。

ⅱ）　地区担当制による継続的な介入：医療機関での入院患者との関わりに比べて，保健師は退院後の地域に戻っての長期の生活に関わる「地区担当制」による活動をするため，継続的に把握，フォローできることが特徴といえる。

ⅲ）　五感のフル活用：日頃から地域に出向き，五感をフルに使って地域を観察し，住民の声に耳を傾けながら，住民主体の健康解決へ向けて支え，促す役割を果たすのが特徴といえる。

② 同時進行で行われる対象の把握と介入

ⅰ）　個別と全体の同時進行：保健師活動の特徴は，個人や特定の集団などの個別の健康問題に対応しながらも，常に組織や地域全体の健康問題として捉えることが特徴である。

ⅱ）　新規事業の開拓と唱道：健康問題改善のために，必要に応じて新規事業（健康教育事業）の開拓，予算の確保と同時に，法制度改善のための資料作成や議会への提案など唱道者*としての役割を合わせもつ。

（2）健康教育で保健師に求められる実践能力

健康教育において保健師に求められる実践能力について，卒業時までに到達するべき実践能力報告書[15]，保健師の人材育成ガイドライン[16] を基に，基本的な姿勢，科学的な知識・技術・思考力（頭），柔軟な調整力（心）の３領域に分けて整理したので，参照されたい。

① 基本的な姿勢

行政職員，専門職能として求められる基本的な姿勢に加え，地域住民の人生や行動に深く関わるため，対象者の価値観を尊重する姿勢をもつことが基本となる。また，援助側の教育に臨む態度として，相互作用と相互学習を理解し，対象者の学習プロセスから学ばせて頂く意識をもつ必要がある。

② 科学的な頭

ⅰ）　信頼性・妥当性のある健康情報の収集力：たとえば授乳方法や抱き方のように，時代とともに健康情報の内容や法制度は変化してきた。法律や予算の出処

【唱道者
（Advocator）】
権利の代弁・擁護と政策提言など実現の支援機能を果たす者をいう。とくに決まった日本語訳はない。権利表明が困難な子どもや障害者の権利のために積極的に発言することに加え，ロビーイング活動（政策提言・形成，関与）を行う。

の変化をはじめ，疫学や病態生理，信頼性・妥当性のある健康教育方法など，常に最新の情報に更新できる能力が求められる。

ⅱ）地域診断に基づく健康教育の企画力：行政に所属する保健師は，公務員の一人として，限られた予算や人材，資源を最大限に活用して保健事業の一つである健康教育の成果を出していく責任がある。よって，適切な地域診断に基づいて分析・判断し，効果的な健康教育を企画する思考力が求められる。企画では，対象者がどのような人々であるのかの想像力，テーマや内容を工夫し，惹きつけるネーミング力も役立つであろう。

ⅲ）健康教育の実施・展開力：健康教育の企画を適切に実施するためには，計画が予定通りに進んでいるか確認・点検していくモニタリング力が必要となる。また，健康教育の企画立案時の保健師による連絡調整では，時間管理のための工程表（ロードマップ）作成などの段取り力（手配力）が求められる。

健康教育実施者は，自分自身の話し方の癖や強み（元来の声の大きさや滑舌，ジェスチャーの癖，物怖じしない／緊張しやすい性格など）を自己理解し，職場や実施する仲間同士でデモンストレーションをし合うなど，改善／遂行力・自己成長力が求められる。

③ 柔軟な心

地域の健康問題解決のために，関係機関・関係職種との連絡調整や社会資源の活用，新たな社会資源の開発のための企画調整など，柔軟なコーディネート力が求められる。実現が難しい場合は次善の策を講じるなど臨機応変な対応が求められる。電話，メール，面談での打ち合わせなどでは，自分の考えを表現する力，信頼関係に基づく双方向性のコミュニケーション能力が求められる。また，わかりやすく行動変容が可能な説明や媒体の創意工夫が必要であるため，芸術力（美術・音楽・図画工作・演劇など）が役立つ。

第3節 ● 健康教育の事例：自殺予防教育

健康教育は保健師活動，地区活動の一環であり，ここでは，健康教育を含む保健事業や地区組織活動などの活動内容を「プログラム」と称する。

思春期保健に関するＴ市の健康教育立案のプロセスについて，ヘルスプロモーションの枠組み[17]を用いて，追ってみよう。

自殺予防教育を取り上げた理由
① 全国値と比較して十代の自殺死亡率，とくに15〜19歳が高いことが挙げられる。
② 国の健康政策（健やか親子21で改善の必要な事項であること）やＴ市の自治体としての政策（若者が住み続けたくなるまちづくり）との整合性がある。
③ 自殺は複合的要因が関与し，社会環境要因が影響することから，個人の努力に加え，

社会の努力が必要であり，HPとしての自殺対策への適用がふさわしい。

なお，全国的には自殺予防の**ゲートキーパー**[*]養成が推進されており，政府広報オンライン[*]で健康情報が提供されているため，参照した。

（1）T市の地域診断（第6章「健康相談」の事例と同じ地域）

① 量的データより

ⅰ）概要：人口5万人，人口3区分：年少人口割合10%，生産年齢人口割合56%，高齢者人口割合34%，出生率7.0，死亡率11.0，5年間SMR 110.0，婚姻率6.0，離婚率2.3，コホート合計特殊出生率1.42，妊娠11週以下での妊娠の届出率90.8%，工業地帯と農村地帯が混在

ⅱ）思春期保健関連：十代の自殺死亡率（10万人対）：10〜14歳1.8（男2.0／女1.0），15〜19歳9.5（男12.3／女6.2），十代の人工妊娠中絶率：7.3，十代の喫煙率：中学1年男子1.6%，女子0.9%，高校3年男子8.6%，女子3.8%，十代の飲酒率：中学3年男子8.0%，女子9.1%，高校3年男子21.0%，女子18.5%，スクールカウンセラーを配置する小・中学校の割合：小学校37.6%，中学校82.4%

ⅲ）地区の状況：約10年間で傾聴ボランティア（登録者50人），子育てボランティア（登録者100人）を養成した。自殺予防関連の予算は計上されていない。

② 質的データからの判断（日常の保健師活動から得られる健康情報より）

ⅰ）地域の文化・風土：T市内で中学2年男子の自殺があり，「いじめ自殺」とマスコミに大きく報じられた事件があったばかりであった。しかし，学校・地域における自殺予防教育はほとんど行われていない現状があり，むしろ"寝た子を起こす"懸念から，タブー視されてきた風土がある。

ⅱ）地区組織の状況：ボランティア養成講座OB（子育て支援／傾聴）に対して，「いじめ自殺」事件について問いかけると，「うつ病」や「自殺」という言葉を使用することへの懸念や関わる不安があると反応した。

思春期保健活動は不定期に年に数回，性教育を実施する状況であり，組織的な取り組みは行っていない。

ⅲ）最新の知見の整理：自殺の「危険因子は社会的地位や教育レベルの低さ，社会的なストレス，家族機能や支援の問題，被虐待体験，精神疾患の既往，自殺企図や絶望的な感情などであり，保護因子は重要他者からの支援，地域社会への参加，満足な社会生活，精神保健サービスの利用など」[18]である。効果的な対応法として，「聴くこと，自殺のサインを聞き分けて，危険なサインをキャッチしたら，"自殺を考えていますか？"などと具体的に訊ねることを重要視し，押し隠していたつらい気持ちをはきだすことで気持ちが徐々に軽くなり自殺から遠ざかっていく」[19]。自殺に対するタブー視を取り除くには，地道な啓発活動とともに，コーヒーサロンなどを設け「語れる死」にする取り組みや，遺族が安心して相談できるように地域への信頼を高める取り組みが必要である[20]。ま

【ゲートキーパー（Gatekeeper）】
直訳すると門番という意味であり，自殺対策におけるゲートキーパーとは，地域や職場教育，その他さまざまな分野において，身近な人の自殺のサインに気づき，その人の話を受け止め，必要に応じて専門相談機関につなぐなどの役割が期待される人のこと。

[*] http://www.gov-online.go.jp/useful/article/201402/2.html

た，"死を遠ざけるのではなく，豊かな死のイメージが，現実の死を防ぐことができる"ことは，真剣に生きることを考え始める（十代の）時期だからこそ，その裏返しとして死が頭をよぎり，希死念慮も高まる[21]と考えられる。

保健師は，身近な人に，死について率直に語ることのできる場づくり，地区組織活動が重要ではないかと考え，OB会の時に，十代の死について話し合いの場をもった。

準備としての傾聴ボランティアとの会話

保健師「ところで，今日は話しにくい死について，ご意見をお聞かせいただきたいです。最近も大きくニュースで報じられましたね。どのように受け止めていますか」

住民A「いや…それが，その子はうちの近所のお子さんだったんですよ。ご両親になんて言っていいか…。あまりにお辛そうで，とても声をかけるなんてことは…（声が詰まる）」

住民B「私も…。知っているお子さんだったんですよ…。そう言えば，もともと元気なお子さんだったのに，1人で暗い表情でお昼間に道をふらふら歩いていることがあって…思い当たることもあるので，どうして，あの時ひと言声をかけなかったんだろうって…」

（他の5人も頷きながら，沈黙が続いた）

保健師「言い難いことを話してくださって，本当にありがとうございます。このメンバーの皆さんには，何とかしたかった，自分が役に立ちたいけど，どうしてよいかわからない。わかれば，少しは防ぐことができるかもしれないと思っていらっしゃる…」

"人は，どういう時にやる気になるか""人は何によって行動するか"については，Deciら[22]による「内発的動機づけは人の行動に影響すること」が知られている。また，自己決定理論のうち「他者志向的動機」[22,23]は，主体性をもった自己決定と同時に人の願いに応えようと努力することは，動機を高める要因になりうることを示した。さらに，海外の200以上のエビデンスにより検証されている有効な介入方法として，「動機づけ面接（Motivational Interviewing）」がある[24]。これらの実践的な動機づけ理論も生かして，保健師は健康教育を企画した。

（2）T市における健康問題と健康教育企画のプロセス（図8.3）

① 優先されるプログラムの決定プロセス

担当保健師は，T市の地域特性に応じて健康教育の優先される対象と方法を決定する。地域全体では，他にも，高校生と大学生による**ピア・エデュケーション**＊を行った。今回は，自殺予防のために傾聴ボランティアのOB会による活動の可能性を検討した。

なぜ，「自殺予防」を優先的に取り上げたかについては，「優先される健康問題の決定[17]」＊に基づいて，以下の4点の根拠から，ゲートキーパー養成の健康教育に決定した。

【ピア・エデュケーション】
あるテーマについて正しい知識，スキル，行動を同世代の仲間で共有する健康教育であり，地域で実践されている効果的な健康教育方法の1つである。今日では，各地域で思春期の若者が抱える性の悩みについて，同世代の仲間（ピア）が相談役になり，解決を目指す取り組みがあり，学生らが，エイズ，性感染症，デートDV，スマートフォン依存などのテーマについて中学や高校で学び合う活動をしている。

【優先される健康問題の決定】
地域で優先される健康問題[17]は，以下の4点について考慮して，決定する。
① 広がり（その問題は広く生じているか）
② 重大性（その問題は生命の維持，生活の質を脅かす重大なものか）
③ 選択性（住民の中の特定の集団に影響し，支援がなければ不利益を被るか）
④ 介入への反応（介入によって問題がうまく解決することがわかっているか）

自殺予防が優先される根拠（優先される健康問題の決定）

① 広がり

「健やか親子21」でも十代の自殺率は健康課題となっており，Ｔ市は全国値に比べかなり十代の自殺率が高いことが挙げられる。また，自殺未遂（少なく見積もっても既遂者数の10倍以上）が1件生じると，強い絆のあった人のうち最低5人は深い心の傷を負うという推計もある（厚生労働省）。自殺は連鎖を呼ぶ（群発自殺）といわれ，とくに十代は他者の自殺の影響を受けやすい。

② 重大性

若い命を失うという重大性に加え，残された者の心の傷や“どうして救えなかったか”という後悔／自責の念などへの支援は重要である。

③ 選択性

死にたいと思った中・高校生は少なくとも2～3割いるとされ[19]，支援がなければ不利益を被る恐れがある。

④ 介入への反応

ゲートキーパーの養成は，支援組織・支援者の存在や周囲の理解が自殺予防に有効である（厚生労働省自殺対策推進室ホームページ）。

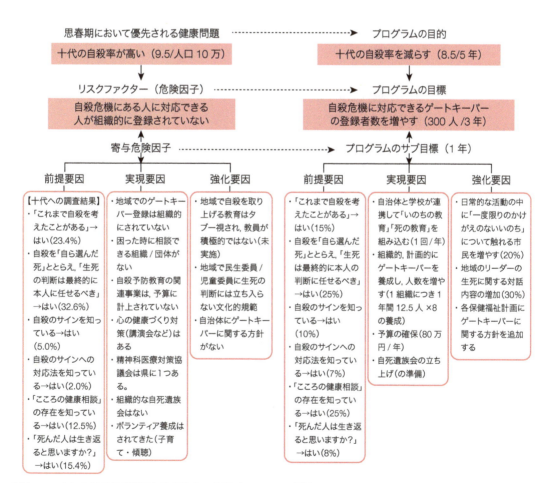

図8.3　Ｔ市における健康問題と健康教育の企画プロセスとの関係

② プログラムの目標と前提要因・実現要因・強化要因

　ヘルスプロモーションの観点からみた地域で優先される健康問題を「十代の自殺率が高い（9.5／人口10万）」とし，これがプログラムの目的に対応し，「十代の自殺率を減らす（5年間で8.5へ減少）」となる。また，危険因子はプログラムの目標に，寄与危険因子はプログラムのサブ（下位の／具体的な）目標に対応する。サブ目標を，さらに前提要因，実現要因，強化要因に分けて具体的に示した（図8.3）。図の左下の寄与危険因子のなかの「前提要因」は，十代の自殺に関連する意識・知識・態度の調査結果から抜粋した。

　たとえば，「これまで自殺を考えたことがある」十代は23.4％であり，およそ4人に1人は考えたことがあるようだが，もし，かけがえのない命を大切にすることを学び合う場があれば，この割合は変化するかもしれない。また，「生死の判断は最終的に本人の判断に任せるべき（32.6％）」という態度や価値観をもっていたら，周りが悲嘆に暮れることなどかまわず，死を選んでよいことになる。

　これらの実態をゲートキーパー養成の際に，参加者と一緒に考えていくことが自己教育にも相互教育にもつながるのではないだろうか。その結果，地域での「おはよう。今日も一日元気で過ごしましょうね」「気をつけて行ってらっしゃい」など，普段の何気ない挨拶の言葉かけから，その表情や態度は変化していくのではないだろうか。対話やコミュニケーションが増えて子どもが周りから支えられている，見守られている感覚を確信できれば，生や死への価値観なども変化する可能性は高まる。地道な活動ではあるが，地域組織活動（コミュニティ・オーガニゼーション）[26,27]の観点からも，意図的で計画的な活動といえる。

　たとえば，前提要因の「生死は最終的には本人の判断に任せるべき」と考えるか否かで，自殺のサインを出している人への観察の視点や声のかけ方が異なってくる。関わり方が異なってくれば，その後の自殺行動は予防的にも促進的にも変化しうる。そこで，具体的な健康教育のプログラムは，この前提要因を教材として，参加者と一緒に考えることにより，改善を図っていくこととした。

（3）T市の優先される健康問題から健康教育へ（図8.4）

　地域のニーズアセスメントについて，図8.3の内容が他の保健師や関連職種と共有されたら，ターゲットとなる対象と具体的なプログラムについて企画する。有効なプログラムとして，計画的な意識調査，養成されたゲートキーパーが不安や戸惑いなく身近な人に健康情報を伝えられるしくみ作りやネットワークの形成，新規保健事業の企画書作成や議会への提出などが挙げられる。既存の目標に沿った健康教育プログラム対象の選定と活動方法を図8.4に示した。

（4）健康教育指導案の作成（表8.6）

　ここまで来たら，あとは関係者と共有でき，具体的に活動できるように，健康教育指導案を作成する。指導案の項目は，わかりやすく惹きつけるテーマ，テーマに関連する地域の健康問題，全体のプログラムのなかの位置づけ，目標，評価の指標，今回のターゲットとなる対象は誰で，どのくらいの規模か（人数），教育の全体の位置づけ，

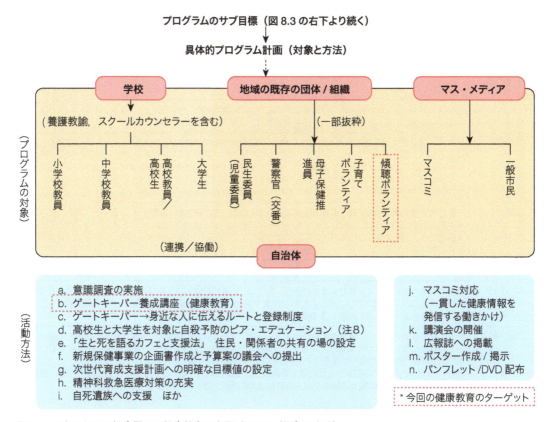

図8.4　T市における健康問題と健康教育の企画プロセス（対象と方法）

概要，広報はどのようにするか，費用対効果（どのくらいの予算／コストで実施し，効果を上げるか），従事するスタッフの職種や人数，必要物品の準備などである（表8.6）。健康教育の目標については，「プログラムのサブ目標」のうち，今回の健康教育で目指す項目を選択して，評価項目と対応させる。また，シナリオまで具体的に作成（表8.7）しておけば，当日に参加者の反応を見ながら進行する余裕ができ，より円滑に健康教育が進むであろう。シナリオには，媒体を使うタイミングや健康行動理論（第5章：ここでは，社会学習理論）を効果的に用いる意図などを記入し，準備しておく。

表 8.6　健康教育指導案（自殺予防の事例）

テーマ	T市の宝：10代の悩みに気づいて支える：あなたもゲートキーパーに！
健康上の地域問題	T市の思春期〜成人期の健康問題として，10代の自殺死亡率が全国と比較して高い：10〜14歳 1.8（男 2.0／女 1.0），15〜19歳 9.5（男 12.3／女 6.2）。一方，自殺危機にある人に気づき支援するゲートキーパー養成は組織的には実施されていない。
全体の位置づけ	（図 3.3 参照）T市全体の対象機関は既存の 5 関係団体／組織であり，「傾聴ボランティア」団体への実施は，そのなかの 1 つである。1 開催につき 1 回の健康教育と受講後，年 2 回の頻度で集まりフォローアップを行う。
目標	T市で自殺危機に対応できる人を増やすために，受講予定者の 3 割がゲートキーパーとして登録することを目標としている。 1. 自殺危機では本人の判断力が低下していることを意識する人が増える（50% 増加）。 2. 自殺のサインと対応法を知っている人が増加する（50% 増加）。 3. 自殺のサインに気づいた時に対応できると自信を持つ人が増える（30% 増加）。
評価	・上記の目標 3 項目の達成度（人数と母集団に対する割合）を評価する（影響評価）。（←今回の評価指標！） ＊中期評価（1 年間）：約 30 人のゲートキーパーが登録し，年 2 回のフォローアップを行う（プロセス評価）。 ＊長期評価：予防を含む自殺危機に対応した者が増加し（20%），十代の自殺率が減少（8.5）する（結果評価）。 ＊費用対効果：1 人のゲートキーパー養成に要した費用を算出する。
対象	T市内の傾聴ボランティア 25 人（傾聴ボランティア全体の 2 分の 1）
	対象の背景：地域の人々に関わる機会の多い，20 代から 60 代の幅広い年齢層の傾聴ボランティアを対象にすることにより，思春期においても二次性徴の出現や発達課題，友人関係，学習面，容姿，家族関係などの悩みや困難のある十代の話を傾聴できる可能性のある存在である。
概要	受付の時に参加者に事前・事後の 4 項目アンケート（①生死は最終的に本人の判断に任せるべきだと思う：はい・いいえ　②自殺につながるサインは？　③望ましい対応方法は？　④今の対応法への自信度は：1〜10 点）を配布し，回答しておいてもらう。　＊回答の負担軽減への配慮 （導入：5 分）このテーマを取り上げた理由を説明し，実施前の対象者の思いを聞き，語ってもらい，把握する。（国および T市の現状と課題：自殺／自殺企図者の推移，思春期の死因順位の人口統計グラフ） （展開：45 分） 1.「死にたい」と思うことについて 　調査結果を一緒に考える 「これまで自殺を考えたことがあるか」（ある：23.4%） 「生死は最終的に本人の判断に任せるべきか」（はい：32.6%） 「自殺を考えたとき，どのように乗り越えてきたか」（1 位：家族や友人など身近な人に悩みを聞いてもらった） 2. ゲートキーパーの気づきと対応 　1）自殺につながる具体的なサインや状況について 　2）ゲートキーパーの役割と心がけ（気づき，傾聴，専門職へのつなぎ，見守り） 　3）予防できた場面の DVD 視聴後に実際の場面設定によりロールプレイを行ってみる。 ＊参加者どうしがこれまでの経験を共有するグループワークの時間と場を設ける（20 分） （まとめ：10 分） 事後アンケート（事前と同じ内容を同じ 1 枚の用紙に記載：所要時間約 5 分）に回答し変化を実感してもらう。回答後は回収し今後に生かす旨を伝える。今日話したことをまとめた資料を配布し，わからないことがあれば質問してもらう。また，全体で言いにくいのであれば個別で相談を受ける時間を設ける。 ＊アンケート回答内容は，今後の自殺予防に活かされることを伝える。

実施要件	日時	○年○月○日（金）13:30〜14:30　（ボランティア養成講座 OB 会の一部の 1 時間程度）
	場所	T市○地区公民館 1 階集会室（畳間 20 畳ほど，黒板，座椅子とテーブルあり）
	公報の方法	ボランティア OB 会の文書に本教室の案内文書を同封して郵送にて通知する。
	スタッフ	T市担当保健師 3 人（2 グループに 1 人，事前の連絡調整を含む），T市事務職 1 人
	予算	3 万円（会場借上げ料，光熱費，人件費，交通費，事前・当日・事後の会議費，文書郵送料，電話等の通信費，教材購入費）　＊今回は会場費・謝金を抑えられた．

引用文献，健康行動理論の使用など	・あなたも「ゲートキーパー」になりませんか？：厚生労働省のホームページ ・あなたもゲートキーパーに！大切な人のなやみに気づく，支える：政府広報オンライン ・T市統計書，警視庁自殺統計，総務省統計情報 e-Stat，内閣府自殺対策に関する意識調査 ＊用いる健康行動理論：社会学習理論（とくに結果予知を上げるモデリング；観察学習の使用），コミュニティ・オーガニゼーション理論 [26, 27]
必要物品，教材　会場設営	会場：階段式の大ホール（会場見取り図：紙面の関係で省略） 正面の舞台にて配布資料（当日の健康教育を振り返ることができるような内容とアンケートを含む）　およびプロジェクターとスクリーン，マイク，パソコン，DVD 教材，持ち帰り用のリーフレット

表 8.7　健康教育を効果的に進めるためのシナリオ様式の例

健康教育指導案 (別紙) による今回のテーマ「T市の宝：10代の悩みに気づいて支える：あなたもゲートキーパーに！」

流れ (時間)	健康教育のシナリオ	意図 (ねらい)	進行上の留意点 (教材，設営，配置等)
導入 (5分)	＊紙面の関係上，要点のみ：ほかは省略 <導入> 「傾聴ボランティアのみなさん，こんにちは。今日はお忙しいなかお集まりいただき，ありがとうございます」 (自己紹介) 「本日の流れは，○○です」 「さて，今日は住地区ごとにグループ分けをしました。その理由は，○○だからです」 「このグラフを見て，どう思いますか？これからグループで一緒に考えていきたいと思います」	・このテーマを取り上げた理由を説明する。 ・地域の現状をわかりやすいグラフで示し，問題意識を高める。 ・居住地区への帰属意識をもてるグループ分け	教材：国およびT市の現状と課題：自殺／自殺企図者の推移，思春期の死因順位の人口統計グラフ 理論：コミュニティ・オーガニゼーション理論
展開 (45分)	<展開> 「まず，『これまで自殺を考えたことがある』10代は，23.4％いるという調査結果についてご一緒に考えていきたいです。これは100人児童生徒がいるとすると，23～24人は考えたことを意味します。これについてどう思われるか，3分ほどグループで話し合ってください。そして全体で発表してもらってよろしいですか」 「実際の場面を想定して，まず成功事例をDVDでみてみましょう」 「グループごとに役割交替して行ってみましょう」	・地域の現状について，同じ居住地区で生活するグループメンバーと話し合うことにより，帰属意識を高め，具体的な解決の基礎力をつける。 ・居住地区への帰属意識を持てるグループ分け	・居住地区への帰属意識をもてるグループ分け ・理論：社会学習理論 (成功事例をDVDで視聴する) ・起こり得る場面が設定された事例と役割の小冊子
まとめ (10分)	<まとめ> (本日の要点の整理)「これから，もし，気になる10代の若者をみかけたら，あなたなら，どうしますか？ 1つでもできそうなことがあれば，お手元の付箋に書いてみてください」	・居住地区で何ができるか具体的に発表する。	・小さな行動 (観察する，気づく，声をかけてみるなど) から始められそうか，自己効力感の確認をする。

健康教育　実施状況の評価

{実施状況}　　　年　　　月　　　日（　）　実施時間
　実施場所 (　　　　　　　　　)
　参加者人数：　　　　　　　　　　(年齢・性別)
参加者の状況

{評価結果・改善事項}

[感想]

この章のまとめ

● 健康教育が人々のライフスタイルに働きかけるのに対し，ヘルスプロモーションは人々の環境にも働きかけ，健康問題の解決を促し，健康レベルと生活の質向上を目指す。

● 保健師の行う健康教育の特徴は，地区活動の一環として地域住民の環境改善も視野に入れながら継続的に企画・実施・評価するため，常にヘルスプロモーションの視点をもち，必要な社会資源の活用や関係者との連絡調整を，同時進行に実践することである。

● 保健師が行う健康教育では，行政職員／専門職能としての基本的な姿勢，科学的な知識・技術・思考力，実施・展開能力，柔軟な連絡調整力などが求められる。

● 健康教育の企画では，必ず地域診断と評価項目の設定，対象者が主体的に問題解決できる準備を行い，また，効果的な健康行動理論や教育媒体などを選択し，自らの実践能力の開発に努める。

【引用文献】

1）WHO（1969）：Research in Health Education, Technical Report Series, 432, 5
2）WHO（1986）：Ottawa charter for health promotion, Geneva〈島内憲夫訳（1990）：ヘルスプロモーション —オタワ憲章，垣内出版〉
3）パウロ・フレイレ著，小沢有作，楠原彰他訳（1979）：被抑圧者の教育学，亜紀書房，63-155
4）鈴木敏正（1999）：エンパワメントの教育学—ユネスコとグラムシとポスト・ポストモダン—，北樹出版，27-30
5）LaLonde M, A new perspective on the health of Canadians, Minister of Supply and Services Canada, Ottawa, 1978
6）湯浅資之，吉田友哉，菅波茂，中原俊隆（2002）：プライマリ・ヘルス・ケアとヘルス・プロモーションの共通点・相違点の考察—第 2 稿　人口・疾病・社会政治構造の視点からみた相違点，日本公衆衛生雑誌，第 49 巻（8）
7）Leavell H. R., and Clark E. G., Textbook of Preventive Medicine, McGraw-Hill Co, 1953
8）Tsouros A. D., Twenty-seven years of the WHO European Healthy Cities movement: a sustainable movement for change and innovation at the local level, Health Promotion International, 30(1), 3-7, 2015
9）鈴木敏正（1999）：前掲書，57-63
10）Rappaport J., Terms of empowerment/exemplars of prevention: Toward a theory for community psychology, American Journal of Community Psychology, 15, 121-148, 1987 11）Green L. W., Kreuter M. W., Partridge K., et al., Health Education Planning: A Diagnostic Approach, Mayfield Publishing Co, Palo Ato, 7-9,1980
12）Green L. W., Kreuter M. W., Health Promotion Planning: An Educational and Environmental Approach, Mayfield Publishing, Mountain View, California, 2nd ed., 1991
13）Green L. W., Kreuter M. W., Health program planning: An educational and ecological approach, New York, McGraw-Hill, 4th ed., 2005
14）Geoffrey R., The Strategy of Preventive Medicine, Oxford Medical Publication, London, 1992
15）奥田博子（研究代表）（2016）：保健師の人材育成計画策定ガイドライン，平成 27 年度厚生労働科学研究費補助金（健康安全・危機管理対策総合研究事業）「地域保健に従事する人材の計画的育成に関する研究」班，国立保健医療科学院 健康危機管理研究部
16）田中富子，兼田啓子，綱島公子（2015）：「保健師に求められる実践能力と卒業時の到達度」における学生の自己評価—地域看護学実習形態別の個人／家族を対象とした到達度の比較—，吉備国際大学研究紀要（医療・自然科学系），第 25 号，67-75
17）Hawe P., Degeling D., Hall J. 著，鳩野洋子，曽根智史訳（2003）：ヘルスプロモーションの評価：成果につながる 5 つのステップ，56-75
18）日本精神神経学会精神保健に関する委員会編著（2013）：日常臨床における自殺予防の手引き　平成 25 年 3 月版
19）赤澤正人・藤田綾子（2008）：青年期の死を考えた経験と抑制要因に関する研究，大阪大学大学院人間科学研究科紀要第 34 巻，高森敬久，高田真治，加納恵子他（1989），コミュニティ・ワーク／地域福祉の理論と方法，海声社，117-120
20）本橋豊編著（2007）：自殺対策ハンドブック Q & A 基本法の解説と効果的な連携の手法，ぎょうせい出版，187-192
21）河合隼雄（1987）：影の現象学，講談社
22）Deci E. L., Ryan R. M., Intrinsic motivation and self-determination in human behavior, New York, Plenum Press, 11-40, 1985

23）伊藤美奈子（1993）：個人志向性・社会志向性に関する発達的研究，教育心理学研究，41, 293-301

24）Iyengar S. S., Lepper M. R., Rethinking the value of choice: A cultural perspective on intrinsic motivation, Journal of Personality and Social Psychology, 176(3), 349-366, 1999

25）Miller W. R., Rollnick, Motivational Interviewing: Helping people change, Third Edition, The Guilford Press, 2013

26）Dunham A., Harper D., Landmark in the Development of Community Welfare Organization, Community Organization in Action, 114-116,1959

27）Kahn Si, Community Organization, NASW, Encyclopedia of Social Work(19th ed.), NASW Press, 569-576, 1995

【参考文献】

・日本 WHO 協会　http://www.japan-who.or.jp/commodity/index.html
・21 世紀に向けたヘルスプロモーションの方向づけのジャカルタ宣言（The Jakarta Declaration on Leading Health Promotion into the 21st Century, 21-25 July 1997）
　http://www.who.int/healthpromotion/conferences/previous/jakarta/declaration/en/
・日本ヘルスプロモーション学会，ヘルスプロモーションバンコク憲章（The 'Bangkok Charter for Health Promotion in a globalized world' has been agreed to by participants at the 6th Global Conference on Health Promotion held in Thailand from 7-11 August, 2005. It identifies major challenges, actions and commitments needed to address the determinants of health in a globalized world by reaching out to people, groups and organizations that are critical to the achievement of health）
　http://www.jshp.net/HP_kaisetu/kaisetu_head.html
・健康日本 21 計画策定検討会（2000）：「21 世紀における国民健康づくり運動（健康日本 21）について」報告書，5-6
・厚生労働省：ゲートキーパー養成研修用テキスト
　http://www.mhlw.go.jp/stf/seisakunitsuite/bunya/0000134641.html
・厚生労働省自殺対策推進室ホームページ
　http://www.mhlw.go.jp/stf/seisakunitsuite/bunya/hukushi_kaigo/shougaishahukushi/jisatsu/

健康診査

第 **9** 章

渡邊輝美

[キーワード] 健康診査, 地区活動, 1歳6ヶ月児健康診査, 3歳児健康診査, 生活習慣病, 受診率, 特定健康診査, 特定保健指導, 未受診者, 医療保険者, 高齢者の医療の確保に関する法律, 労働安全衛生法, 健康増進法, 特定健康診査, がん検診, 母子保健法, 学校保健安全法

第1節 ● 地区活動としての健康診査の目的

　健康診査の目的は，健康診査受診者からみたものと健康診査に従事する保健師からみたものがある。

1. 健康診査受診者からみた健康診査の目的

（1）異常の早期発見および早期治療

　がんや高血圧症など治療を要する疾患や，そのような疾患になる危険な状態を発見し，治療や精密検査のために医療機関につなげたり，生活習慣改善のための保健指導をしたりする。

（2）日常生活における保健行動の振り返りと見直し

　健康診査受診者が，健康診査結果と自身の生活習慣を照らし合わせることによって，継続する保健行動あるいは改善すべき保健行動を見極め，今後，目標となる保健行動を保健師と一緒に考えられるようにする。これらのことを通して，受診者が検査の目的およびその値と体の状態の関係について理解できるようにする。次の健康診査の時に，受診者がその結果と目標としてきた保健行動を照らし合わせて，自身で健康状態の評価ができるように導く。

（3）健康に関する困り事や疑問の表出とその解決

　健康診査受診者が，健康診査を受けたり健康診査結果を見たりすることは，受診者が自身の体の状態についてじっくり考える機会となる。さらに，受診者は自身や家族の健康に関する困り事や疑問をもっている場合もあり，それらについて受診者がためらいなく保健師に相談できるようにする。

（4）ライフステージにおける心身の変化とその対応

　乳幼児を対象とした健康診査の場合，保健師は健康診査結果をその児の様子に当て

はめて保護者に伝え保護者が行ってきたこれまでの育児を支持して，保護者が自信を
もって今後の育児に取り組めるようにする。あるいは児の成長発達過程とその過程に
応じた育児について話をして，保護者が育児について見通しをもてるようにする。一
方，健康診査の結果を保護者に伝えたり，保護者の話を聞いたりすることによって，
保護者がこれまでの育児や児に対する気持ちの持ち方について見直すことができるよ
うにする。

　高齢者を対象とした健康診査の場合，加齢による変化と検査結果を関連させて評価
し，加齢の速度を緩められるように，あるいはその変化に応じた生活を組み立てられ
るように指導する。

（5）これからの保健サービス利用に向けてのきっかけ

　健康診査を受けたことを契機にして，受診者が他のサービスを利用できるようにす
る。たとえば乳幼児の場合では，乳児健康診査を受けたことをきっかけに，1歳6ヶ
月児健康診査*や3歳児健康診査*といった発達の節目に応じた健康診査を保護者が主
体的に受けられるようにする。一方，成人および高齢者を対象とした健康診査の場合
では，健康診査を受けたことを契機にして，生活習慣病予防の教室や転倒予防の教室
に参加できるようにする。

（6）人々との交流

　健康診査会場で，受診者同士が交流できるようにする。たとえば，乳幼児を対象と
した健康診査の場合，待合の時間を利用して保健師が家庭における子どもの事故防止
に関する話をしたり，各々の家庭での事故防止の対応を尋ねたりして，児と保護者が
他の児とその保護者と交流するきっかけをつくる。

■ 2. 健康診査に従事する保健師からみた健康診査の目的

（1）なんらかの問題をもつ人の発見とその問題解決

　健康診査受診者が自身の顕在しているあるいは潜在している健康問題を見出し，そ
の問題の解決を図るための機会となるようにする。健康診査で発見された問題のみな
らず，健康診査受診者の心や生活，健康診査受診者に関係する家族や友人の健康問題
への解決のきっかけになるようにする。

（2）保健師の関わっている人の健康状態の確認

　保健師の関わっている人が健康診査を受けて，保健師がその結果を得ることによっ
て保健指導の効果を評価し，今後の受診者への支援方法を検討する。たとえば，保健
師が関わっている生活習慣病をもつ人が，健康診査を受けて血圧値や中性脂肪などの
血液検査の結果を保健師が得た場合，それらの値が増加した時は今後の保健指導の具
体的方法を変える手立てにする。

（3）健康診査への人々の意識を知り，健康診査の受診率向上を目指した健康診査の確立

　人々の，健康診査に対する意識，保健行動，健康に対する考え方などを，健康診査
から得るようにする。さらにこれらと健康診査の結果などを合わせて，健康診査受診
率向上のためや，人々の適切な保健行動のための健康診査を考える。

【1歳6ヶ月児健康診
査】
転ばずに一人で歩ける，
「ママ」など意味のある
言葉を言える，知って
いるものを指す，小さ
いものをつまむなどの
発達が見られる。また，
さじを使って食べよう
とするなど食行動も変
化してくる。むし歯も
目立つようになってく
る。そのため，これら
の発達の様子や身体の
様子を観察したり保護
者から聞き取ったりし
て，運動および精神発
達と成長についての問
題を見落とさないよう
にする。育児面におい
ては，基本的な生活習
慣が獲得できるような
かかわり，発する言葉
を増やしていくあるい
は本児と保護者や児の
兄弟の関係を深めてい
くようなかかわり，事
故防止といった保健指
導が必要となってくる。

【3歳児健康診査】
走る，階段を昇る，大
きなボタンをかける，
短い文を話す，食事や
排泄などを自分で行う，
何でも自分でやりたが
る，友達と遊べるなど
の発達が見られる。1
歳6ヶ月児健康診査と
同様に，運動および精
神発達と成長について
の問題を見落とさない
ようにすることが大事
である。また，視聴覚
の問題を発見する時期
でもある。個人差が大
きくなり，保護者に反
抗的になるなど，これ
までと異なった保護者
のかかわりが必要とな
るため，保護者の悩み
も多様になる。保護者
の悩みにそった保健指
導がより重要となって
くる。

（4）地域および特定集団の人々の健康問題の明確化と健康問題解決のための対策の評価

　地域あるいは特定集団の人々の健康ニーズを明らかにするために，健康診査によって情報を得るようにする。また，地域あるいは特定集団の人々の健康問題解決のための対策の評価としてそれら情報を活用して分析する。

第2節 ● 健康診査の企画・実施・評価

　健康診査対象者と健康診査に従事する保健師の健康診査に対する目的を明確にする。さらに，多くの対象者が健康診査を受診することによって，健康診査の目的が達成されるため，対象者が継続して受診できるようにする。

1. 健康診査の企画

　以下の点に留意して企画する。

（1）健康診査の目的を明確にする

　健康診査の目的は，受診者の疾病および障害を早期に発見することであり，受診者が自身の健康状態を客観的に知り健康管理のために適切な保健行動をとるきっかけとすることである。

（2）対象者とその数を把握する

　健康診査の目的に適した対象者を選定し，ある一定期間（行政機関の場合は1年間）における健康診査対象者数を割り出す。対象者を選定する場合は，住民基本台帳や母子健康手帳交付台帳などを使用することがある。

（3）健康診査の実施回数と実施会場および実施時期を考える

　健康診査の実施回数と実施会場および実施時期を設定する。

　実施回数について，1回の対象者数，健康診査従事者の職種と人数，会場の広さ，予算額などを加味して考える。実施会場について，測定機器の数とその設置場所，個室の設置，会場の借用の費用などを考慮する。実施時期について，その地域の気候や対象となる人々の仕事の状況などを考慮する。たとえば，日の入りの早い時期は午前中に健康診査を行ったり，雪の多い時期は健康診査を避けたりする。農繁期ではなく農閑期に健康診査を行ったり，工場の機械の稼働率が高い時期を避けて健康診査を行ったりする。

（4）健康診査の目的に合致した検査項目を選定する

　乳幼児を対象とした健康診査の場合，成長の度合いを見るための身体測定，病気の有無や発達の程度を見るために小児科医による診察，むし歯などの歯科疾患の有無や口腔内の状態を見るために歯科医による診察を組み入れる。

　成人を対象とした**特定健康診査***の場合，腹囲測定や血圧測定，血液検査を組み入れる。

　特定健康診査のような法律で決められている健康診査の場合，必ず実施しなければ

【特定健康診査】
生活習慣病の予防のために，医療保険者の行うメタボリックシンドローム（内臓脂肪症候群）に着目した健康診査で，対象年齢は40歳から74歳までである。基本的な検査は，身体計測（身長，体重，BMI，腹囲），血圧測定，理学的検査（身体診察），検尿（尿糖，尿蛋白），血液検査（脂質検査，血糖検査，肝機能検査）である。

ならない検査項目があるため，その検査を必ず組み入れる。また，体重計などの必要物品を確認し，無ければ購入するあるいは借用するための予算を計上する。

（5）健康診査への従事者の職種とその役割およびそれら人数を算定する

健康診査の目的および内容，対象数に応じての従事する職種とその役割および人数を考える。たとえば，乳幼児を対象とした健康診査の場合，保健師，小児科医師，歯科医師，管理栄養士，歯科衛生士などの多くの職種が関わる。保健師は健康診査の結果を総合的に判断して保健指導を行ったり，小児科医師は児の発達と心身の状態を診察したり，歯科医師は児の口腔内の状態を診察したり，管理栄養士は児の栄養について指導を行ったり，歯科衛生士は歯磨きなどの指導を行ったりする。

健康診査を実施する目途がたった段階で，健康診査に従事する職種を集める。たとえば，医師会へ医師の派遣を依頼したり，歯科衛生士などを公募したりする。

（6）健康診査の会場設営について，受診者および従事者の動線，受診者のプライバシーの確保，正確な測定と測定される受診者の安全安楽を考慮する

健康診査の場合は，受診者数によって待ち時間が長くなったり，短くなったりする。仕事の合間に健康診査を受診したり，次の予定があったりするため，待ち時間を短縮する必要がある。あるいは，待ち時間を利用した教育を行うなどの工夫が必要である。

乳幼児を対象とした健康診査の場合，図 9.1 のように，児と保護者の動線を考える。児の服の着脱に時間がかかるため，身体測定を行った後そのまま小児科医の診察を受けて服を着る動線にし，児と保護者の手間を省く。身体測定後，小児科医の診察を受ける児が多くなり待ち時間が長くなる場合，児は裸でいるため保温して待つように保護者に伝える。

保健指導時に，他者に話を聞かれたくない保護者もいる。その時は個室を用意したり，話しの内容が他者に聞こえない位置を選んだりする。

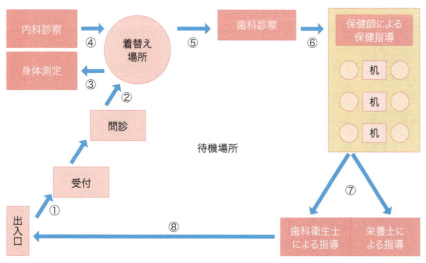

矢印は受診者の動線

図 9.1 乳幼児健康診査の会場設営の例

体重測定の場合，児が体重計に乗ることを嫌がったり，他のことに気を取られてすぐに体重計から降りたりして，正確に体重を測れないことがある。その時は，体重計に子どもが好むシールを貼ったり，ぬいぐるみを置いたりして，児が安心して体重計に乗られるようにする。また，嫌がっているときは体重計から足を踏み外すこともあるため，転んで怪我をしないように気をつける。

（7）健康診査会場への対象者の行きやすさを考慮したり，駐車台数を確保したりする

　都市は交通網が発達しているため，交通の便のよい1箇所の会場で健康診査を行うことが多い。一方，地方の場合は，交通の便が悪い場合があるため，受診者が徒歩で来られる範囲毎に会場を設置したり，多くの車が駐車できる会場を選んだりする。

（8）健康診査票を準備しその配付方法や健康診査の日程の周知方法を考える

　成人を対象とした特定健康診査の場合，健康診査票には検査結果（表9.1）や検査結果と関連する日常生活がわかる項目（表9.2）を入れ，**特定保健指導**に役立つようにする。乳幼児を対象とした健康診査の場合，健康診査票には問診票（表9.3）や健康診査結果記録票を入れる。また，事前に健康診査票（問診票）を対象者へ郵送するか，健康診査の際に健康診査票（問診票）に記入してもらうかを，健康診査当日の受診者の動き

表9.1　健康診査の結果記録票の例

健康診査結果

	今回	前回	前々回	基準値等
年月日	年　　月　　日	年　　月　　日	年　　月　　日	
身体計測				
身長				
体重				
腹囲				
BMI				
標準体重				
血圧測定				
収縮期血圧				
拡張期血圧				
血液検査				
血液一般				
白血球数				
赤血球数				
血色素量				
ヘマトクリット値				
代謝（糖尿病）				
血糖				
HbA1c（NGSP値）				
・	・	・	・	・
・	・	・	・	・
・	・	・	・	・
・	・	・	・	・

表 9.2　質問票の例 [1)]

	質問項目	回答
1-3	現在，a から c の薬の使用の有無 [※①]	
1	a.　血圧を下げる薬	①はい　②いいえ
2	b.　インスリン注射又は血統を下げる薬	①はい　②いいえ
3	c.　コレステロール [※②] を下げる薬	①はい　②いいえ
4	医師から，脳卒中（脳出血，脳梗塞等）にかかっているといわれたり，治療を受けたことがありますか。	①はい　②いいえ
5	医師から，心臓病（狭心症，心筋梗塞等）にかかっているといわれたり，治療を受けたことがありますか。	①はい　②いいえ
6	医師から，慢性の腎不全にかかっているといわれたり，治療（人工透析）を受けたことがありますか。	①はい　②いいえ
7	医師から，貧血といわれたことがある。	①はい　②いいえ
8	現在，たばこを習慣的に吸っている。 （※「現在，習慣的に喫煙している者」とは「合計 100 本以上，又は 6 ヶ月以上吸っている者」であり，最近 1 ヶ月間も吸っている者）	①はい　②いいえ
9	20 歳の時の体重から 10 kg 以上増加している。	①はい　②いいえ
10	1 回 30 分以上の軽く汗をかく運動を週 2 回以上，1 年以上実施	①はい　②いいえ
11	日常生活において歩行又は同等の身体活動を 1 日 1 時間以上実施	①はい　②いいえ
12	ほぼ同じ年齢の同性と比較して歩く速度が速い。	①はい　②いいえ
13	この 1 年間で体重の増減が ± 3 kg 以上あった。	①はい　②いいえ
14	人と比較して食べる速度が速い。	①速い　②ふつう　③遅い
15	就寝前の 2 時間以内に夕食をとることが週に 3 回以上ある。	①はい　②いいえ
16	夕食後に間食（3 食以外の夜食）をとることが週に 3 回以上ある。	①はい　②いいえ
17	朝食を抜くことが週に 3 回以上ある。	①はい　②いいえ
18	お酒（清酒，焼酎，ビール，洋酒など）を飲む頻度	①毎日　②時々 ③ほとんど飲まない（飲めない）
19	飲酒日の 1 日あたりの飲酒量 清酒 1 合（180 ml）の目安：ビール中瓶 1 本（約 500 ml），焼酎 35 度（80 ml） ウィスキーダブル 1 杯（60 ml），ワイン 2 杯（240 ml）	①1 合未満 ②1 ～ 2 合未満 ③2 ～ 3 合未満 ④3 合以上
20	睡眠で休養が十分とれている。	①はい　②いいえ
21	運動や食生活等の生活習慣を改善してみようと思いますか。	①改善するつもりはない ②改善するつもりである（概ね 6 か月以内） ③近いうちに（概ね 1 ヶ月以内）改善するつもりであり，少しずつはじめている ④既に改善に取り組んでいる（6 ヶ月未満） ⑤既に改善に取り組んでいる（6 ヶ月以上）
22	生活習慣の改善について保健指導を受ける機会があれば，利用しますか。	①はい　②いいえ

※①医師の診断・治療のもとで服薬中の者を指す。　　※②中性脂肪も同様に取り扱う。

表9.3　1歳6ヶ月児健康診査問診票（例）[2]

		No.
本人氏名	保護者氏名	
住　　所		

1	今までに健康診査や育児指導を受けたことがありますか。	ある（　　　　　　）　　　ない
2	前回の健康診査はいつ受けましたか。	年　　　月　　　日
3	前回何か指導を受けましたか。	受けない　　受けた（　　　　　）
4	何か病気にかかり易いことがありますか。	ない　　ある（ひきつけをおこしやすい・よく熱を出す・下痢をし易い・湿しんができ易い・ぜいぜいしやすい・その他（　　　　　　　　　　））
5	前回の健康診査後に何か病気にかかりましたか。	かからない　　かかった（病名　　　　　　）入院した（病名　　　　）手術した（病名　　　　）
6	現在，指導を受けたり治療中の病気はありますか。	いいえ　　はい（　　　　　　　　　　　　）
7	日中お子さんは誰が見ていますか。	母　　父　　祖母　　祖父　　保育所　　その他
8	家族に何か病気はありませんか。	ない　　ある（　　　　　　　　　　　　　）
9	予防接種を受けていますか。	はい　　　いいえ
10	ひとりで上手に歩きますか。	はい　　　いいえ
11	小さな物（ボーロ，ほしぶどうなど）をつまみますか。	はい　　　いいえ
12	おもちゃや人形などでよく遊びますか。	はい　　　いいえ
13	テレビや人のまねをしますか。	はい　　　いいえ
14	「ママ」「ブーブー」などの意味のあることをいいますか。	はい　　　いいえ
15	「わんわん（にゃんにゃん）はどれ？」などと尋ねると指さしして答えますか。	はい　　　いいえ
16	「おもちゃもってきて」「新聞もってきて」などの簡単なことばの指示に応えますか。	はい　　　いいえ
17	よその家やデパートなどの慣れない場所では，慣れるまで親の側にいますか。	はい　　　いいえ
18	誰がいても，まるで人がいないかのように無視して動き回ることがないですか。	ない　　　ある
19	おしっこや，うんちのしつけを始めていますか。	はい　　　いいえ
20	スプーンを持って自分で食べようとしますか。	はい　　　いいえ
21	現在の食事についてお聞きします。	食事1日＿＿回，間食1日＿＿回，ミルクまたは牛乳1日＿＿cc食事内容（大人と同じもの・やわらかめのご飯や副食）
22	哺乳ビンを使用していますか。	いいえ　　はい　　　時々
23	名前を呼ぶと振り向きますか。	はい　　　いいえ
24	目つきや，目の動きが悪いという心配はありませんか。	ない　　　ある　　　わからない
25	見えていると思いますか。	はい　　　いいえ　　　わからない
26	何か相談したいことや心配はありませんか。	ない　　　ある（発育や発達のこと・困ったことやくせなどの育児上のことその他（　　　　　　　　　））

と検査の状況によって考える。

　次に健康診査票の保管について考える。個人情報が記載された健康診査票は，保管場所を限定して，厳重に管理する。持ち出す際には，誰がいつどこに持ち出したか，返却したかを明らかにする。

　健康診査の日程を健康診査対象者に伝えるための方法を考える。たとえば，ホームページに日程を公開したり，広報や自治会の回覧板を活用して日程表を配布したりする。地域によっては，健康推進員*が健康診査対象者に健康診査の案内と問診票を持参して，健康診査の受診を勧めることがある。

（9）健康診査にかかる費用の妥当性を考える

　健康診査における検査料，従事者の人件費，会場借用費などの費用を計算する。また，それら費用のそれぞれの理由を明確にする。上記（1）から（8）の事柄は健康診査費用の算定根拠となる。

（10）健康診査後の対応を考える

　表9.4のように健康診査の結果について，どの程度の範囲まで異常がないとするのか，経過を見たりするのか，精密検査を勧めるのか，治療を勧めるのか，の判定の基準を考える。特定健康診査のように判定基準が明確になっている場合は，その基準を活かす。

　乳幼児を対象とした健康診査の場合，毎回の健康診査終了後に，従事した専門職者が集まってカンファレンスを行う。その回の受診者の結果について従事した専門職者が総合的に判断して今後の対応を検討する。誰が，いつ，どのような手段で，どのように対応するかを決める。たとえば，乳幼児の健康診査で発達の遅れが見られた場合，

【健康推進員】
保健師が育成しているボランティア。健診を手伝うばかりでなく，担当地区への主体的な働きかけも行う。地域保健推進員とも呼ばれる。

表9.4　乳幼児健康診査における「子育て支援の必要性」の判定の例 [3]

項目名		評価の視点	判定区分	判定の考え方
子の要因	発達	子どもの精神運動発達を促すための支援の必要性	・支援の必要性なし ・助言・情報提供で自ら行動できる ・保健機関の継続支援が必要 ・機関連携による支援が必要	子どもの精神運動発達を促すため，親の関わり方や受療行動等への支援の必要性について，保健師ほかの多職種による総合的な観察等で判定する。
	その他	発育・栄養・疾病・その他の子どもの要因に対する支援の必要性	・支援の必要性なし ・助言・情報提供で自ら行動できる ・保健機関の継続支援が必要 ・機関連携による支援が必要	子どもの発育や栄養状態，疾病など子育てに困難や不安を引き起こす要因への支援の必要性について，保健師ほかの多職種による総合的な観察等で判定する。
親・家庭の要因		親・家庭の要因を改善するための支援の必要性	・支援の必要性なし ・助言・情報提供で自ら行動できる ・保健機関の継続支援が必要 ・機関連携による支援が必要	親のもつ能力や疾病，経済的問題や家庭環境など子育ての不適切さを生ずる要因への支援の必要性について，保健師ほかの多職種による総合的な観察等で判定する。
親子の関係性		親子関係の形成を促すための支援の必要性	・支援の必要性なし ・助言・情報提供で自ら行動できる ・保健機関の継続支援が必要 ・機関連携による支援が必要	愛着形成や親子関係において子育てに困難や不安を生じさせる要因への親子への支援の必要性について，保健師ほかの多職種による総合的な観察により判定する。

地区担当の保健師がその健康診査受診後，2ヶ月してからその児の自宅へ訪問して，児や保護者の様子を観察したり，保護者から日頃の児の様子を聞いたりして，その児の発達について判断し対応する。

（11）未受診者への対応を考える

　下記のように，乳幼児の場合，保護者の育児への不安や家庭内のさまざまな問題が児に好ましくない影響を及ぼすため，それらの問題を早期に解決するために，健康診査を受診していない児（未受診者）に対して何らかの方法によって対応するべきである。たとえば，家庭を訪問して児と保護者の状況を観察し，必要な支援を行う。

乳幼児健康診査未受診者への対応の例[4]

- ・健診未受診の場合は保健師から電話連絡
- ・連絡がない場合は保健師の訪問（目視）（1回目訪問）
  市町村（福祉・保健）での検討を経て次に進む
- ・保健師による2回目訪問
  「連絡がないと児童相談所に通報しなければならない。そうしたくないので必ず連絡ください」のメモを残す。
- ・連絡がない場合，児童相談所に連絡
- ・保健師による3回目訪問
  会えない場合は児童相談所に通報する

2. 健康診査の実施

　企画したとおりに実施し，対象者の受診のしやすさと健康診査の従事者の役割遂行のしやすさを念頭に置く。企画したとおりに実施できなかった場合，どのような点で実施できなかったか，どのような点を変更したかを記録しておくと次回の改善に役立つ。

3. 健康診査の評価

（1）企画に対する評価

　評価する点は，健康診査の目的，対象者の選定，検査項目とその精度，判定基準，実施の時期および時間，会場の場所および設営，健康診査会場への行きやすさ，周知の仕方，健康診査に従事する職種とその役割および人数などであり，これらが適切であったか否か，改善点や継続する点を明確にする。

（2）実施における評価

　健康診査の実施回数，受診者数，受診率，健康診査によって発見された疾病あるいは障害とその数，精密検査を紹介した内容とその数，受診者の待ち時間，受診者の動線と従事者の役割遂行のしやすさ，健康診査票の内容と使いやすさ，受診者の満足度などを明確にして，健康診査の目的と照らし合わせて評価する。

（3）結果に対する評価

　健康診査によって異常のなかった人数，異常のあった人数，発見された疾病あるい

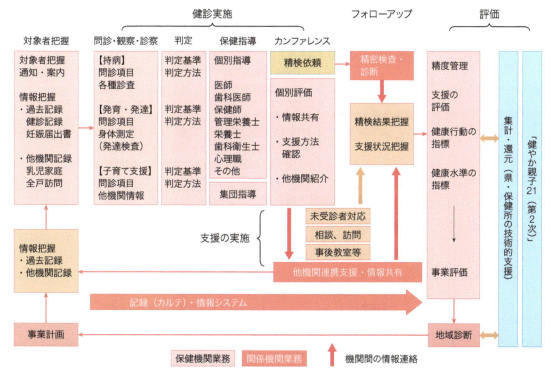

図9.2　乳幼児健康診査と地域診断の関係 [5]

は障害とその数，精密検査を紹介した内容とその数，健康診査を受診した後に対応した人の数とその内容およびその対応結果，自己負担分を含めた予算とかかった費用などを明確にして，健康診査の目的と関連させて評価したり，地域の健康問題の解決に健康診査が影響したかを評価したりする（図9.2）。

第3節 ● 法律に基づく健康診査

　表9.5のように，法律に基づく健康診査の実施主体は，大きく分けると医療保険者と事業主および市町村である。医療保険者や事業主は，高齢者の医療の確保に関する法律，労働安全衛生法などの個別法に基づく健康診査を実施する。一方，市町村は，健康増進法に基づいて特定健康診査の対象とならない者の健康診査やがん検診などの各種検診を実施する。また，市町村は，母子保健法に基づき乳幼児への健康診査を実施する。学校は学校保健安全法に基づき在籍している児童生徒の健康診査を行う。

表9.5 法律に基づく健康診査および検診の概要 [6)]

妊娠〜出産後1年・小学校就学前（乳幼児等）	**母子保健法** 【対象者】1歳6ヶ月児，3歳児 【実施主体】市町村（義務） ＊その他の乳幼児および妊産婦に対しては，市町村が，必要に応じ，健康診査を実施または受けることを推奨
児童生徒等	**学校保健安全法** 【対象者】在学中の幼児，児童，生徒または学生 ＊就学時健診については小学校入学前の児童 【実施主体】学校（幼稚園から大学までを含む）（義務）

	被保険者・被扶養者	うち労働者	その他
〜39歳	**医療保険各法**（健康保険法，国民健康保険法等） 【対象者】被保険者・被扶養者 【実施主体】保険者（努力義務）	**労働安全衛生法** 【対象者】常時使用する労働者 ＊労働者にも受診義務あり 【実施主体】事業者（義務） ＊一定の有害な業務に従事する労働者には特殊健康診断を実施	**健康増進法** 【対象者】住民（生活保護受給者等を含む） 【実施主体】市町村（努力義務） 【種類】 ・歯周疾患健診 ・骨粗鬆症健診 ・肝炎ウイルス健診 ・がん検診 ・高齢者医療確保法に基づく特定健診の非対象者に健康診査・保健指導
40〜74歳	**高齢者医療確保法** 【対象者】加入者 【実施主体】保険者（義務）	労働安全衛生法に基づく事業者健診を受けるべき者については，事業者健診の受診を優先する。事業者健診の項目は，特定健診の項目を含んでおり，労働安全衛生法に基づく事業者健診の結果を，特定健診の結果として利用可能。	
75歳〜	**高齢者医療確保法** 【対象者】被保険者 【実施主体】後期高齢者医療広域連合（努力義務）		

この章のまとめ

● 保健師は，健康診査の結果を活かした保健指導と，保健事業としての健康診査を行う。

● 保健師は，地域の健康問題を明らかにすることや，健康問題への対策を評価することに健康診査の結果を活用する。

引用文献
1) 厚生労働省健康局（2013）：標準的な健診・保健指導プログラム【改訂版】，平成25年4月
2) 新潟県福祉保健部，新潟県医師会：乳幼児健康診査の手引き改訂第5版，平成26年3月
   http://www.pref.niigata.lg.jp/HTML_Article/686/513/iltusairoltukagetu,0.pdf
3) 乳幼児健康診査の実施と評価ならびに多職種連携による母子保健指導のあり方に関する研究班（2015）：標準的な乳幼児の健康診査と保健指導に関する手引き，p.35，表4.8

4）乳幼児健康診査の実施と評価ならびに多職種連携による母子保健指導のあり方に関する研究班（2015）：標準的な乳幼児の健康診査と保健指導に関する手引き，p.53，表 5.1　健診未受診者への対応（青森県）

5）乳幼児健康診査の実施と評価ならびに多職種連携による母子保健指導のあり方に関する研究班（2015）：標準的な乳幼児の健康診査と保健指導に関する手引き，p.7　図 2.1　標準的な乳幼児健診（集団健診）のモデル

6）今後の健診のあり方，週刊保健衛生ニュース第 1836 号，平成 27 年 11 月 30 日

参考文献

・大橋由基他（2016）：修士課程保健師コースにおける生活習慣病予防を目的とした地域診断・活動展開実習の事例，保健師ジャーナル, 72（11），946-952

・浦田浩子（2016）：乳幼児健診における保健指導のポイント，保健師ジャーナル, 72（7），553-557

・門田しず子（2016）：特定保健指導のポイント，保健師ジャーナル, 72（7），546-552

・岸知子他（2016）：特定保健指導積極的支援利用者の 1 年後の体重減少に影響を与える個人特性の検討，保健師ジャーナル, 72（4），316-323

第10章 グループ支援

佐藤 美樹

佐藤 美樹

この章で学ぶこと

➤ 保健師の行うグループワークを活用した支援（グループ支援）を理解する。
➤ 保健師が関わるグループについて，意義や支援者の役割などを整理する。
➤ 母子保健分野の事例をもとに，グループ支援の展開過程について理解し，保健師がどのような役割を担っているかを学ぶ。

[キーワード] グループ，グループワーク，グループダイナミクス，グループ支援，相互作用，エンパワメント，自主グループ，サポートグループ，セルフヘルプグループ，記録，グループ記録，評価過程，評価基準

第1節 ● 個人・集団とグループワーク

1. 個人と集団（グループ）の理解

　社会的存在である私たち（個人）は，生活の大半を集団（グループ）の中で過ごす。個人はなんらかの集団（家族，学校，仲間，職場，趣味など）に所属し，そこでさまざまな影響を受ける。個人を理解するにあたって重要な点は，まず所属する集団におけるグループ経験とその影響に目を向けることである。たとえば，家族の一員となって生活するなかで，個人は親や家族の価値観，習慣，生活態度などの影響を受ける。また，個人が家族の中で成長する過程では，個人の価値観はもとより，人格形成のうえでも家族からの影響を受ける。つまり，どんな集団に所属し，どんな影響をその集団から受けたのかということが，その個人の人格形成や価値観の形成に重要な意味を持つからである。次に，個人がどのようなタイプの集団に属しているかである。たとえば，個人に対してその集団が親密であり，受容的であれば，個人は情緒的に安定し，自己を肯定的に評価することができるなど，個人にとって有用な集団となる。一方，排他的であり，冷たい雰囲気であれば，個人は不安定な状態におかれ，自分の能力や可能性を発揮することが困難となり，個人にとって有害な集団となる。このように集団には両面性があることを理解しておく必要がある [1]。

2. グループワークとは何か

　グループワーク*について，福田は「グループワークとは，グループそのものを活用資源とし，グループワーカー*（以下，ワーカー）がグループに働きかけ，またグループとともに働くことを通じて，個人・グループおよび地域社会の福祉課題達成を目指

【グループワーク】
社会福祉の方法論として，正式にはソーシャル・グループワークというが，本章ではすでに一般的な呼び方として定着しているグループワークを用いることとする。

【グループワーカー】
グループを通じてグループの中の個人の成長と発達，社会機能の強化のための支援を行う者である。保健師，ソーシャルワーカー，相談員，施設のスタッフなどの専門職などがあげられる。

すソーシャルワークである」と述べている²⁾。つまり，グループワークを用いた支援は，個人（メンバー）がグループ経験を通じ，仲間どうしがお互いに影響しあって，課題を解決する機会とするために行うのである。また，グループワークはグループメンバーの個性や価値観を尊重しつつ，話し合いや共同作業をすることで，グループダイナミクス*を利用して，さまざまな課題を解決する方法である。以下に代表的なグループワークの定義を紹介する。

① **トレッカー（1948 年）の定義**：ソーシャル・グループワークは，社会事業の１つの方法であり，それを通じて，地域社会の各種の団体の場にある多くのグループに属する各人が，プログラム活動のなかで，彼らの相互作用*を導くワーカーによって助けられ，彼らのニーズと能力に応じて，他の人々と結びつき成長の機会を経験するのであり，その目指すところは，各人，グループ，および地域社会の成長と発達にある。ソーシャル・グループワークにおいては，ワーカーの助けによって，グループそのものが，パーソナリティの成長，変容，および発達の主要な手段として各人によって用いられる。ワーカーは，導かれた相互作用の結果として，各人の成長，および全体のグループと，地域社会のために，社会的発達をもたらすよう，助けることに関与している³⁾。

② **ジゼラ・コノプカ（1967）の定義**：ソーシャル・グループワークは，社会事業の１つの方法であり，意図的なグループ経験を通じて，個人の社会的に機能する力を高め，また個人，集団，地域社会の諸問題により効果的に対処し得るよう人々を援助するものである⁴⁾。

これらの定義は，それぞれに時代背景や実践の目的，方法，場の違いがあるが，個々のメンバーがグループへの参加を通して自分のもつ力を高めること（エンパワメント*），個々のメンバーが社会の中で人々と関わったり，地域の課題に対処したりできるように促すという点で共通である。

3. グループワークの生成と発展の歴史

グループワークの芽生えは，19 世紀後半のイギリス，アメリカの広範囲にわたる社会運動や社会サービスの実践の中から育ってきた歴史がある。わが国では，戦後 1948（昭和 23）年〜 1949（昭和 24）年に青少年団体指導者や社会福祉従事者に対して行われたグループワーク講習会が契機となっている。1960 年代以降になると，多様な社会問題が国民生活を脅かし，その解決のための住民運動が活発に展開された。この中で，社会福祉問題をもつ人々の話し合いや相互に助け合うグループ活動が生まれた⁶⁾。

一方で，グループワークに対する批判もなされている。福田は⁷⁾次の３点を指摘している。１点目は，グループワークは集団内の個人レベルの変化であって，社会構造的な原因による生活問題の根本的解決には無力ではないかという批判で，「心理主義」的問題解決への批判である。２点目は，集団心理療法，青少年指導法，人間関係のグループワーク学習などの分野において，専門的理論や技法を修得した実践家たちが，各分野に個別化・専門化した結果，ソーシャルワークとしての独自性と存在理由があ

【グループダイナミクス】
レビン（K. Lewin）による「人の行動はその人のパーソナリティと環境との関数関係にある」という理論で，集団の中では，人間の意識や行動はその集団の力によって影響や支配を受けるという集団力学である。

【相互作用】
コノプカは，「個人は独立した存在ではなく，他の人々との間に相互関係をもつ個人である」と述べている。相互作用はその存在よりもその働き，その影響に意味があるとされる。人は，グループの中で他者との相互作用を通じて自分自身を変えるような影響を受ける。

【エンパワメント】
個人，グループ，あるいはコミュニティが自分自身の環境をコントロールできるようになり，自分たちの目標を達成し，それによって自分自身も他者も生活の質を最大限にまで高められるように援助する方向で働きかけるようになることである。自分がエンパワメントされたと感じていない人よりも，自分がエンパワメントされたと感じている人の方が，他者と協働しつつ自分自身をよりエンパワメントしていくことができることが明らかになっている⁵⁾。

いまいになったことである。3点目は，グループワークの活動中にせっかく獲得した新しい知識・態度・行動様式が，再び日常の場面に帰ると発揮できなかったり，一時的に表れても継続しないという学習・治療効果への疑問が指摘されたことである。

このような批判や有効性に対する疑問が提示されたが，グループワーク全体としては現在では福祉，保健，医療，教育などさまざまな分野で取り組みがなされている。

4. グループワークの対象とグループの特徴

【メンバー】
グループの参加者のこと。

グループワークでは，グループに参加している個人と，その個人をメンバー*にしてつくられるグループの双方を対象にする。グループワークでいうグループの特徴には，次のことがあげられる。

① メンバー間やワーカーとの間が信頼関係で結びついており，心から理解しあえ，お互いが受け容れあえる「仲間の集まり」であること。

② 所属していることを各メンバーが常時認識できており，グループに所属できていることによって安心感がもてるようなグループであること。

③ グループ全体で共通目標をもち，協働してその達成のために向かい合うとともに，グループ内におけるメンバー個々の役割がはっきりしている集団であること[8]。

グループワークの働きやワーカーの援助方法を理解するためには，この個人とグループについての理解がグループワークの基礎となる。

第2節 ● グループワークの理解

1. グループワークの特徴

グループワークは，ケースワークやコミュニティ・ワークなどとともにソーシャルワークの重要な援助方法として一翼を担ってきた。しかし，グループワークの理論と実践の発展的過程で他援助方法とは異なる特徴を示すようになった。グループワークは他の援助方法との比較で以下のような特徴があげられる。

① 援助過程で援助の対象となるのは，ケースワークと同様個人であるが，違っているのは，そのグループの中の個人（メンバー）である。

② ワーカーは，そのグループの個人のより良き援助のために，グループダイナミクスに注目し，グループを効果的に活用する。

③ ワーカーは個人に対する目的の達成のために，グループの援助過程で展開される相互作用（グループのメンバー間，およびワーカーとメンバー間での相互作用の両方を指す）を重要視し，よりよき相互作用の実現に努力する。これはグループ内の個人の成長と発達をはかるために，グループ経験の質を高めることを意味する。

④ 良質の相互作用やグループ経験を生み出すうえでプログラムの重要性を意識し，一人ひとりにとって意味あるプログラムの展開を援助する[9]。

グループワークを行うにあたって，ワーカーがその目的達成のために利用できる諸手段を「グループワークの援助媒体」という。メンバーが目的達成のために活用する「手だて」のことでもある。援助媒体として，①ソーシャルワーク関係，②仲間関係，③プログラム活動，④社会資源があげられる[10]。

（1）ソーシャルワーク関係

ワーカーとメンバーとの間に結ばれる関係をソーシャルワーク関係と呼ぶ。グループワークにおけるこの関係は，ワーカーと個々のメンバーとの間に作られる関係およびワーカーとグループ全体との間に作られる関係との2重構造になっている[11]。この関係は，メンバーとの信頼関係を基盤にし，メンバー間の相互作用の発展を支援する意図的な援助関係である。

事例

グループワークでのAさんへの保健師の個別支援

概要：Aさん（20歳）は若年の母親の会に参加しているが不安が強く，グループの中では常に緊張している様子であった。グループワークの時間には育児での困りごとなどを話す時間があるが，Aさんは発言できないことが続いていた。この日は個別に支援をしている保健師がAさんの隣に同席したことで，Aさんは保健師の促しによって自身の育児の困りごとについての話ができた。グループメンバーが共感してくれたことで，Aさんの表情が和らいだ様子がうかがえた。

保健師の関わり：グループには参加しているが，まったく発言できない事例もある。Aさんは，個別相談では気持ちを表出できていたので，保健師はグループの場面でも気持ちを表出できるように寄り添う関わりを行った。グループワークに同席することで，他のグループメンバーが共感する感情を感じ取ることができ，グループ終了後にそのことをA子さんにフィードバックした。

（2）仲間関係

仲間関係とは，メンバー間の親しい対面・接触を通じて，お互いが刺激し，影響しあう「相互作用」の関係のことである。この相互作用という仲間集団の力によって，メンバー一人ひとりはお互いに変化したり，変化させたりできるのである[12]。

グループメンバーの相互作用を促す保健師の支援

概要：育児教室に参加したBさん（28歳）は，子ども（8ヶ月）の夜泣きに悩んでおり，なぜ自分だけこんな思いをしなければならないのかと感じていた。Bさんは，グループワークで他の母親も同じ体験をしていることを知り，悩みを他のメンバーと共感することで安心感を得ることができた。そのあと，メンバー間でうちとけて，育児のさまざまな悩みを話すことができるようになった。

保健師の関わり：保健師は，メンバー間の共通の悩みを共有できるような働きかけを行い，メンバーどうしの相互作用を促す関わりを行った。そして，参加者どうしの仲間関係が機能するように関わった。

（3）プログラム活動

　グループワークで用いられる「プログラム」とは，計画立案から評価に至るまでのグループでの共通体験の全過程を意味し，具体的な活動や行事を「プログラム活動」と呼ぶ[13]。メンバーの相互作用，グループ経験のすべてを含む一切の活動がプログラム活動である。注意したいのは，プログラム活動そのものがグループワークの目的ではなく，あくまで目的達成のための手段であることである。プログラム活動には，レクリエーション的活動（ゲーム，音楽，手工芸，料理，スポーツ，茶話会など），言語的な活動（話し合い，討論，会議，懇談など），学習的活動などがあり，幅が広い。

（4）社会資源

　社会資源とは，グループワークにおいて活用される人，物，情報，制度等の総称である。メンバーはこれらの社会資源を積極的に活用することにより，グループ経験を豊かにしていくことができる。また，新たな社会資源の創出に向けての行動も必要である。なお，グループワークにおける最も身近で，最も大切な社会資源はメンバー一人ひとりであり，自分たちが作っているグループ（仲間関係）である[14]。

3. グループワークの基本原則

　グループワークにおける原則は，ワーカーからみた援助の原則である。ワーカーがグループ全体の動きやメンバーの変化について把握する目安のことであり，適切な援助をしていくための指標である。以下にグループワークにおいて重要と思われる基本原則[15,16]について簡単に説明する。

（1）個別化の原則

　個別化とは，グループを構成するメンバーを一人ひとり個別の存在として理解することである。個別化は，メンバーの個別化とグループの個別化の2つを含む。個々人を正確に理解するため，メンバーごとの相違点を別々に捉える。またそのグループも，

他のグループとは異なる独自のものとして捉える。グループワークは，グループ内の個別的援助であるので，この個別化の考え方は重要である。

（2）受容の原則

受容とはグループの中の個人を，その長所や短所を含め，その個人を成り立たせているさまざまな要素を必要なものとして理解し受け止めることである。ワーカーは，メンバーの行動や態度，情緒的な反応はもちろん，その背景や因果関係を客観的に受け止め，共感しているという気持ちを言葉や行動で積極的に伝えていく。また，グループが自由な意思で決定する能力をもつことができるよう，グループの判断や決定を尊重する姿勢で関わることが必要である。

（3）相互信頼の原則

相互の信頼関係は，グループメンバーそれぞれにとって望ましい対人関係をもたらし，その関係によって援助につながる相互作用が展開される。ワーカーはそのような相互作用がグループの中で生まれるように意図的にグループに関わるのである。

（4）制限の原則

制限の目的は，あくまでもメンバーのグループ経験の質を高めることである。ワーカーは，メンバーの経験を望ましいものにするため，あるいはグループの目的や目標を達成するために，メンバーあるいはグループに対して規制や制止を行うことがある。たとえば，ルールを決めることも一種の制限である。時間や場所，定員を決めること，会則や運営規則をつくること，グループの目的や目標も制限の効果をもつといえる。ワーカーは，メンバーがこのルールを尊重することをとおして，メンバーの成長やグループの発展へとつなげていくのである。

（5）参加の原則

メンバーがグループワークに参加することは，各メンバーが相互作用を経験し，この相互作用の働きによって変化することを意味する。ワーカーは，メンバーが個々の能力に応じて参加できるような活動を考え，メンバー相互の交流が促進されるよう参加を促す。グループで物事を決定する場面では，ワーカーはできるだけメンバーの主体性や自主性を尊重し，自己決定能力を引き出せるよう配慮することが大切である。

（6）葛藤解決の原則

グループの中で，感情的な対立，摩擦，争いなどの葛藤が生じることはよくあることである。グループワークでは葛藤が起こることや葛藤そのものが重要なのではなく，葛藤がメンバーやグループに与える影響のほうが重要である。ワーカーは，葛藤が起こるのはごく自然な現象であるという認識をもち，グループ内での葛藤に対して，メンバーが自分たちで問題解決を図ることができるように援助することが大切である。

（7）継続評価の原則

メンバーの変化やグループ活動の過程について，継続した評価を行い，援助の目安にしていく。継続評価の目的は，最終的にはメンバーのグループ経験の質を高めること，ワーカーの援助のレベルを向上させることにある。評価はワーカーによるものだけではなく，メンバーによる評価などさまざまな評価方法がある（第5節参照）。

第3節 ● グループの種類と特徴

1. グループの種類

　保健師が支援するグループには，大きく3つの種類が考えられる。1つ目は，難病や障害をもつ児の親グループなど地域で自主的に活動していて，必要に応じて保健師が関わることのある患者会や家族会などの**セルフヘルプグループ**である。2つ目は，育児困難や虐待の問題に関連した親のグループ，精神障害者のデイケア，機能訓練教室などの保健事業で，メンバーの共通した問題を共有し解決していこうとする**サポートグループ**である。3つ目は，母親学級・両親学級，育児学級など健康課題を解決するための保健事業（健康教育）をきっかけに発展したグループである。保健事業の終了後は，保健師が意図的にグループづくりのきっかけをつくって OB 会や**自主グループ**ができることがある。

　このように，保健師が関わるグループの種類や特徴は多様である。保健師が支援する主なグループの種類と特徴を表 10.1 に示す。

2. セルフヘルプグループ

（1）セルフヘルプグループの定義

　保健所・保健センターでは，セルフヘルプグループは，自助グループと呼ばれることもある。たとえば，難病やがんなどの患者会，精神障害をもつ本人や家族の会などさまざまな形態がある。しかし，セルフヘルプグループでは，自助ばかりでなく，相互援助もなされるため，そのままセルフヘルプグループが用いられていることが多い。

表 10.1　保健師が支援する主なグループの種類と特徴

種類	セルフヘルプグループ	サポートグループ	健康教育から発展したグループ
目的	グループメンバーが仲間のサポートを受けながら相互援助により，健康課題と折り合いをつけて生きていくこと	グループメンバーが仲間のサポートや専門家の助言を受けながら，抱えている健康課題と折り合いをつけて生きていくこと	グループメンバーの健康課題の解決のための学習，態度や行動の変容を促していくこと
実践例	・病気や障害の患者会，家族会（難病の患者会，断酒会，AA，がん患者会，等） ・子育て自主グループ ・NPO による子育て広場等の組織	・育児困難や虐待の問題に関連した親グループ ・精神障害者デイケア ・酒害相談 ・機能訓練	・生活習慣病予防教室 ・母親学級，両親学級 ・育児学級 ・糖尿病教室 OB 会 ・母親学級 OB 会
保健師の支援のねらい	・グループの成長・自立	・メンバーの相互作用による健康課題の解決，行動変容 ・健康の回復や改善	・メンバーの健康課題の学習と解決，行動変容 ・グループの成長・自立

セルフヘルプグループに関しては，多くの定義がなされている。ここでは，代表的なカッツとベンダー（A. H. Katz & E. L. Bender）の定義を取り上げる。

　「セルフヘルプグループとは，相互援助と特定の目的の達成のために自発的に結成された小グループである。グループは通常，メンバーの共通のニーズを満たし，共通するハンデキャップや生活上の困難さを克服し，望ましい社会的または個人的な変化をもたらすために，相互援助を求めて集まった仲間によってつくられる。セルフヘルプグループの創設者やメンバーは，自分たちのニーズは既存の社会制度によって（あるいは通じて）満たされていない，または満たされていないと考えている。セルフヘルプグループは，顔と顔を突き合わせた社会的交流とメンバーによる個人的責任を強調している。セルフヘルプグループでは，感情的支援と共に，物質的な支援も提供する。つまり，セルフヘルプグループはしばしば原因となる物事（病気や障害など）に志向的（考えや気持ちがある方向を目指すこと）であって，メンバー個人の感覚を高めるための信念や価値観を普及しようとしている。」[17]と述べている。では，セルフヘルプグループはどのように設立されてきたのか，次に歴史を見ていく。

（2）セルフヘルプグループの歴史 [18, 19]

　セルフヘルプグループは，非常に異なったさまざまな形態をもつ。イギリスにおける初期のセルフヘルプの形態として，カッツは職人組合，友愛協会，協同組合を挙げている。欧米では，1930年から設立されるようになった。精神的障害に関するセルフヘルプグループは，1935年に設立されたAA（アルコホーリクス・アノニマスAlcoholice Anonymous）や1937年のリカバリー協会（精神障害の回復者）などが最初とされる。1970年代以降は，医療・保健領域では，ほとんどの疾病・障害別にわたるといわれるほど，グループが増大した。さらに，1990年代以降は，慢性疾患やエイズなどのように，時代のニーズに合わせて多くのグループが設立された。

　わが国の患者会のはじまりは，戦中・戦後の結核療養所とハンセン病療養所につくられた患者会からといわれている。日本患者同盟（1948（昭和23）年）と全国ハンセン氏病患者協議会（1951（昭和26）年。1996（平成8）年からは全国ハンセン病療養者協議会）は，患者自身による自主的な組織として設立された初期の代表的なグループである。第2次世界大戦以降には，全国手をつなぐ育成会（手をつなぐ親の会，1952（昭和27）年），森永ヒ素ミルク中毒の被害者を守る会（1956（昭和31）年），日本リウマチ友の会（1960（昭和35）年）などのグループが設立された。やがて高度経済成長をむかえ，公害や医原病が出現し，その中でいくつかの難病の患者会が組織された。その後，サリドマイド児親の会（1963（昭和38）年），カネミ油被害者の会（1969（昭和44）年），水俣病患者同盟（1974（昭和49）年）などの公害・薬害などによる賠償，予防に関するグループも出現する。国内で活動している（またはしてきた）患者・家族の会は3000以上もあるといわれている。1960年代後半から1970年代にかけては，欧米型のセルフヘルプグループが組織され，障害・疾病・難病・アディクション（嗜癖）のグループが設立されている。

　セルフヘルプグループが増大した理由としては，①家族・近隣などのサポートシス

テムが崩壊し機能しにくくなってきたこと，②ニーズがあるのに専門的機関・制度が少ないこと，③制度によるサービスでは満足できないものを満たそうとしたこと，④利用者の主体性，権利意識などが増大したこと，などが挙げられる。

（3）本人の会*（セルフヘルプグループ）の3つのはたらき

岡は，『セルフヘルプグループ―わかちあい・ひとりだち・ときはなち―』でさまざまな分野で行われているセルフヘルプグループの活動の共通点をわかりやすく表現し，次のように述べている。

「同じ体験をした人と出会いたい」，それが本人の会の出発点となる[20]。本人の会には3つのはたらきがある。それは，「わかちあい」「ひとりだち」「ときはなち」である。これらは，図10.1のように同じ体験をした人たちの「わかちあい」が基礎にあって，それを通じて「ひとりだち」と「ときはなち」が目指されるのである[21]。

わかちあいには3つの事柄がある。1つ目は同じ体験をした者どうしだからわかちあえる「気持ち」，2つ目はその体験に関連した問題を解決するために使える「情報」，3つ目はその体験から出てくる「考え方」である[22]。

わかちあいの目的の1つは「ひとりだち」である。「ひとりだち」には2つの意味があり，1つ目は「自分で選び自分で決める」ことができること，2つ目は「社会参加」である。本人の会は「ひとりだち」のために，体験で確かめられた情報を本人に伝えることで，本人たちはそれをもとに大事なことを自分で選び自分で決めることができる。また，本人の会は本人たちと社会を結ぶ橋となり，その社会参加に役立つのである[23]。

わかちあいの目的のもう1つは「ときはなち」である。「ときはなち」には2つの意味があり，1つ目は「自分への尊敬」を取り戻すことで，自分自身で抑えつけ閉じ込めてしまっていた気持ちを解き放ち，自分で自分を差別する考え方をやめることである。2つ目は本人たちを抑えつけている環境を変えるために「社会にはたらきかける」こと

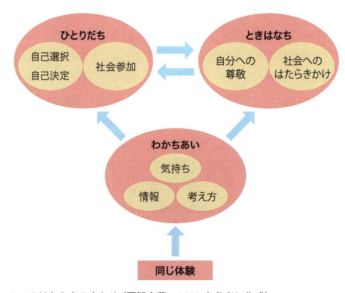

図10.1　3つのはたらきのまとめ（岡智史著，1999を参考に作成）

148

である。本人の立場から情報を発信し，身近な周囲の人たちの考え方を変えることで，直接的あるいは間接的に住みよい社会をつくり出すことを目指すのである[24]。

以上のように，保健師等の支援者は，このような3つのはたらきをよく理解し，本人の会の発展のためにかかわっていくことが必要である。

3. サポートグループ

（1）セルフヘルプグループとサポートグループの違い

セルフヘルプグループに対して，サポートグループという概念がある。主な違いは，セルフヘルプグループが当事者のみによって運営されているのに対して，サポートグループでは当事者以外の人（専門家や行政職員，あるいは先輩や親など）によって運営されている点である。専門家などが運営することによって，メンバーの自律性は低くなるが，その代わりにグループでの知識やスキルが他のグループでも応用可能となり，地域のグループ活動全体を活性化できると考えられている[25]。共通の課題や問題を抱えていることは，セルフヘルプグループもサポートグループも共通である。

（2）サポートグループの定義

高松[26]は，「サポートグループとは，特定の悩みや障害をもつ人たちを対象に行われる小グループのことである。その目的は，仲間のサポートや専門家の助言を受けながら，参加者が抱えている問題と折り合いをつけながら生きていくことである。専門家あるいは当事者以外の人々によって開設・維持されるが，参加者の自主性・自発性が重視される相互援助グループである」と定義している。

これらのグループは，今をどう生きるかを問題とし，問題が解決するかにこだわらず，むしろ，問題を抱えたままどう生きていくかの方が重要である。サポートグループは，解決困難な課題を扱うことが特徴であり，グループの長期的な成長プロセスを理解し，グループメンバーと一緒に取り組むことが，保健師等の支援者の役割である。

第4節 ● グループワークの目的と展開過程

1. グループワークの目的

グループメンバーがグループ経験から成長の機会を得た場合，それは偶然ではなく，グループが意図された目的に沿って展開された結果である。グループワークを行うとき，目的は何かを考える必要がある。グループワークには大きく2つの目的がある。1つ目は，「人間としての基本的なニーズを満たすこと」である[27]。たとえば，出産したばかりの母親は，子育てに不安があり，外出の機会が減ることで孤立することがある。そのような母親がグループワークに参加することにより，安心感や仲間意識，帰属意識が得られ，所属のニーズ，他人にとって重要な存在になるニーズ，参加のニーズなどの基本的ニーズを満たすことができると考えられる。コノプカが，「個人は独立

した実在ではなく，他の人々との間に相互関係を持つ全体的固体である」[28]述べているように，このような基本的ニーズはグループとの結びつきの中で満たされるものである。2つ目は，「人間としての成長，発達に必要な資質や能力をもたらす」ことである。資質や能力には，「仲間と共同する力」「積極性」「コミュニケーション能力」「他者を理解する能力」などが挙げられる。グループワークは，人々が互いに協力しながら，資質や能力を獲得することを助ける[27]。たとえば，育児教室などでグループワークを導入し，育児の悩みや情報を他の母親と共有することは，悩んでいるのは自分だけではないことを知ったり，他の人の理解や子どもへの接し方などを学ぶ機会となり，育児に対する自信や不安の軽減につながる。そのことは，個人の資質や能力の向上はもとより，グループへ影響も及ぼす。

2. グループワークの展開過程と支援者の役割

　グループワークは，ワーカーの行動を準備期，開始期，作業期，そして終結期の4つに分類してみると理解しやすい。こうした一連の流れをグループワークの展開過程と呼ぶ[27]。それぞれの展開過程におけるグループの特徴とメンバーの様子，ワーカーの働きかけを次頁の表10.2に示す。

　このような分類についての考え方は，グループが進展していく全体的な動きに関して用いられるが，すべてのグループにおいて，この4つの分類が常に展開されるというわけでもない[30]。それは，メンバーのニーズによって展開過程が決まってくるからである。たとえば，保健師は母親学級などのプログラムとして，仲間づくりを目的にグループワークを取り入れることがある。1回または数回のプログラムで行うことが多いが，保健師が意図的に仲間づくりのきっかけをつくることで，事業終了後に自主的なグループができることがある。一方，子育てに悩みを抱えた母親を対象としたグループ支援では，子どもへの接し方や家族の問題などの解決が必要となるため，時間をかけて行っていくものもある。保健師には，グループワークの展開過程に応じて，メンバーの生活課題やニーズに焦点をあて，達成課題や役割を重視し，グループダイナミクスを効果的に用いて支援を行っていく役割がある。保健師が行う実際のグループワーク場面は，第6節の事例を参照されたい。

第5節 ● グループ支援の評価

1. グループワークの評価過程

　トレッカー（H. Trecker）[31]は，評価を最も価値あるものにするためには，それは定期的にではなく，継続的に行われるべきであり，それはよいグループワークに欠くことができない一部であると述べ，評価過程の進展的な性質を図10.2のように示している。評価は次の①～⑧のような過程で進められる。

表 10.2　グループワークの展開過程[29)]

	展開過程	メンバーの様子	ワーカーの働きかけ
準備期	〈グループワークの準備〉グループ活動のための計画と準備を行う。	メンバーは，ワーカーから予備的な接触を受け，グループに参加するかどうかの迷いを生じる。	① 利用者のニーズに気づく。 ② グループの趣旨，目的，プログラム活動の内容を計画し，メンバーを募る。 ③ メンバーと予備面接し，彼らの生活課題，ニーズ，目標，興味，関心，心配事について理解する。 ④ 今後，グループワークで起こりそうな出来事を予測する。 ⑤ 記録用紙を準備する。
開始期	〈メンバーとの出会い〉メンバーの期待，不安，緊張，恐れなどをお互いに受容できるような雰囲気をつくり，仲間意識やグループアイデンティティを高める。	メンバーは，グループへの期待・不安の入り混じった感情を持ち込む。また，お互いの興味によってサブグループができる。	① メンバーの不安，緊張，恐れを軽減し，互いに受容できる雰囲気をつくる。 ② 受容・傾聴・共感により，メンバーの不安を和らげ，信頼関係を築く。 ③ メンバー同士の関わりを促進し，お互いの間に仲間意識と信頼関係を築く。 ④ グループの具体的な活動プラン（目的，方法，役割，スケジュール）やルールについて話し合う。 ⑤ グループの目標について意識する。
作業期	〈目標への取り組み〉グループ規範とメンバーの役割が確立する。対立・摩擦・争いをメンバーの協働により乗り越え，目標に向けてお互いの連帯，絆を深める。	メンバーが自分の役割をもてる場合，信頼，相互支援へと向かい発展，孤立，排除が起こる。目標達成に向けてグループの一致と絆が深まる。	① メンバーが自主的に役割をもって，またお互いに協力しながら，自分たちの課題に取り組めるように支援する。 ② メンバーどうしの対立，摩擦，争いへの対応，否定感情への理解と受容。 ③ グループに入っていけないメンバーが自由に自己表現できるように支援する。 ④ メンバー間のコミュニケーションと相互協力をさらに高め，メンバー主導のグループへ移行する。
終結期	〈振り返りと巣立ち〉これまでの出来事，思い出，目標の達成状況を振り返り，評価するとともに，メンバー間の複雑な感情を分かち合う。	メンバーは，達成感や喜び，喪失感，怒り等，終結に伴うさまざまな感情を表出する。また，グループでの作業の振り返りを通して自己成長を経験する。	① 終結に伴うメンバー間の感情を分かち合う。 ② グループワークを振り返る。（プログラム活動の評価，グループ経験の評価）

① 目的の定式化：個人およびグループに対する目的を定めることからはじまる。

② 基準の確認：個人およびグループの成長と発達を判断するためのもの。

③ プログラム経験の供与：個人およびグループの成長と変容を促進するように工夫されたもの。

④ 十分な記録：プログラム活動と個人およびグループの行動の相互間の反応を記録する。

⑤ 記録の分析：成長と発達の基準による個人およびグループの行動の意味を判断する。

⑥ 分析的データの解釈：目的が達成されているか否かを測定するため。

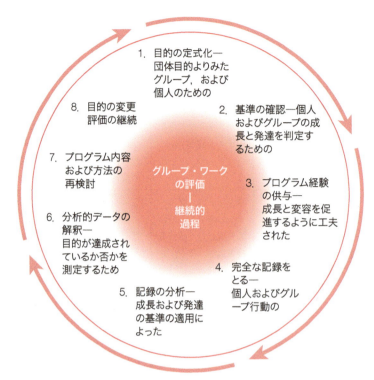

図10.2　グループワークの評価 [31]

⑦ プログラム内容および方法の再検討

⑧ 目的の変更，評価の継続

　ワーカーはこのようなグループワークの評価を通して，個人およびグループがどの程度まで目的を達成しているのかを知ることができる。継続的な評価は，最終的にはメンバーのグループ経験の質を向上させることと，ワーカーの援助レベルを向上させることにある。

2. グループワークの評価基準

　グループワークの評価に関しては一定のものはないが，次のような視点をもって評価することができる。プログラム活動，ワーカー，メンバー，グループに関する評価項目の一例をあげる。

（1）プログラム活動に関するもの

　① プログラムはメンバーの希望や要求，関心に基づいて実施されたか。

　② メンバーはそのプログラムの参加に意欲的であったか。

　③ メンバーはそのプログラム活動に参加して最大限の満足を得ることができるよう適切な援助を受けているか。

　④ プログラムはメンバーの相互作用を活発にするような内容や展開を見せているか。

　⑤ プログラムはメンバーの能力や現状に即しているか。

　⑥ プログラムはメンバーの発達段階に即しているか。

⑦ 計画，準備，実施，評価が適切に行われているか。など

（2）グループワーカーに関するもの

① ワーカーはメンバーから信頼されているか。

② ワーカーはプログラムがマンネリ化していないか気を配っているか。

③ メンバー各自の能力に応じて参加するように励ましているか。

④ メンバーの中からリーダーを育てるようにしているか。

⑤ 個々のメンバーが対等な立場で参加できる雰囲気づくりに配慮しているか。

⑥ メンバー間の相互作用が意味ある経験となるように努力しているか。

⑦ グループ内の葛藤の発生に対して，メンバーあるいはグループみずからが解決するように援助しているか。

⑧ 定期的にワーカー自身によるみずからの役割，メンバーやグループとの関係などについて評価しているか。

⑨ 記録の作成と管理は適切になされているか。

⑩ 社会資源に関する情報を収集し，活用することに努力しているか。など

（3）グループメンバーに関するもの

① 自発的な態度や積極的な姿勢が表れているか。

② メンバーはグループの目的をよく理解し，その達成のために努力しているか。

③ メンバーどうしの相互理解はなされているか。

④ メンバーの発言をお互いに尊重しているか。

⑤ メンバーの興味や関心が高まり，より広い視野をもつようになったか。など

（4）グループに関するもの

① メンバー一人ひとりの個性，人格が尊重されているか。

② グループ活動の意義について共通の理解があるか。

③ グループでは競争よりも協力することに価値を置いているか。

④ 他のグループや地域社会との関係は良好であるか [32]。など

3. グループ記録

（1）記録の意義

　記録には，活動内容を残すこと，評価すること，活動を伝えることなど，さまざまな意義・目的がある。ワーカーがグループワークを正しく評価しようとするならば，グループ記録をとらなければならない。ワーカーは，グループワークで行われたことの記録を書くことにより，考え，分析し，また評価することを助けられる。記録は，グループを理解し，その支援方法を考える過程における1つの手段となる [33]。継続して記録することは，グループおよびグループメンバーの様子やグループ経験のさまざまな点についての理解を深め，ワーカー自身の客観的な観察能力や洞察能力の向上に役立つ。また，記録はグループワークの内容を第3者へ伝達する際にも役立つ。たとえば，ケース会議や申し送りの資料，施設・機関の事業評価の資料などにも活用することができる。

（2）記録の内容

　グループの目的により異なるが，記録の中心はグループで行われたことである。とくに，メンバーの対人関係，対人相互作用などが中心となる。グループ記録の内容としては，次のようなものがあげられる。

　① グループの基本的事項

　　グループ名，日時，場所，天候，出席者，欠席者，初回の参加者，など

　② 具体的な実施内容

　　目的，支援計画，本日のプログラム内容，メンバーの態度・行動，メンバー同士の相互作用のあり方，メンバーのワーカーへの態度・行動，プログラム活動に対するメンバーの反応や参加の様子，グループ状況（雰囲気，凝集性，コミュニケーション，協力，サブ・グループなど），ワーカーの具体的な支援内容など[34]

　③ 支援計画と今後の課題

　　支援スタッフへの要望，今後の支援計画，連絡事項など

（3）グループ記録のポイント

　① 記載内容は，計画（Plan）／実施内容と評価（Do）／今後の支援計画（See）に基づいて構成する。

　② 支援目標や計画を作成し，支援する他の専門職と共有し評価できるように記録する。

　③ グループの状況を観察し評価できるように記録する。

　④ 関わりや助言内容など，支援内容を評価できるように記録する[35]。

　図10.3にグループ記録の例を示す。

4. 評価の方法

　評価は，適切に作成された記録とその分析をもとに行われる。評価の方法にはさまざまあり，活動内容や目的によって使い分ける。主な評価方法には次のようなものがある。

① ワーカーによる直接観察：あらかじめ項目を設定しておく場合と，自由な観察の中から相対評価していく場合がある。その内容を記録にして，分析し，評価する。

② 面接法：グループの前後で，メンバーとの面接を行い評価する。

③ グループ評価法：毎回のグループワーク後にスタッフで一緒に話し合い，活動を振り返りながら評価する。メンバーも含めた話し合いを行い，評価する。グループワーク事例を検討することにより評価する。

④ アンケート法：メンバーの回答記入（満足度，不満点，要望など）によるデータの評価。

対象	グループ名	○○グループ		会場	△△保健センター	
	日時	○年○月○日（曜日）		参加者	○○名（初回参加○名）	
支援内容	目的					
	支援計画	支援のねらいと支援スタッフの役割（雰囲気づくり，プログラム進行，情報提供，健康相談等）を記入				Plan
	プログラム	13:30 14:15 15:30　終了　活動内容を時系列に記入				
	スタッフ（職種）と役割	○○保健師：司会進行 □□保健師：記録　支援者が複数かかわる場合，それぞれの職種と役割を明記しておくとよい				Do
	実施内容と評価	・観察や面接で得られたこと（グループの雰囲気，メンバーの表情や会話の内容，メンバー同士の関わりの様子，プログラムへの参加の様子など）。 ・具体的な保健師の支援内容 ・プログラム活動，メンバー，グループに対しての評価				
今後の支援計画	支援スタッフへの要望	メンバーの思い，発言内容などを具体的に記入				See
	次回の計画					
	連絡事項					
記録者（職種）	○○△△（保健師）	供覧	課長	係長	担当	

図10.3　グループ記録の例

第6節 ● 母子保健活動におけるグループ支援の実際

1. 保健師の行うグループ支援の意義

　保健師の行うグループ支援では，2人以上の共通の課題をもつメンバーがいるとき，1対1の個別相談に加えとても意義がある。たとえば，子育てに悩みをもつ母親を対象としたグループ支援では，母親はグループに参加することで同じ悩みをもつ仲間と出会い，交流することにより，子育ての不安が軽減されていく。安心した場で話をすることで，悩みや課題を抱えているのは自分一人ではないことを知り，交流を深める中で仲間意識が生まれ，グループの活性化が図られていく。そして，グループメンバーとの相互作用を通じてありのままの感情を受容される経験をすることによって，母親としての自己評価を高め，自分自身を受け入れられるようになっていく。これらの経験は，個人にとって意味あるものとなること，さらにグループの質を高めることにもつながるのである。さらに，グループが成長する過程で，メンバーがもつ経験や知識

を生かし，次の活動へ導いていくことも，グループ支援の大きな意義である。

事　例

子育てに悩みをもつ母親のグループ支援

＜事例の概要＞

グループの種類	子育てに悩む母親のサポートグループ
目的	子育てに何らかの悩みをもつ母親が安心感や居場所をもつことができ，母親どうしの支え合いの機能により，母親の気持ちや考え，親子関係がよい方向に変化する。
このグループワークの位置づけ	1歳6ヶ月児健診後の経過観察（ことばの遅れ，注意集中が難しい，こだわりが強いなど発達に心配のある子どもと子育てに悩みをもつ母親を対象）の親子教室のプログラムとして実施する母親グループである。親子教室は，月1回・2時間で実施している。参加中の母親から，母親同士でもっと話せる場がほしいとの声があり，プログラムを検討し，本日第1回目の母親グループを実施することになった。
本日のプログラム	① 自由遊びの時間 45分 ② 母親グループ（グループワーク）　②と③は同時並行で ③ 子どもグループ（発達に合わせた遊び）　実施：60分 ④ 親子体操，季節の歌など　15分
スタッフの役割分担	事業担当者5名（保健師2名，保育士2名，心理士1名）の中で，保健師1名と心理士が母親グループを担当する。他のスタッフは子どもグループを担当する。
母親グループの参加者	（母親の年齢，子どもの性別・年齢，子どもの状況，事業参加回数） Aさん・32歳，男児・2歳4ヶ月，落ち着きがない，4回目 Bさん・35歳，男児・3歳6ヶ月，ことばの遅れ・こだわりが強い，20回目 Cさん・29歳，女児・1歳7ヶ月，ことばがゆっくりめ，初回参加 Dさん・34歳，女児・1歳11ヶ月，人見知りで母にべったり，3回目 Eさん・32歳，男児・2歳5ヶ月，落ち着きがない，8回目 Fさん・29歳，男児・1歳8ヶ月，ことばがゆっくりめ，2回目 Gさん・28歳，女児・2歳3ヶ月，ことばの遅れ，6回目

グループワークの場面

保健師：今日は母親グループの第1回目です。親子教室に初めて参加の方もいますので，まずは自己紹介をお願いしたいと思います。やり方ですが，お互いにお名前だけではなく，差し支えない範囲で子育てに関して感じていることや心配事についてもお話しいただければと思います。また，グループに参加した動機やグループに期待することなども含めて何でも自由にお話しいただければと思います。それではいかがでしょうか。（Aさんが何か言いたそう

にしていた）Aさんいかがですか。

Aさん：2歳4ヶ月の男の子です。1歳6ヶ月健診の時に落ち着きがないことを保健師さんに相談したら，親子教室を紹介してもらいました。すぐには参加する気持ちになれず，それまでは児童館に行っていました。行きはじめのころは一人遊びが多かったです。少し大きくなっても他のお子さんと一緒に遊ぶことがなかなかできず，おもちゃの取り合いや噛みついたりしたことがあって，行きづらくなってしまいました。悩みを話せる人もいないし，集団の中にいても孤立している感じがしてつらかったです。そんな時に地区担当の保健師さんがまた声をかけてくれて，参加するようになりました。ここでは，スタッフの方が優しく声をかけてくれ，子どもも安心して遊ぶことができるようになりました。まだ，この子への対応に戸惑うことばかりですが，落ち着いて接していこうという気持ちになりました。みなさんとお話がしたいと思って，思い切って母親グループの参加を決めました。

Bさん：親子教室に参加してもうすぐ2年になります。子どもは3歳6ヶ月になりました。男の子です。3歳4ヶ月の時に自閉症と診断されました。ことばが遅くて，まだ単語しか話せません。こだわりがあり，たとえばスーパーなどで品物が乱雑においてあると，1つずつ揃えて並べないとその場を離れることができないんです。診断される前は，早くその場から離れることをしていたのですが，最近は待てるようになりました。先月から療育センターに通所しているので本当は卒業なのですが，まだ気軽に話せるところがなくて，保健師さんに相談して参加させてもらっています。同じように子どもの障害で悩んでいる方のために何かできることはないかと考えているところです。今日は，自分のために参加させてもらっています。なんでも聞いてくださいね。

保健師：ありがとうございました。みなさんでお話をしていきましょう。Cさんは今回初めての参加でしたね。緊張されているかもしれませんが，どうぞお話しください。

Cさん：子どもは1歳7ヶ月の女の子です。緊張しています。うまくしゃべれないのですが…。この子はこだわりが強く，何をするにも時間がかかるのでいつもイライラしてしまいます。大泣きしているのがうちの子です。こんなに落ちつきがないのはうちの子だけなのじゃないかと心配なんです。夫に話してもわかってもらえなくて。みなさんはどうされているのかが聞きたくて，参加しました。

Dさん：うちの子も初めて来たときは大泣きでした。人見知りが強くて，べったりでいつも私の陰に隠れて遊んでいました。私の関わりが悪いのではないかとずいぶん悩みました。1歳6ヶ月健診で保健師さんに紹介されたのですが，出かける勇気がなくてやっと先月から参加しています。教室に参加するようになり，楽になりました。Cさんのお気持ちよくわかります。

Ｅさん：子どもは2歳5ヶ月になります。落ち着きがなくて，目が離せません。

Ｆさん：1歳8ヶ月の男の子です。まだことばがでないので心配しています。言うことを聞かなくていつもイライラしています。今日は少しの時間でも子どもと離れることができて，ほっとしています。

Ｇさん：ことばが遅くて，2歳でやっと単語が2～3語しゃべれるようになりました。ゆっくりですが様子を見ているところです。

保健師：みなさん，ありがとうございました。日々のお子さんへの対応に苦慮されていると思います。子どもへのイライラが募ることがあるというお話がありました。普段，どのように対処なさっているのかお話しいただけますか。

Ａさん：つい最近までイライラのしっぱなしでした。どこに行っても白い目で見られているようで，育児に自信がもてませんでした。気持ちの余裕もなくて，感情的になって子どもを叱っていました。小さいころはかわいいと育ててきたのに，なぜ子どもがこんなに嫌になってしまったのかと落ち込みました。ここで周りの方の子どもへの接し方を見るようになって，意識的に怒る回数を減らす努力をしました。あと，他の方のお話がとても参考になりました。療育センター*の話は聞いていますが，まだ様子を見たいと思っています。

Ｂさん：私もこの子の障害がわかるまでは，なんで自分ばかり…という気持ちと罪悪感でどうしてよいかわからなくなっていました。健診や親子教室でいつも保健師さんから，「どうですか」と声かけてもらって救われました。なんとなく子どもの発達は気がかりだったのですが，もう少し様子を見ても大丈夫だろうと先延ばしにしてきたので。このグループに参加して，背中を押していただき，今では療育センターに行くことができました。診断を受けて，これまでの悩みが吹っ切れ，息子のことを理解できたことで，療育センターに行く気持ちになれました。今，一番の変化は息子のことをかわいいと思えるようになったことです。

Ａさん：Ｂさんのお話し参考になりました。まだ気持ちに余裕がないので息子にうまく接することができていないなと思います。たぶん息子のことよりも，周囲の視線を気にするあまり，なんでもダメと行動を制限しているのではないかと気づきました。

（DEFGさん：うなずいている）

保健師：Ａさん，Ｂさん，貴重な体験談をありがとうございます。Ａさんがおっしゃっていたように，周囲の視線が気になることがありますよね。Ｃさんは同じようにお感じになった体験はありますか。

Ｃさん：毎日のように感じます。スーパーに行くと気に入ったものを見つけると買ってもらうまでその場を離れず，泣いて要求します。なんとかその場を離れようとするのですが，時間がかかり，「うるさいな，何してるんだ」とか冷たいことばが聞こえます。一言「大丈夫ですか」と声をかけてもらうだけでも楽になるのですが，周りの人にわかってもらうのは難しいのですね。

【療育センター】
発達障害や自閉症，肢体不自由などをもつ子どもが社会的に自立できるよう行われる医療や保育，機能訓練などを行う場所のことをいう。医師，理学療法士，作業療法士，言語療法士，臨床心理士，保育士などの専門職により，子どもの状況に合わせたリハビリを受けることができる。

Eさん：私もしょっちゅう言われています。周りの人にも子育ての大変さをわかっ
　　　　てほしいなといつも思います。

Dさん：私も同じ経験を何度もしています。外出先で，子どもがぐずると冷たい
　　　　目で見られるので，なるべく迷惑をかけないようにと外に出るのも控えてい
　　　　ました。夫以外の大人とはほとんど話す機会がなく，孤立していたと思いま
　　　　す。でも，このままではいけないと思い切って，参加しました。

Bさん：私も同じでした。このグループに参加するまでは，いつも周りの視線を
　　　　気にしていました。今やっと自閉症と診断されて，関わり方を学んでから，
　　　　息子の行動への不安が減り外出しようと思えるようになったんです。それか
　　　　ら，もっと周りの理解が得られるような活動をしていきたいと思っていると
　　　　ころです。これからは，自閉症児の理解が得られるようになれたらいいなと
　　　　思います。一人じゃなくて同じ障害をもつ親と交流することが必要だろうと
　　　　考えています。もっと子育てがしやすいまちにしたいなと思っています。

Cさん：今日参加して，自分だけではないことがわかり，気持ちが楽になりまし
　　　　た。まだまだ心配事はたくさんありますが，この時間は安心して過ごせまし
　　　　たし，娘も落ち着いて過ごせたのがとてもうれしいです。私たちも困ってい
　　　　ることをもっと周りに言ってもいいのですね。

（以下略）

保健師の関わり

　グループ支援での保健師の役割は，専門職という立場だけではなく，ファシリテイ
ターとして参加者の発言に共感し，話しやすい雰囲気づくりに努めるなど，グループ
の力を高めるように働きかけを行うことである。

　保健師は，同じ経験をした人との出会いを大事にし，同じ経験をした人どうしだか
ら分かち合える*気持ちを表出できるように関わっている。そして，できるだけ参加
者どうしで共有できるように話題提供し，経験に基づく話から解決に役立つ情報交換
ができるように支援している。参加者はそれぞれ抱えている課題と折り合いをつけな
がら生活しているため，グループワークでは参加者が経験を分かち合うことで，一人
ではないと思えることが大切である。

p.148　本人の会（セルフヘルプグループ）を参照。

　また，参加者はグループに参加することで地域に対する見方が変わることもある。
このグループではBさんの発言により，参加者は地域の人の理解がないことが困りご
とであると気づくことができている。子どもが迷惑をかけるのは自分のせいだと自信
をなくしていた母親が，この生活のしづらさは地域の理解の低さの問題であることに
気づくことによって視野を広げることができるのである。これは，自分たちの将来に
ついての情報が仲間との分かち合いを通して共有されたものである。

　今回のグループワークでは，参加者はそれぞれ同じ経験をしており，グループの相
互作用により気持ちの表出や情報交換，自身の考え方を振り返ることができ，個々の

経験を共有することでグループに参加している意義を感じられたのではないかと考えられる。保健師は，また次の参加につながっていけるように支援していくことが必要である。

2. グループ支援展開の課題

　発達に気がかりのある子をもつ家族は，地域から精神的・社会的に孤立しがちである。それは，日々の養育負担や周囲の無理解や誤解により，地域との関係が疎遠になりやすいためである。そのため，自らが抱えている悩みを同じ立場で語り合える人や場を知らずに一人で悩んでいる人が少なくなるように，事例のようなグループ活動を通して，地域社会への理解促進につながるような仕かけづくりが必要である。

　保健師活動は，個人だけではなく，グループや地域を対象とした支援活動を展開することが特徴であり，個人とグループを理解し，個別支援からグループへタイムリーにつなぐことや，個別支援とグループ支援を同時に行っていくこともある。保健師のグループ支援の目的は，グループを活用して個人の成長や問題の解決を促すことにあり，さらには地域の健康課題解決に向けて用いられることである。また，保健師は，地域のすべての子どもとその家族に接する機会を生かし，子育てに関する地域の課題を地域の人々やさまざまな専門職が共有できるように働きかけを行っていくことが必要である。

　本章で述べてきたグループワークの理論や援助技術は主に社会福祉学領域からの知識であるが，社会福祉学領域で対象とするグループと保健師が対象とするグループとは重なる部分も多く，保健師のグループ支援を考えていくうえで，役立つものである。

　保健師は，グループ全体の展開をグループ支援という言葉で表し，メンバーどうしの話し合いの場面にグループワークという言葉を用いることがある。一方，社会福祉学領域のグループワークは，準備期から終結期までの展開過程全体のことを表現しており，保健師が一般的に用いるグループワークの言葉の使い方に相違がある点を加えておく。

この章のまとめ

- 保健師の行うグループ支援は，グループワークを活用して個人の成長や問題の解決を促すことにあり，さらには地域の健康課題解決に向けて行われる。
- 保健師が支援するグループには，セルフヘルプグループ，サポートグループ，健康教育から発展したグループなどがあり，支援のねらいはメンバーの相互作用による健康課題の解決や行動変容，グループの成長や自立などである。
- グループワークには，展開過程（準備期，開始期，作業期，終結期）があり，活動の目的・支援のねらいに照らして，継続的に評価を行っていく必要がある。

【引用文献】
1）野村武夫（1999）：はじめて学ぶグループワーク，ミネルヴァ書房，2-6
2）福田垂穂，前田ケイ，秋山智久（1979）：グループワーク教室，有斐閣，8

3）H. B. トレッカー著，永井三郎訳（1978）：ソーシアル・グループ・ワーク―原理と実際―，日本 YMCA 同盟出版，8

4）ジゼラ・コノプカ著，前田ケイ訳（1967）：ソーシャル・グループ・ワーク―援助の過程，全国社会福祉協議会，39

5）Robert Adams 著，杉本敏夫他監訳（2007）：ソーシャルワークとエンパワメント―社会福祉実践の新しい方向―，ふくろう出版，71

6）大塚達雄，硯川眞旬，黒木保博（1986）：グループワーク論，ミネルヴァ書房，17-30

7）福田垂穂，前田ケイ，秋山智久（1979）：前掲書，33-34

8）大塚達雄，硯川眞旬，黒木保博（1986）：前掲書，33

9）野村武夫（1999）：前掲書，23

10）福田垂穂，前田ケイ，秋山智久（1979）：前掲書，77

11）福田垂穂，前田ケイ，秋山智久（1979）：前掲書，78

12）大塚達雄，硯川眞旬，黒木保博（1986）：前掲書，68

13）黒木保博，横山穣，水野良也，岩間伸之（2001）：グループワークの専門技術，中央法規出版，26

14）大塚達雄，硯川眞旬，黒木保博（1986）：前掲書，82-84

15）大塚達雄，硯川眞旬，黒木保博（1986）：前掲書，64-68

16）野村武夫（1999）：前掲書，82-94

17）A. H. & Bender, E. I., (1976)：The Strength in US: Self-Help in the Modern World, New York: New Viewpoints, 9

18）久保紘章，石川到覚（1998）：セルフヘルプ・グループの理論と展開，中央法規，3-5

19）一般社団法人　日本難病・疾病団体協議会：日本の患者会 WEB 版，年表，http://pg-japan.jp/

20）岡知史（1999）：セルフヘルプグループ，星和書店，3

21）岡知史（1999）：前掲書，84

22）岡知史（1999）：前掲書，29

23）岡知史（1999）：前掲書，59

24）岡知史（1999）：前掲書，82

25）高松里（2009）：サポート・グループの実践と展開，金剛出版，18-19

26）高松里（2009）：前掲書，22

27）川村隆彦著，北川清一，相澤譲治，久保美紀編（2004）：ソーシャルワーク・スキルシリーズグループワークの実際，相川書房，10-11

28）ジゼラ・コノプカ著，前田ケイ訳（1967）：前掲書，51

29）川村隆彦著，北川清一，相澤譲治，久保美紀編（2004）：前掲書，12-13

30）大塚達雄，硯川眞旬，黒木保博（1986）：前掲書，114

31）H. B. トレッカー著，永井三郎訳（1978）：前掲書，283-285

32）野村武夫（1999）：前掲書，139-142

33）H. B. トレッカー著，永井三郎訳（1978）：前掲書，303-306

34）大塚達雄，硯川眞旬，黒木保博（1986）：前掲書，102

35）長江弘子，栁澤尚代（2004）：こう書けばわかる！保健師記録，医学書院，95-99

第11章

地域組織活動

金子 仁子

この章で学ぶこと

➡ 地域組織活動（CO）のアメリカにおける発達の経緯を理解し，ロスが唱えた
  CO の原則と宮坂の述べた CO の本質について学ぶ。
➡ 日本における地域組織活動の状況を概観し，課題について学ぶ。
➡ 地域組織活動の一手法であるコミュニティ・ミーティングについて学ぶ。

[キーワード] コミュニティ・エンパワメント，小地域，愛育班，コミュニティ・ミーティング

第1節 ● 地域組織活動の位置づけと定義

1. 地域組織活動の位置づけ

　コミュニティ・オーガニゼーション（地域組織活動のこと。以下，CO）はソーシャルワークの１つの援助技術として位置づけられている。イギリスでは，ほとんど同義語でコミュニティ・ワークが用いられている。公衆衛生看護活動を行う際の，住民主体の活動を進展させる方法として用いられてきた。2000 年を過ぎた頃より，保健師活動の専門技術として整理し直されている[1,2]。

2. コミュニティ・オーガニゼーションの経緯と定義

（1）第 2 次世界大戦前

　CO の活動の歴史的概要について，アメリカを中心に述べる。

　CO の原型は，アメリカで工業化・資本主義の進行に伴う生活困窮者が増大したことに対して，慈善組織協会*が友愛訪問を行うとともに，社会調査，世論の喚起，また資源の調整と有効活用を行っていたことにあるといわれる。全米会議の報告書で最初に "community organization" という言葉を用いたのはバルドウィン（R. Baldwin, 1912）である。その内容はコミュニティ・プログラムを達成する手段の調整に力をおき，組織を関係づけるとともにその努力を継続するというものであった。

　1929 年に発刊された社会事業年鑑に，CO は「新しいニーズに対して，改善・調整を図ることを意味する。また，その手続きの下にあらゆる人の参加を促すものである」と述べられている[3]。その後大恐慌が起こり，ニューディール政策を進めていくときに政策だけでは解決できないことから，主体性を資源として組織される CO も実施された。しかしながら，CO の固有の機能が明確でなかったため，シカゴなど 6 つの都

*イギリス発祥でその後アメリカ全州に組織されていった。

市について調べた「レイン報告」(1939年) が出された。その中で、「CO はニーズを発見し定義すること、社会的ニーズや障害となるものをできる限り解決または予防すること、資源とニーズを明確にし、変化するニーズに資源をうまく調整させること、そのことに関心をおくこと」と述べられている[4]。

(2) 第2次世界大戦後

ニューステッター (W. Newstetter) がインターグループワーク説を唱えた。この説では選択・受容された社会目標について、その目標のもとに集められた複数のグループの利害や目的を合わせつつ、グループ間 (インターグループ) の関係調整に注目して、グループ達にとっての収穫と同時に全体での社会目標を満たそうとする。このとき、社会目標を達成するために集められたグループメンバー間に、相互に満足する関係 (一つのグループで行っていた時よりよかったという満足感がグループメンバーに得られる) があることや、所属団体から選出された各メンバーに、適切な責任や代表性があることが重要であるとされた。

マリー G. ロス (M. G. Ross) は、CO について「CO とは地域共同社会*がみずからその必要性と目標を発見し、さらにそれらに順位をつけて分類する。そしてそれらを達成する確信と意志を開発し、必要な資源を内部・外部に求めて、実際の行動を起こす。このように共同社会が団結して、実行する態度を養い育てる過程である」[5]と定義した。この中で強調されているのは、①自己決定、②地域共同社会固有の歩幅、③地域から生まれた計画、④地域共同社会の能力強化、⑤改革への改善意欲である。

1960年代になると、貧困が大きな社会問題になることで公民権運動が活発となった。そのための政策も実施されたが、政府の支援のみならず、貧困地域の住民が自ら問題に取り組み、無力感を克服できる機会を与えるような考え方が生まれた。

このように問題解決思考が高まったことや計画立案に関心が高まったなかで、行政政策としての地域都市計画が進められるようになったことから、ロスマン (J. Rothman) は「CO の3つのモデル」を提唱した (表11.1)。

① 小地域開発モデル：住民の多くが参加する、ロスのいう地域共同社会の協働的問題解決を重視する
② 社会計画モデル：社会問題の解決を図るために有限の社会資源の効率的分配を図る
③ ソーシャルアクションモデル：社会の中で不利な問題をもつ人のために、他者と連帯・組織化して、地域共同社会の重要な制度を変革していく

その後、計画論、アドミニストレーション、政策論をソーシャルワーク論の中に位置づけることが必要となったので、ロスマンはトロップマン (E. Tropman) との協働研究から以下の2つのモデルを1987年に追加するに至った。

i) 政策実践モデル

社会政策の分析により、政策を発展・改善させるための諸条件を明らかにし、それを実現させようとする実践を目指す概念。

【地域共同社会】
地理的に同じ区域にある社会、あるいは共通の関心をもつ社会や団体。

表 11.1　コミュニティ・オーガニゼーション実践の 3 つのモデル[6]

		モデル A 地域開発	モデル B 社会計画	モデル C ソーシャル・アクション
1	コミュニティ活動の目標	自助：コミュニティの活動能力や全体的調和（プロセス・ゴール）	基本的なコミュニティの諸問題に対する問題解決（タスク・ゴール）	権力関係や資源を移行させていくこと：基本的な制度上の変革（タスク・ゴールかプロセス・ゴール）
2	コミュニティの構造や問題状況に関する仮説	コミュニティの喪失，アノミー：関係や民主的な問題可決能力の欠落：静態的な伝統的コミュニティ	基本的な諸社会問題，精神衛生や身体上の健康問題，リクリエーション	不利な立場に置かれた人々，社会的不正，剥奪，不平等
3	基本的な変革の戦略	人々が自身の問題を決定したり，解決していく行動に広範に連帯していくこと	問題についての事実の収集や，最も合理的な活動の順序を決定していくこと	論争点を定形化したり，人々が敵対目標に対して行動を起こすように組織化していくこと
4	特徴的な変革の戦術と技術	合意：コミュニティの諸集団や諸利益の間の相互交流：集団討議	合意またはコンフリクト	コンフリクトまたは闘争：対決，直接行動，交渉
5	特徴的な実践家の役割	触媒としての助力者，調整：問題解決の技術や倫理的な価値観についての教育者	事実の収集者と分析者，事業推進者，促進者	運動家−弁護者，煽動者，仲介者，交渉者，パルチザン
6	変革の手段	課題を志向する小集団を操作すること	公的組織やデータを操作すること	大衆組織や政治過程を操作すること
7	権力構造に対する志向性	権力構造のメンバーは共通の活動における共同者である	権力構造は雇用者であり，依頼者である	権力構造は活動の外側にある目標物：攻撃され，破壊されるべき圧制者
8	コミュニティのクライエント・システムまたはクライエント集団の範囲	地理的コミュニティ全体	コミュニティ全体またはコミュニティの一部分（機能的コミュニティを内包した）	コミュニティの一部分
9	コミュニティの構成員間の利害に関する仮説	共通性のある利害または調停可能な相違	調停可能な利害または葛藤状態にある利害	容易に調停されえない相互に葛藤している利害：乏しい資源
10	公益の概念	理性的で同質的な観方	合理主義的で同質的な観方	現実主義的で個人主義的な観方
11	クライエント集団の概念	市民	消費者	被害者
12	クライエントの役割についての概念	相互作用的な問題解決過程への参加者	消費者または受給者	雇用者，任命者，仲間

出典：Rothman, J., Three Models of Community Organization Practice, Social Work Practice, 1968

ii) アドミニストレーションモデル

CO などのソーシャルワークの方法はソーシャルワークの実践機関・組織において，実践されている。組織の運営の民主化，人事・財政を円滑・効率的に行うための不可欠な条件としてアドミニストレーション概念を取り入れる。

第2節 ● ロスによるCOの特徴・原則とワーカーの役割

CO にはさまざまなレベルや対象がある。実施地域は，市全体のこともあるし，またはより小さな小・中学校や連合自治会レベルのコミュニティの場合もある。保健師活動において，CO を行う基盤は自分の担当している地区で行うことが考えられ，小・中学校や連合自治会レベルのコミュニティに対して行うことが最も取り入れられやすい。ロスの述べた小規模地区を対象とすることについて，少々長くなるが詳細に述べたい。

1. ロスのイメージする地域の組織化

ロスが著した「地域組織活動論」[6]の例によって，地域組織化のイメージをもってほしい。

モハメッドは，農民たちが一般に考えている政府の役人たちとはちがっていた。彼は租税をとらないし，犯人の逮捕に興味をもっていなかった。彼はただ，村中を歩きまわって住民に話しかけたり，仕事を手伝ったりした。

はじめのうちは，農民たちは彼に対して疑いをもっていたが，やがて彼を受け入れるようになって，彼が仲間入りをしても話をやめるようなことはしなくなった。

ある日のこと彼は，3 人の農民が学校の罰金について憤慨して話しあっているところを見かけた。子どもたちは 3 マイルも離れた他村の学校に通わなくてはならないうえに，休むと親が罰金を払わねばならなかった。罰金の額は大きかったので，3 日も働かなくては支払えなかった。

"君たちはなぜこの土地に学校を建てないのか。そうすれば，子どもたちが休んだかどうかわかるではないか"と，モハメッドは聞いた。すると農民たちは頭をふって，"自分たちもそのことは考えたけれども，土地という土地は耕作されていて，余ったところはないのだ"と答えた。

そこでモハメッドは，"あそこに建てたらいい"といって耕されていない細長い沼地を指さした。

みんなは笑ったが，モハメッドはなおも主張した。"土地を埋め立てるためには，街路からごみを集めてくればよろしい。山もくずして道路ででこぼこをなおし，余ったたくさんの土で埋め立てなさい。政府はトラックを貸すだろう"と彼

はいった。人々は頭をふっていたが，やがて話しあうようになり，村中の話題となった。畑の仕事ができなくなった老人たちは，ごみを一カ所に集めることをはじめた。やがてだれもが歩きながらごみを拾うようになって，ごみの山は大きくなっていった。道は次第に清潔になり，トラックがやってきた。そして沼地は姿を消した。

学校が建つころには，政府がモハメッドを村に派遣したのは，実は農民を援助するためであったことが，村人たちにはわかっていた。彼らは，他の問題についてもモハメッドに相談した。

モハメッドは，"この豊富なナイル川の水が体によくないといわれるけれども，そうなのですか？"と農民に聞かれた。モハメッドが顕微鏡でその水を見せると，農民たちは井戸について相談をはじめた。しかし，またもや中央貯水槽の設置場所が問題となった。そして再び，解決を古い沼地に求めた。沼地の地下深くに，飲用に適した地下水が見いだされた。

(参考) U.S. Federal Security Agency, International Unit, Social Security Administration, An Approach to Community Development, Washington, D. C., 1952

この地区の住民は学校建設について諦めていたが，モハメッドという推進役を得て，この問題に対して住民たちが力を合わせ，社会資源を活用して解決することができた。またそのことで自信がついた住民は，さらに新しい問題についても果敢に立ち向かっていったことがわかる。この時のモハメッドはコミュニティ・ワーカーの役割を果たしている。

中山[7]は，コミュニティ・エンパワメントについて「地域の人々が集団としておかれた状況を批判的に分析し，共通課題に気づき，その改善や解決に向けて原因となる社会のあり方や方向を変えるために行動を起こしていく過程で，その結果地域の環境が整い，場の力が活性化された状態を含む」としている。つまり，住民が問題に気づきそれを住民どうしの協力によって解決し，力を得た状態である。モハメッドの活躍した地区は，学校問題を解決したことで力を得て，さらに水の問題へと視点を変えていった。したがって，CO を行った結果として，コミュニティ・エンパワメントがなされたといえる。

2. CO において強調されるべき点

CO において協調されるべきこととして，次の5つがある。
(1) 自己決定
地域住民が，他者から言われたからでなく自分たちで必要性を認識すること。専門家からみてなんらかの必要がある場合は，専門家が住民とともに活動すること，彼らの文化を学ぶこと，謙虚な態度で自分の考えや思いを住民と分かち合い，自分の提案を試してみるように進める。

（2）地域共同社会固有の歩幅

変革を行うときに，地域共同社会がもっている固有の歩幅*で活動を進めることが大切である。

*活動が進展していくスピード。

（3）地域から生まれた計画

不満となっている問題を積極的に改善すること。その不満は自分たちから発せられ，そのために計画づくりや改革が有意義に行われること。価値が認められるためには，それを利用する住民が自分たちのものとして一体感をもつことが必要である。

不満から発せられた問題を解決するために計画するプロセスは，以下の4つである。

① **問題の定義づけ**：問題の意味を正確に捉え，明確な言葉で示すこと

② **関連事項の整理**：問題の性質，意味，範囲ならびに関連事項について整理する。この時，関連事項が大きすぎることがあるので，計画策定時には直接関係することが何かを判断することが大切である。計画立案の際には地域共同社会の一般の人々を加えるべきである，その理由は，その地域の問題に対して十分な知識がある人が必要であること，地域共同社会から理解を得るための架け橋となる人材を得るためである。

③ **問題の解決方法を検討する**：目標を明確にして，それを解決するための方法を具体的に複数案検討することが必要である。それらの案について，多数の条件を検討する。その条件とは既得権が脅かされることがないか，地域共同社会で支持を期待できる範囲はどこまでか，などである。地域共同社会に逆らわないためには，あらゆる方法で意見の一致と修正を実施していく。

④ **行動**：問題を解決するための行動計画を作ることが必要である。また，それを実行する前に，問題の起こった場面の前後の事情を知る必要もある。このことを知った上で，行動計画に生かす。行動計画は慎重に考慮し，実行する。

（4）地域共同社会の問題解決能力の増強

地域共同社会は，1つの問題の解決に成功すると，次に問題が起きた時にはそれを処理する能力が増大しているという例が数多く認められる。1つの問題を解決することによって，その技術や能力を発達させることができる。

（5）改革への意欲

改革を行う場合には，住民に意欲や意思，願望がなくてはならない。

3. COを推進するための13原則

ロスは，COを推進するための13原則を以下のように示している[5]。現代に則した方法の一助とするため，解説を加えた。

（1）現存する不満は必ず団体を開発または育成する

不満とは，現状を緩和するためには，多少の犠牲は仕方がないと辛抱するくらいの不満であっても，人々が自由に発言する場を与えると，今まで眠っていた不満が表面に出てくることがある。不満を種として，そこから地域共同社会にあるいろいろな団体*が集まって問題解決を行うための新たな団体が芽生える。そうした共同社会であ

【団体】
不満を解決するために組織された中心的な集団。地区社会福祉協議会や村の協議会の共同体など。さまざまなグループのリーダーによって組織される。

れば，その不満について共通な感情・願望が発生する。不満が根強いほどその原因となっている問題を解決するために団体を効果的に利用する動機づけが強くなる。共同社会に対して関心がないところでも，共同社会の問題について話し合いをし，経験や知識を交換することにより，問題解決へ向けた大きな動機づけとなる。

　人々が自由に話し，必要性を発見し，それを解決するために他の人々との協力する過程はコミュニティ・オーガニゼーションであるといえる。

解説： 人々が感じている（また明らかに感じていないこと）でも何かしらの不満があることが，地域共同社会にある団体が問題解決することの素地になることを述べている。しかしながら，不満は顕在化するものばかりではない。必要性はあるが人々が感じていないこともあり，この潜在していると考えられる不満をなんとかしなければならないという不満の種にすることが大切であろう。不満を共有することが，人々が協力し合う素地となる。

（2）不満の中心点を定め，特定の問題に対して組織化，計画立案，並びに行動に向かって道を開くこと

　不満といっても，生活全般に対しての不満，町全体の不満など，どうすることもできない不満を対象にするのではなく，解決への行動をとれる現実的なものに焦点化することが大切である。問題に気づき，それに対して悩んでいる人が集まって話し合い，その対策をはじめること，そしてそれに基づいて行動のプログラムをはじめることが必要である。不満は漠然としたものではなく，特定化したものがよく，その不満について探求することが必要であるが，そのときに実現しようもないことを目標にすると欲求不満が増大し，社会的無統制状態にしてしまう。

（3）コミュニティ・オーガニゼーションを開始し，あるいは支えの力となる不満は共同社会の内で広く共有されるべきこと

　不満の中心問題は，共同社会の大部分が認めてなんとか解決したいと願うものでなくてはならない。これら集団は他の類似問題に対しても共同社会が機能を果たす能力をもっていることに関心があるからである。不満の中心は共通問題に集中すべきである。CO を開始しようとするならば小数派運動*から離れて共同社会の大部分が同意する問題を捉えることが重要である。広範囲の人の意見を一致させることは容易ではないが，共同社会の中に関心を共有する領域を広げるための努力を続けるならば，すべての人が共通した関心をもつことを見いだす能力を伸ばすことにつながる。

解説： 共同社会の中で多くの人々が不満に思っていることに対して CO を展開することは，賛同が得やすく，反対派がなく活動も容易になることが多い。CO はこの大部分の人が問題として捉えることが大切ということに対して，批判があり，現在の健康問題や福祉の問題ではみなが共有されにくい問題も多い。岡本[5]は，「そのような問題の場合，一般的なコミュニティの下部組織として福祉コミュニティ（福祉問題のみ特化して検討する組織）をつくり，その中で活動していくのがよい」と述べている。しかしながら，子育てや高齢者の孤立，障害者への偏見など，現在の保健活動では当事者が抱える不満を当事者だけが集まって検討しても解決が難しいことがある。これら

【少数派運動】
一般にいうマイノリティグループによって行われる運動。

をいかに地域共同社会の問題として一般住民が捉えることができるようにしていくか
が重要である。

（4）団体には指導者（公式・非公式とも）として，共同社会内の下部組織に密着者，それから承認された指導的人物を関与させる

CO には住民参加が必要条件であり，住民によって改革され，その過程において自分を変え，能力も成長していくことが望ましい。すべての住民が知り合いであるということはまずない。そこで，コミュニティにあるさまざまな団体の代表者を通じて参加するという方法を考えることが必要である。団体の中には，自治体といった公式な団体ばかりではなく，非公式団体（スポーツグループや趣味のグループ等）がある。次に，これらの団体の指導者を発見することが必要である。グループ間の連絡にはこの指導者を介して行う。しかしながら，この指導者が自分の所属している集団に受け入れられ，情緒的に一体化していることが大切である。

主だった下部集団と一体化して，尊敬と信頼がある指導者を加えることによって全体的調和への一歩をふみだすことができ，意見交流の場も広げることができる。

解説：不満をみつけたら，地域共同社会に属している住民にその状況を知らせる。そして，解決策に導くために話し合いの場を設けていく。そのために，コミュニティの中に存在する集団の指導者（リーダー）に連絡役となってもらい，属している集団のメンバーに不満の内容を伝えてもらう。それとともに，その人たち自身がこの不満を解決する集団を形成し，話し合いを行うようになっていくとよい。この話し合いは，そのリーダーが属した集団のメンバーにも浸透するようなプロセスをふむ。

（5）団体は目標と手続き方法を受け入れやすくすること

多くの団体から集まった人たちで目標を定める際，それを一気に作成するのは難しい。そのためにはまず不満を検討し，目標を定める。これは目標に向かって進む中で手続きをつくりだしていく。しかしこのプロセスを急いで行ってはならず，実践と経験と議論をもって慎重に行うべきである。目標や手続きは，その団体の行動様式や任務遂行の様式を設定するものであって，新しいメンバー，古いメンバーにも周知をはかることが大切である。また，実行の際にはそれを固く守る必要がある。意見が一致しないときや困難な争いがあるときに，集団の存在理由である共通目的を明示することによって，それがよりどころとなる。

解説：いろいろな人が集まって何かの問題に対して行動を起こすときには，目標と手続きを成文化しておくことが大切であると述べている。この手続きの中にどのようなことが含まれるか明確に示されていないことが多い，その場合活動の目的に振り返って手続きを考えるとよい。メンバーがこの目標と手続きを受け入れ，できるだけその路線にそって活動することで，活動がバラバラになりにくくなる。

（6）団体プログラムには情緒の満足を伴う活動を含むべきこと

多種多様な集団を１つにまとめるには，共通の観念や感情，伝統がなくてはならない。団体が行う祝祭的行事はメンバーに豊かな情緒や経験を与え，それが接合剤となって団体に共通の感情をつくることになる。

団体の基盤となる諸価値を象徴する儀式が重んぜられるのは，それが目標に対して忠誠心を強める力をもつだけではなく，多くの団体を統一する力をもつためである。

解説：何かの不満を解決するために集まった人々が祝祭的な行事を行うことで，精神的なつながりができる。たとえば，健康をテーマにした祭りを共同で行い，そこで自分たちの活動の意味や意義を多くの人に周知するために出店することが考えられる。こうすることで，自分たちの活動が多くの人の関心をひき意義ある活動であることを再確認するとともに，仲間意識が高まることがある。

（7）団体は共同社会に存在する善意，顕在的・潜在的なものを両方とも利用するように心がける

　共同社会を形成する人々は，共同社会の仕事に寄与したいという多くの善意と支持がこころの中にある。この善意があっても，多くの人にそれに気がつかない場合がある。また善意を利用できない理由としては，①善意の存在がワーカーに知られていない，②善意を知っていてもそれを引き出し利用することができない，ことがあげられる。

　これらへの対策としては，主に以下の3つが挙げられる。①下部組織の指導者はグループのメンバーと連絡を取りやすく，メンバーの支持を得る方法に長けているので，メンバーのより広範囲の参加を促し，活動への支持を得るための工夫をする。②さらに多くの住民の支持を得るため，住民への直接的なアプローチをする。③住民が気持ちよく貢献することができる水準*において，彼らにとって意味のある方法によって，社会に貢献する活動に参加する機会を与えるべきである。

解説：人々の多くの善意を集めるためには，活動の必要性について理解してもらうことが大切である。下部組織のメンバーに必要性の理解を促すため，指導者が直接コンタクトをとることは可能であろう。

　住民にとって無理のない程度に社会貢献をしたという実感をもつことができる参加の機会としては，キャンペーンなどを行い，一時的ではあれ活動への参加機会をふやすことなどが考えられる。

（8）団体内部の意思伝達と団体と共同社会の意思伝達の両方の路線を，積極的，効果的に開発すべきこと

　情報を伝達するだけでなく，共通の理解や価値を分け合うことが地域共同社会の中に広められる過程である。

　多種多様な集団を1つにまとめ，意思伝達を効果的にするためには相互作用をつくりだすことが大切であるが，それには困難も伴う。グループ内，あるいはグループ間の効果的な伝達を行うためには，関与している人々の関係の質が影響する。敵意，不信，軽蔑といった感情が支配的であると，お互いに尊敬や信頼の感情がある時では，後者の方が意思伝達効果は大きい。意思伝達が容易に行われるような社会風土がつくられることが大切である。ある会合において意思伝達が円滑にはかられている時は，人々が快く，気分が安定し，同席している人に対して恐怖や心配を感じないとき，討論に加わることが喜ばれるだけでなく感謝と理解をもって受け入れられる。すなわち，

*その人たちが無理することなく

参加する人々が安全感をもち，自由に意見を発表できる雰囲気をつくることである。新しい観念や知識について共通理解を確立するためには，5人程度の小グループで話し合いを行う。これにより，意思伝達が正確に行われ，問題解決の糸口に結びつく。またその際，議題を制限し，討論する時間を十分とることが必要である。

　効果的な活動を行うためには，1つの中央機関を設け，その下に実際に活動を行うグループをおく。これらの小グループで身近な問題を取り上げる。

　グループの指導者たちは団体と地域を結ぶかけ橋となるために責任感と技術を向上させる。

　集団が発する情報は量より質に重点をおき，現存する通信媒体を活用する（あまり新しい媒体を利用すると受け入れられない場合がある）。

　また，情報伝達の方法として正しく情報を伝達する人を発見し，これらの人を適切に活用することは大切であるとしている。

解説：団体の活動状況は集団のメンバー間の関係性が影響することが否めない。したがって，その状況を観察しつつ，話し合いを行う時には自由な雰囲気で行う。話し合いの中で自分が受け止めてもらっていると感じることは非常に大切であるので，司会者は，参加者がそうした気持ちになるような働きかけを行う。また，意思伝達に媒体だけに頼るのではなく，多人数よりも少人数で話し合いを行うことが効果的であることを忘れてはならない。地域共同社会全体への働きかけに対して，正しく情報を伝達をできる人を介しての，「口コミ」を活用すると述べていることも興味深い。

（9）団体は協力活動を求めようとするグループに対する支持と強化に努力すべき

　問題解決を行うためには，構成組織となるグループが，強い結束力をもっていなくてはならない。下部組織のグループが崩壊や分裂をくり返していては支持基盤が狭められてしまう。

　団体側の態度として，メンバーに対して支持や励まし，援助を与えることを努力することと，すべてのメンバーが受け入れられていると感じられる雰囲気をつくり，共通目標に向かって協力していく雰囲気をつくることが大切である。

　結束の弱いグループへの支援としては，COの概念をグループに応用し，自分達の問題を発見し，困難の解決を自らではじめるようにする。

解説：問題解決を行うためにつくられた集団は，グループのリーダーが集まっており，したがってそのリーダーが属しているグループメンバー（グループ）も集団に属している。グループが集団の行う活動に参加するためには，リーダーだけで活動を行うのではなくグループメンバー達が協力し合う強い結束力が求められている。団体としては，下部組織であるグループも集団に受け入れられていると感じられ，集団は共通目標に向かって努力していこうと気持ちをグループメンバーにも，もってもらうように支援することが必要である。下部組織のグループのメンバーに対して，集団が意図していることを伝え，グループが集団目標に対して行ったことの活動成果を，集団が評価することも必要であろう。

（10）団体は正規の決定手続きを乱すことなく，運営上の手続きでは柔軟性をもつべき

　話し会いでの決定の手続きを安易に変えてしまっては，メンバーから信頼を得ることはできない。しかしながら，時には柔軟性のある対応（専門家の意見を求める，グループ内に他のグループが参加して討論を行うなど）をとっていくことも大切である。

解説：多くのグループからなる集団で，安易に手続きを変えてしまうと，下部組織のメンバーにはなぜそれを変えたのか周知されず，不信感をもつことにつながる。手続きを完璧にすることはできないものの，専門家の意見を聞いたり，いろいろなグループで検討をしたりすることが大切であろう。

（11）団体はその活動について共同社会の現状に即した歩幅を開発すべき

　団体が活動する時には，自分たちにあった歩幅*をもつべきである。計画をどんな速度でどんな方法で行うかが指導者が決定できる団体であれば，その歩幅は現実的なものとなるし，指導者は意義のある計画を選ぶ。地域共同社会が行う活動に対して，共同社会で受け入れられているような歩幅を維持することも重要である。

　共同社会における実験計画の実現を図るには，時間がかかることが多い。結果が出るまでに時間がかかることに不満をもってしまう人も出てくることがある。そのような場合は，結果の予測について説明をしていくことが重要である。また，大きな目的の中に小さな実験計画を行うことにより，計画達成の満足感を与えていく方法もある。

解説：ここでいう歩幅とは活動が進行するスピードのことである。活動に慣れていない段階ではスピードはゆっくりであるが，自分たちが何をどのように責任をもってやったらよいかがわかってくると速まってくる。しかしながら，地域には固有の適した歩幅があり，それに適応させて活動を行っていくことが必要である。

（12）団体は効果的な指導者を育成すべきこと

　団体が活動によって多くの成果を上げられるよう，よき指導者を育成することが大切である。

　団体の中心人物が自らの役割が多様であることを認め，グループメンバーにその役割を分散させることによって，グループ活動が能率的になると同時に集団凝集性*が高まる。また，指導者が多くの人々の参加を支援し，自分の観念をおしつけない方がよい結果が得られる。メンバーが協力して自分たちの役割を定め，自分の役割と他の人達との調整することを覚えその役割を十分果たすことができるように訓練することが大切である。

　地域共同社会の各種団体の団体と一体化している指導者（重要な位置にある人でもある）を意思伝達のつなぎ役として団体に関与してもらう。また団体の下部組織からの指導者はメンバーから受け入れられ一体感のある人を中心人物としておくことも大切である。

　指導のあり方や考え方はさまざまなので，まずはやってみて，結果が思わしくなければ改めるという方式で進める。指導権の問題，結果評価の分かち合い，あるいは効果的な実行方法についてメンバーの意見一致が必要であることをみなが知っていなければならない。

---

*活動の進行ペースのこと。メンバーが協働活動に慣れて手続きが確立していき，責任への同意が生じるにしたがって進展していく。

【集団凝集性】
集団のメンバーが，その集団にとどまろうとする力のこと。

解説：集団のリーダーはただ一人で役割を果たすのではなく，下部組織に機能を分散させることが，グループ活動によい結果をもたらす。このことによって，メンバーは協力し合うことや役割の調整を覚え，リーダー育成にもつながる。筆者が経験したグループ活動でも，さまざまな役割をもったリーダーが複数いることが，意見の集約，活動の役割分担がうまくいくということがみられる。

（13）団体は，共同社会の中に，力と安定および威信を育成

　CO とは，地域共同社会の内の多くのグループが，共通の実験計画を推進しながら，相互に協力関係をつくりだす過程である。このことを部分的にでも達成するためには，団体が成果をあげること，たゆまず宣伝すること，団体の声望が高いことが必要である。また，効果的に行うためには団体には一般に認められている指導者を関与させること，指導者は困難な地域共同社会の問題を解決する能力を十分もつべきである。

解説：地域社会の問題を解決するために，集団は成果をあげたら地域社会に対してそれを宣伝していくことが大切である。それにより，集団は地域社会から信頼を得ることができる。

4. CO を推進するコミュニティ・ワーカーの4つの役割

　ソーシャルワーカーに限らず，CO はその原則を理解しているさまざまな職種（もちろん保健師含め）があたることが想定されている。コミュニティ・ワーカーの役割として以下の4つが挙げられている。

（1）ガイドとしての役割

　目標を設定して，到達手段を見出すためのガイドの役割である。しかし，活動の方向や方法を選択するのは地域共同社会である。コミュニティが必要に応じて効果的に機能を果たすことを助けることがワーカーの役割であり，問題の認識や対応能力を育成する。とくにガイドとして現状に対する不満，不満が溜めたことからの苦痛感をかきたてることにワーカーは主導権をもつ。その時，不満の原因や内部に隠れている問題に気づくよう側面から支援することが重要である。ワーカーは不満から問題解決へのプロセスを始めることを努力する。そのため住民たちへ質問し，意見交換し，自分の立場を説明し，自分の知っている事実を紹介する。

　ワーカーは誰かの中立的な立場で地域共同社会と一体化し，人々を助けて共同決定が得られる過程を見い出し，利用するようにする。

　ワーカーの役割として，以下の4つがある。

① 異なるグループをまとめる

② 問題点を明らかにする

③ 人々の共通の関心領域を拡大する

④ 人々が集まって判断・決定を行うための過程と手続きを確立する

　ワーカーがしてよいこととして，資料の提供，議論や見解をまとめたり整理する際の関連事項の指摘，考察されていない代案の提示などがある。一方，ワーカーは特定の行動を勧めたり強制をしてはならない。ワーカーは地域共同社会に対して指導者に

なれないことを周囲にわかってもらう。

（2）力添えする役割

① 不満に焦点をあてる

生活について感じていることを探求するように支援し，不満を焦点化する。人々が感じている個人的な感情が，実は社会的な問題であることを理解してもらうことを支援する。

② 問題解決への組織化を励ます

人々が意見交流して不満の順位づけをし，問題解決のための組織化を開始することを支援する。人々の話し合いの範囲を広げ，不満から「何とかしなくてはならない」と思う気持ちになるように支援する。そのためにワーカーは「この問題に対してあなたはどう思うか」「この問題を切り抜けるためにどのくらい犠牲が払えるか」などと問いながら問題に対しての感情を出させ，問題解決へ導く。

③ 良好な人間関係をつくる

集会において人々が気持ちよく感じ，楽しみながら自由に発言することに気を配り，グループの相互作用を感じてグループの関心が焦点化されるようにしていく。人々が互いに知り合いになり，協力できることが何であるかに気づくようにする。また，人々が一緒に仕事をすることを楽しめるようにする。

（3）専門技術者としての役割

資料の提供や経験を提供し，資材の知識や，方法に関する助言をし，団体運営上の必要なものを整える。地域共同社会にある共同社会の状況（自らの構造や組織，その社会の特徴）を分析し診断する。また，調査方法に熟練し，必要があれば調査計画を協力しながら実施していく。他のコミュニティでの活動の情報提供も行う。

（4）社会治療者としての役割

地域共同社会の歴史，信仰や習慣，住民間にある勢力構造，各種の役割などを理解し，地域共同社会で協働活動を行うための障害を取り除くことを推進していく。

第3節 ● COの要素と構成要件，本質

日本におけるCO研究をけん引してきた宮坂は，COの要素を10に，構成要件を6つに整理し，さらに本質5つを明らかにしている[7]。

（1）要素

① コミュニティにおける問題解決

② 自主性あるいは自助

③ 住民参加：コミュニティおける各種プログラムの企画への参加

④ 住民どうしの協力

⑤ 社会資源の利用

⑥ ボランティアの活用

⑦ 組織間の関係調整：コミュニティにある各種の組織間の協力関係の調整重視

⑧ 協議体としての組織化：各種の組織が集まっての協議体*が必要

⑨ 教育的側面の協調：CO についての住民教育，健康教育

⑩ 民間機関・組織の活動の自由さの協調

【協議体】
さまざまな組織の代表者等が集まって話し合いをする場。

（2）構成要件

① 地域の社会資源の調整，② コミュニティの連帯性，共同性

③ それらの組織化や統合，④ 住民の欲求や期待の尊重

⑤ 住民の自発性，主体性，⑥ 住民参加の助成

（3）本質

宮坂はさらに（1）と（2）を検討して，CO の本質を以下とした。

① コミュニティにおける問題解決，② 住民参加，③ 住民どうしの協力

④ 社会資源の利用，⑤ 組織間の関係調整

第4節 ● 日本におけるCOや住民の組織化に関する活動

　戦前では，コレラの大発生時に住民から自然発生的に町内会規模の区域を単位とした衛生組合が全国につくられた。その後，1897（明治 30）年に施行された伝染病予防法によって衛生組合が規定され，衛生組合は衛生行政（当時は警察行政の一環として行われていた）を行うための下部組織として育成され，伝染病予防に実績をあげた。しかし，戦後 GHQ により非民主的組織であるということで解散命令が出された。1952～1953（昭和 27～28）年くらいから，住民の自主的な活動がハエや蚊の駆除に成功した例が多くみられたことから，厚生省はこのような地区衛生組織活動を推進し，1955（昭和 30）年ころには全国各地で行われるようになった。その後，この組織は結核，母子保健，栄養改善などの問題に取り組むようになった。しかしながら，1965（昭和 40）年ころから都市化が進み，生活様式が多様になり，生活習慣病などの健康問題が出てきたことも関係し，活動は急に下火になった。

　日本の保健師は，公衆衛生の原則やヘルスプロモーションの原則に則って住民の主体的活動を行うためにさまざまなグループ育成を行い，そのグループからコミュニティへの働きかけを行ってきた。その例としては愛育班を戦前から育成し，子育ての問題について，育成した愛育班のメンバーを中心に地域の子育てをしている親子等に対して働きかけを行い，子育て上の問題の予防や問題解決を担ってきた。その後，愛育班は子育ての問題に限らず，高齢者の孤立や運動不足による介護状況への進展などの問題をとりあげ，担当地区の問題を解決するために活動してきた。そのほかにも，地域保健推進員やヘルスボランティアの育成にも力を入れてきた。

　こうした活動の多くは住民の自発性や自律性，主体的活動を導いているが，地区のメンバーだけによる住民への働きかけを行う場合が多い。つまり，ロスがいう地域の問題を解決するためにさまざまなグループリーダーが集まって集団を形成し，討議し，

組織間の調整を行い，コミュニティの問題を住民組織の連携によって解決するという形をとっていないことが多い。つまり，地区全体の組織化が図られてはいないのが現状である。

宮坂はまた，CO を行うための地区の大きさについても言及しているが，根本は健康問題の性格によって異なるとしている。しかしながら，町内会，自治会を基盤とした活動がしっかり行われなければならないと述べている。したがって，地区を担当する保健師は，地域内にある自治会やその他の組織を把握し，住民が健康問題を察知したならば，組織のリーダー達による問題解決への組織をつくり，リーダーが属するグループが連携して問題解決にあたることを推進していくことが必要である。また，リーダーが問題に気づき，解決に歩みだしていくような場を設けることも必要である。地域の組織的な活動を推進するためには保健師の地区担当制は適合性が高い。

このような地域の組織的な活動を推進していく方法の1つであるコミュニティ・ミーティングについて，次節で説明する。

第5節 ● COの一手法：コミュニティ・ミーティング

コミュニティ・ミーティング（以下，CM）は，アメリカの精神病棟において患者と医療スタッフがパートナーシップを築きながら病棟内の決まりごとを決定したことに由来する。1970 年代には，カナダにおいて地域の保健活動の中で用いられるようになった。この中で看護職が地域の健康問題を明らかにし，その解決策を住民とともに考えるための実践的な方法として展開した。

CM は，住民と行政の参加者どうしが対話する場として，パートナーシップを築きながら住民の「生活実感」を施策化へ結びつけていくために用いる方法である。CM は日本でいう「地区集会」または「寄り合い」といえる。日本での地区集会では一方的に行政側が施策や計画を説明し，住民がそれに対して質問することが多かった。対して「寄り合い」は，住民が集まって話し合うという意味合いが強いので，「寄り合い」の方が CM に近いと考えられる。

CM では，いままで声になっていなかった地域の問題について認識し，地域集団（コミュニティ）が自分たちで問題（健康ニーズ）を共有し，解決したいという意気込みをもち，社会資源を利用して解決していくプロセスである。この方法は，地域組織活動を行う際の1つの手段として利用可能である。その時には，CM のメンバーを地域内のさまざまな組織（自治会，民生児童委員協議会，青年会，子ども会，老人会）のリーダーによって行うことや，問題の当事者をメンバーにすることが重要である。

また，CM によって地域は問題解決への能力をつけていくことになり，エンパワメントした状況となる可能性がある。

1. CMの特徴

　CMは，住民の健康への関心を高め，住民自身と行政とがパートナーシップでコミュニティの健康問題に対して解決策を見い出すための取り組みであり，それによりコミュニティ全体がより健康になることを目的にしている。解決策を提案書という施策に結びつけやすいことも，特徴の１つである。

　CMは問題解決のために用いられる方法であるが，ステップ（話し合いの段取り）にそって行われるので，参加者に，「今，何を行っているか」の目的意識を明確にしやすく，比較的限られた時間の範囲で行うことができる。

　CMの目的を達成するには，参加者が主体的に参加し，一人ひとりの思いが取り組みや施策に十分に反映されるよう，以下の４つの視点を重視して進めていくことが重要である。

（1）個々の生活実感を大切にする

　同じ問題でも，一人ひとりがその問題から受ける実感は異なる。保健師が得ている健康指標や住民の生活実態とは違う住民自身が捉えた生活実感から課題を明確にしていくことが大切である。そうした意見を住民どうしが理解しあい，共有，共感することを通して施策へ結びつけていく合意形成のプロセスである。

（2）パートナーシップ

　CMの参加者は，地域の健康問題を明確にし，解決策を考えるという共通の目的をもっている。住民と行政関係者等は，お互いの役割の「違い」を尊重しあい，対等な立場でお互いを認め合って話し合うことが大切である。

（3）未来志向

　健康問題を話し合う過程では，過去の施策の失敗や現在のサービスに対する不満などに注目するのではなく，これからどうなったらいいかという未来を実現するために話し合う。

（4）対立ではなく対話

　従来の行政懇談会などでは，行政への不満や要望を表出するということが多かった。CMは，住民も行政側の参加者も，一人ひとりが話し合いを通じて課題を明確にし，解決策を共有し，それぞれの立場での役割を確認するプロセスである。住民と行政側参加者は，車の両輪のように共通の目的をもって，互いの役割を補完し合うという立場を認識しながら，施策の提案，実現までのプロセスを協働して進めていく。

2. CMの各ステップの展開方法

　CMは，下記の１～４のステップによって進行する。
・ステップ１　導入（現状認識の共有）
・ステップ２　課題整理（課題の優先性の検討）
・ステップ３　課題解決のための具体策の検討
・ステップ４　まとめ（ミーティングの総括）

（1）CM の前準備

- 目標と目的を共有する：行政側と地域の関係機関，関係者等，または住民の参加が予定されている人で，ミーティングの目的，テーマ設定について話し合う。
- 参加者の範囲を決定する：ミーティングの目的に応じて参加者を検討する。広く住民の意見を反映するために，自治会，消防団，地区社会福祉協議会，民生児童委員，子ども会など，問題によって関わる団体（NPO*等を含む）を選別することも必要である。また，あらかじめ取り上げる問題が明らかになっている場合は，当事者や関連の団体（NPO やボランティアグループ）のリーダーを入れる。
- CM への動機づけ（住民や地域関係者への働きかけ）：CM の趣旨を説明し，参加をよびかける。
- 実施方法の検討（話し合いの仕方について）：保健師等が司会やファシリテイター*を担う場合，大きな集団でのミーティングに不慣れなため，10 ～ 15 名の小集団で行うことで合意形成しやすい。

（2）ステップ 1　導入（現状認識の共有）

- すべての参加者が自己紹介する。
- CM 内の役割を決定する。司会者や記録者などの役割を決定する。円滑な合意形成のため，場に適した司会者を選出する。
- 自分たちが感じる健康問題について話し合う。話し合い内容を記録し，ステップ 2 に活かす。その方法の 1 つとして，参加者がそれぞれ自分の言いたいことの概略を付箋にまとめ，それを黒板や模造紙に貼っていく方法を用いることもある。

（3）ステップ 2　課題整理（課題の優先性の検討）

- 出された問題について，関連性，問題の本質は何かを出し合いながら KJ 法*などを用いながら整理する。その内容を表すタイトルをつけ，考えやすくしていく。
- 整理した問題について考えながら，原因など解決すべき課題に展開していく。
- 課題の中から何を中心的に話し合うべきか，優先性について話し合い，解決すべき課題を焦点化する。
- 地域の課題を解決するために地域の社会資源・アセッツも合わせて考えておく。
- 行政側の参加者は，必要に応じて有している情報を提供する。

（4）ステップ 3　課題解決のための具体策の検討

- 焦点をあてた課題について，具体的な解決方法を話し合う。現状の問題点がなぜそうなるかに戻って考えることも必要である。
- ステップ 2 で話題にした社会資源・地域のアセッツについても合わせて考えながら，実行可能な解決策を検討する。
- 解決策は，5W1H（誰が，いつまでに，どこで，何を，何のために，どのように）を考えながら検討する。
- 行政側の参加者は現在実施している政策の現状，近い将来の方向性などの必要な情報も提供する。
- 住民が自ら主体的に行う活動，住民と行政とが協働して行う活動，行政が行う活動

【NPO】
特定非営利団体。子育て支援センターなど行政から委託され実施している場合も多い。

【ファシリテイター】
話し合いの進行を中立の立場で観察し，話し合いが円滑に進むために発言したり，司会にアドバイスを行う人。

【KJ法】
川喜田次郎氏が開発した方法で，質的なデータをカードに記述し，カードをグループごとにまとめて整理していく方法。ワークショップ等でも用いられる。

などがある。どのような方法がよいか，住民と行政がパートナーとして活動することを前提に話し合う。

（5）ステップ4　まとめ（ミーティングの総括）

① CM を終了するためのまとめ（提案書の作成）を行う

・提案書の作成にあたっては，課題は優先性の高いものか，具体策によって解決することができるかをもう一度考えながらまとめる。

・具体策の記述ではとくに 5W1H を明確にしていく。

・具体策を行うメリット・デメリットについて明記しておく。

・提案書は，CM の中で話し合った経過をもとに，地域の問題点や課題が明確になっており，解決可能な具体的対策が盛り込まれるようにする。参加者一人ひとりの意見を大事にし，書ききれなかった意見は別添の資料として残す。

② CM の評価を行う

評価方法の1つとして参加者に，CM に参加しての感想を聞く（アンケートを実施してもよい）。CM に参加して満足したか，参加者が自分の意見を述べることができたか，参加者の視点に変化が見られたか，などについて評価する。話し合った内容が，住民の活動や行政に取り入れられるための方針についても話し合っておく。

3. CMの話し合いの基本姿勢

CM は民主的な話し合いを基本としている。参加者が平等な立場で話し合い，その中から問題を取りあげ解決策を導き出すことが大切である。年齢や職業上の役割などで意見を評価したり意見をとりまとめたりしないことが重要で，メンバーの意見が異なるからこそ話し合いがおもしろくなっていく。他人の意見を聞くことで，自分の意見との相違点を考え，どこが問題かを自分の中で明らかにしていくことが大切である。民主的な話し合いの前提条件とは，各人が自分自身の人格を尊重し，自らが正しいと考えている信念に忠実になること，自分自身の権利を主張するからには，他人の権利も重んじることが重要である。話し合いは参加者どうしの理解と好意と信頼の結果であり，すべての人間の平等性を承認することで進められる。

4. CMにおける保健師の役割

保健師は，地域全体の健康水準の向上を目指して自治体の行政施策を総合的に捉え，他部署の施策やサービスも含めた広い視野から健康づくり・まちづくりを推進していくための「健康なまちづくりのコーディネーター役」である。したがって，CM を通して，住民が健康への関心を高め，参加する住民一人ひとりの視点を大事にし，誰もが平等な立場で CM に参加でき，健康課題解決のために話し合い，その内容が行政施策として取り上げられるように提案書を作成するための支援を行う。CM における保健師の役割は下記のとおりである。

（1）CM の実施前の関係者との調整

参加予定者（住民・行政側）に CM の意図や目的を話し，なぜ話し合いが必要か理

①司会者の主な役割
・皆が平等な立場で話し合う姿勢を大切にする。
・話しやすい雰囲気を作る。堅くならず、普段の言葉遣いで話し合いを進めるよう気をつける。
・意見が出にくい場合は発言を促す。意見を付箋紙に書くなど、話し合いに参加しやすくなるよう支援する。
・自分の意見を発言するのに自信がない人もいるので、自信をもてるように配慮する。「大事ですね」「そうですね」などの受け止めの返答を大事にする。
・対立が起きた場合は、話し合いの目的を考慮し、中立な立場で意見の整理を行い、グループメンバー間の話し合いを推進しながら解決していく。
・方向性が定まらない時は、定まるような働きかけをする。

②ファシリテイターの主な役割
・テーマや目標・目的を意識しながら話し合いの動向を観察し、滞りが見られたら、司会者と協力しながら目標に向かって話し合いを推進する。
・グループメンバーとなじみ、話しやすい雰囲気をつくるよう努力する。
・司会が意見の調整に困惑したら、意見の一致点は何か、相違点は何かなど整理を行う。意見が対立している場合は、相容れる点があるかを示していく。
・論点がずれた場合は、論点を振り返りながら目標を確認する。

解してもらう。実施前にテーマなどを決めなければならないこともあるので事前に話し合いを行い、合意を得るための調整を行う。また、参加者を選定しても参加するとは限らず、参加できないとなったら他の候補者に当たるなど実施に向けての参加者の調整をする。また、実施日についての参加者どうしの日程調整を行い、少なくとも初回の日程を決定しておく。

（2）地域の健康に関する情報や行政施策に関する情報の提供

地域の健康に関する情報（地域の健康度、健康の重要性）や行政施策や行政サービス、地域の社会資源についての情報を伝える。

（3）CM 全体を進行するコーディネーターの役割

ステップ毎の日程の調整や、ステップの記録と管理、記録のメンバーへの配布など、CM を円滑に進めるためのコーディネーター役となる。

（4）CM における司会・ファシリテイターの役割

司会者は、参加者の合意を得るために重要な役割を担う。司会は司会役に慣れた住民が行ってもよいが、そのような人物がいない場合は保健師が司会者となる。住民が司会者である場合は、保健師がファシリテイターとしての役割を担う。ファシリテイターは話し合いの中立的な観察者であると同時に司会の補佐役で、民主的な話し合いの推進役である*。

（5）提案書作成の協力

提案書作成にあたっては、CM の経過が参加しなかった人にも理解できるか、課題が明確に伝わるか、課題と具体策の関連性はよいかなどに気をつける。また、市町村の基本構想、基本計画、保健計画などとの整合性も考慮し、その中での位置づけなども考えながらアドバイスすることが重要である。

課題解決のための具体策の記述については、5W1H が記載されているかを点検する。CM はあくまで参加者のパートナーシップで行うものであるから、行政、住民、その他、NPO などのそれぞれの具体的な役割が具体策の中で記述されているか気をつける。そのために、ステップ3の話し合いの時から、このようなことが明確になっているかに気をつけておき、話し合いで明確になるように支援する。

提案書作成は住民には経験がないことが多いので、保健師が、作成を通してさらに住民の主体性が延びていくように協力・支援する。

事　例

地域包括ケアセンターでの職員と住民の話し合いから生まれた住民企画・運営のボランティア育成講座

地域の一人暮らしの人々の支援をするためのボランティアが不足している問題について、地域住民が地域包括支援センターの会議を利用して、会議参加者やグループの協力によって問題解決を図った事例である。

（1）地区の状況

　A市の英台地区は，東京から40キロメートル位に位置し，昭和40年代に開発された人口およそ2万人（老人人口割合28％）で戸建てが建ち並ぶ住宅地区である。私鉄の駅から近いところで徒歩7分，遠いところは20分程度かかる。バスは1時間に1本あるかないかで，まったくないところもある。また，25度以上の傾斜の急な坂道がいくつもある。

　この地区には7つの自治会がある。地区内の丘を挟んで英地区では3つの自治会が合わさって1つの自治体連合となり，英台地区では4つの自治体が合わさって1つの自治体連合となっている。英台地域包括支援センターは，この2つの自治会連合を担当している。

（2）活動の内容と現状

　英台地域包括支援センターでは，開所して2年目から管轄地域内の民生委員や健康普及員，脳卒中を起こした人々へのボランティア団体のリーダー，包括支援センターの職員や行政職員をメンバーとした会議を年に4～5回実施してきた。この会議の目的は，住民と行政職員などメンバーどうしが顔見知りになり，地域内での状況を確認し合あい，支えあいを推進することであった。当初は，それぞれの地区での高齢者に対する取り組みを話し合い，自治体内でのボランティアによる配食サービスの実施状況や，高齢者の交流会の実施状況等を一覧表にしてお互いに情報共有が図れた。

　この会議の中で，支援が必要な高齢者がどんな方がいるかを話題にしたときに，以下のようなことが話題となった。

・一人暮らしでゴミ出しの日程を間違える人がいても，声をかけても非常に気をつかわれてしまい，次の時に声をかけることを気兼ねしてしまう。

・ある高齢者がスーパーのチラシを見て，民生委員のところに突然電話をかけてきて買い物を頼んできた。民生委員が購入して持って行くと希望したものとは違うと言い，商品を民生委員が引きとった。一人暮らしの高齢者が坂を下りて買い物にいき，重いものを買って帰ってくるのは大変とは思う。しかし，買い物を頼まれたらいつでも応じることはできない。また，購入時に金銭トラブルが発生しないような工夫も必要である。

　会議を重ねる中で，近隣どうしの支え合いといってもその土地で育った人が少なく，40代からこの地域に住むようになった人どうしではなかなか近隣で支えあうことが難しい。また，かえって近隣だからこそ困ったことについて頼むことが難しいという側面もあると意見が出た。

　この会議の中で，B自治会では自治会の組織内でボランティアの募集・運営を行っていた。その流れは下記の通りである。

・ボランティア希望者が自治会内のボランティアを調整する担当に実施したい活動や連絡先を伝えて登録する。

・ボランティアを依頼したい人が調整担当に連絡をとると，登録ボランティアの中から適した人を調整担当が選び，依頼内容を登録ボランティアに伝えて依頼に応えられるかを聞く。

・依頼に応じることができるならば，依頼者に，登録ボランティアに連絡をとるように伝える。

・登録ボランティアの人が連絡先を依頼者に知られたくないという場合は，調整担当が依頼者と登録ボランティアの日程等を調整する。

・ボランティアを依頼した場合は1回500円を調整担当に支払い，半分が自治会に，半分が登録ボランティアに支払われる。有料とした理由は，無料にするとボランティアを依頼することに遠慮してしまうためである。

依頼の多い内容は，庭の草刈り，買い物，ゴミ出しである。現状の問題点として，登録ボランティアが高齢化してボランティアを引退する人が多くなったこと，庭の手入れの依頼には答えられなくなっている，などがある。

社会福祉協議会などでもボランティア登録を行っているが，このB自治会が行っているような自治会組織内でのボランティア活動の方が，依頼者にとって身近に感じられ，またボランティアとして来てくれる方が自治会内の人であるということも依頼者の安心感につながっているのではないかということが話し合われた。

（3）現状からの問題点の抽出

自治会組織の中でボランティア募集・運営を行うことのメリットが会議のメンバーに共有された。しかしながら，ボランティア活動をする人が少ないのではないかが問題となった。定年退職した団塊の世代の人が地域を中心に生活するようになり，その中にはボランティア活動をしたいと思っている人が存在するのではないかと話し合われた。

新たなボランティアを発掘することが必要であるが，どのようにしたら発掘できるかというテーマで会議がもたれた。「ボランティアをしたいと思っている人を，自治会活動や近隣とのつながりだけで見つけるのは難しい」「ボランティアをやりたいと思っている人が活動するためには，何らかのきっかけが必要ではないか」「ボランティアとして何を大切にしたらよいか，地域でボランティアを行うための基本的なことを学ぶことが必要ではないか？」

このような話し合いの中から，ボランティアとして活動を行いたいと思っている人が活動へ結びつくきっかけとして，「ボランティアとは何か，高齢者にどのように接したらよいかを学ぶ場をつくったらよいのではないか」という結論になり，この会議を中心にボランティア育成を行ってみることになった。

（4）ボランティアの育成方法の検討

ボランティアを育成するために，ボランティア講座を行うことにした。実施す

るにあたり，参加住民は，その講座は地域包括支援センターが企画・運営してくれるものと思っていた。しかし，ボランティア講座について具体的に話し合った時に，地域包括支援センターから，ボランティア活動のきっかけとしてボランティア講座を実施するのであれば，ボランティア希望者が自分の住む地域の人々とつながりをもち，実際どのような活動が地域内で行われているかを知ることが必要ではないかと意見が出された。

　そのなかで，住民の中からボランティア講座に自分たちが関わった方がよいのではないかという声があがった。そこで，住民たちでどのような講座がよいかを話し合い，ボランティアの活動事例を紹介するとよいのではないかということになった。実施場所，講師等についてはワーキンググループを立ち上げて検討を進めた。

　検討の結果，実施場所は地区内の自治会館で行うこと，講座の内容として，「ボランティアとは」「地区内での支え合いのあり方」を取り上げることが決まり，地域包括支援センターが講師を紹介するなど支援して実施するに至った。実施に際して，この講座を地域住民に周知するため，会議のメンバーによる口コミ，回覧，チラシ配布などを行った。講座の運営には会議のメンバーが関わるほか，実施場所については自治会の協力を得た。

　支援が必要な高齢者について話題が上がってからボランティア講座が実施されるまで，約1年が経過していた。講座の参加者は，この自治会館に近い人ばかりではなく，包括支援センター圏内から29名が参加した。

地域の問題の共有
↓
地域の問題を解決したいという認識の共有
↓
解決の具体策の検討
↓
住民（会議参加者）自身の役割認識の変化
↓
住民（会議参加者）による講座の主体的な企画・運営
会議参加者の属するグループの強力

図11.1　活動の経緯

この章のまとめ
- 地域の問題を住民主体で解決する手段として，地域組織活動がある。
- 地域組織活動は，問題を解決するため，地区組織が集まって協議体を作って行う。
- 協議体は，母体となる地区組織のメンバー全員の協力を得る。
- 協議体のリーダーは住民の中から依頼・支持される者がなり，その役割を他の人へ分担し，協力しあいながら行う。

●地域組織活動の一手法としてコミュニティ・ミーティングがある。

【引用文献】
1) 中山貴美子 (2009)：住民組織活動が地域づくりに発展するための保健師の支援内容の特徴，日本地域看護学会誌，11 (2)
2) 山口敦子，岡本玲子 (2004)：ヘルスプロモーションを推進する住民組織への支援課程の特徴，日本地域看護学会誌6 (2)，19-27
3) Hall, Fred S. and Ellis, Mabel B.ed., Social Work Year Book 1929, Russell Sage Foundation, 1930
4) R. P. Lane, B. M. Clarke and D. Arthur, Report of Drafting Committee on Project for Discussion of Community Organization, McMillen,1945
5) マレー・G・ロス著，岡本重雄訳 (1968)：コミュニティ・オーガニゼーション，全国社会福祉協議会
6) 高森敬久他 (2006)：地域福祉援助技術論，相川書房
7) 中山貴美子 (2006)：コミュニティ・エンパワメントとは？，保健師ジャーナル，62 (1)，10-15
8) 岡本重雄 (1974)：社会福祉選書1　社会福祉論，光生館
9) 宮坂忠夫他 (2006)：最新保健学講座別巻1　健康教育論，メヂカルフレンド社，165-166

【参考文献】
・加山弾 (2009)：コミュニティ・オーガニゼーション理論生成の系譜，東洋大学社会学部紀要，47 (1)，81-96
・高田真治 (1981)：コミュニティ・オーガニゼーションにおける計画概念，関西学院大学社会学部紀要，No.42，77-86
・大場エミ (2017)：住民との協働に保健師の優れたスキルを見る，地域保健，平成28年5月号，40-43
・富山裕子他 (2016)：母子保健推進員が行う訪問活動への行政保健師の関わり，第46回日本看護学会論文集
・坂口和代 (2012)：健康づくりは地域住民自らの手で～滋賀県大津市における健康推進員の養成と地区活動支援，保健師ジャーナル，68 (2)，596-601
・朝野章子 (2013)：保健補導員と協働ですすめる健康づくり，69 (1)，830-835
・星旦二他 (2013)：蘇陽風とくらしと健康，熊本日日新聞
・日本看護協会 (2000)：平成11年度先駆的保健活動交流推進事業　コミュニティ・ミーティングガイド
・日本看護協会 (1996)：先駆的保健活動交流促進事業海外保健調査　変革期における看護職の役割　カナダ政策セミナー報告書
・日本看護協会 (1997)：コミュニティ・ミーティング―三浦ワークショップ報告
・日本看護協会 (1999)：平成10年度先駆的保健活動交流促進事業報告　新たな地域保健活動の創造と発展へのチャレンジ
・日本看護協会 (2000)：平成11年度先駆的保健活動交流促進事業報告　新たな地域保健活動の創造と発展へのチャレンジ

第12章

住民と行政が協働した地域づくり

三輪 眞知子（第1，2節）／金子 仁子（第3節）／池田 智子（第4節）

▶ 行政保健師は地区活動において，地区に顕在化・潜在化している健康課題を把握し，地域診断に基づく活動計画・実践・評価を行う際には，健康な地区づくりに向け，住民の参画を得て，住民や地区組織と協働しながら予防活動を展開し，施策化をするとともに，住民が自立して健康問題が解決できるよう支援することを理解する。

▶ 地域のニーズに則した地域ケアシステムづくりの方法と，保健師の役割を理解する。

[キーワード] コミュニティの問題解決の概念，新しい行政サービス提供体制，地域における保健師の保健活動に関する指針，地域保健対策の推進に関する基本的な指針，ソーシャル・キャピタル，健康なまちづくり，地域力，住民の主体的参画，協働，予防活動，自立生活の支援，地域包括ケアシステム，地域づくり，介護予防・日常生活支援総合事業（総合事業），主体的参画，リーダー養成，現状の共通理解，市政参画意識の醸成，地域診断，合意形成，ファシリテイト，ブレーンストーミング，集団凝集性，仕掛けづくり

はじめに

　行政保健師は健康増進や疾病予防をミッションとし，担当地区をもって活動することで，個人・家族，小集団，地区の組織や団体，さらに地区全体の健康づくりへ発展させている。しかし，地域づくりを「地域福祉」「産業の活性化」「人口減少への対応」などさまざまな立場から取り組んでいくなかで，「なぜ，地域づくりを行うのか」が曖昧になってしまうことがある。

　健康問題は生物体としての健康状態に生活体としての社会経済環境要因が影響して引き起こされる（第4章参照）ことを考えると，地区を担当する行政保健師は，地区の社会経済環境を健康問題との関連で捉えて，健康問題に大きく関わる地域の要因を取り除き，より良い環境づくりをしていく。それは必然的に地域づくりへと結びつく。

　わが国は，少子高齢化，経済の低迷，相次ぐ災害，疾病構造の変化，多様化する価値観などにより，家族，友人，地区の人々との人間関係の希薄化が問題となっている。従来以上に，社会経済環境要因が健康問題に影響し，新たな行政ニーズや政策課題が出てきている。このことを考えると，担当地区住民の健康に責任をもつ行政保健師が住民と協働した地域づくりを行うことが重要な活動となる。

　そこで本章では，第1節において行政サービス提供のあり方の変遷として，総務省や都道府県自治体の政策部が地域やコミュニティにおける問題解決をどのように捉え，将来像を描いているかについて述べる。次に，第2節で保健師が行う地域づくりのコ

アとなる住民参画と協働についての考え方と実践のあり方について述べる。

第1節 ● 行政サービス提供のあり方の変遷

1. コミュニティの問題解決の概念

北海道知事政策部は，コミュニティの問題解決の概念を以下のように述べている[1]。

「今後，地域間格差は増大し，多様化・複雑化する住民ニーズとなり，中央集権システムでは対応が困難になるため，きめ細やかな対応できるように，地域のことは地域で決めるという考え方のもと，行政だけではなく地域の多様な主体と役割分担しながら課題を解決していけるシステムをつくりあげなければならない。さらに，日常の身のまわりで発生する問題は，まずは個人や家庭が解決し，個人や家庭で解決できない問題はコミュニティで解決する。それができない問題については市町村・道・国が受けもつという，いわゆる「補完性の原理」を21世紀の地方自治システムの基本原理として確立する必要がある」

「補完性の原理」*とは，「政策決定はそれにより影響を受ける市民，コミュニティにより近いレベルで行われるべきだという原則」である。つまり，「問題はより身近なところで解決されなければならない」とする考え方であり，「個人の自立」を前提とした住民の主体的参加に基づく，民主主義の活性化と社会政策の自立が意図された社会の構成原理である。

また，地方制度調査会の「今後の地方自治制度のあり方に関する答申」（平成15年）において，

「今後の我が国における行政は，国と地方の役割分担に係る「補完性の原理」の考え方に基づき，「基礎自治体優先の原則」をこれまで以上に実現していくことが必要である」

と述べられている[2]。また，地方分権改革が目指すべき分権型社会においては，地域において自己決定と自己責任の原則が実現されるという観点から，住民自治が重視されなければならないこと，地域における住民サービスを担うのは行政のみではないということが重要な視点であると述べられている。

行政保健師は，「問題はより身近なところで解決されなければならない」「個人の自立を前提とした住民の主体的参加に基づく社会政策の自立」という補完性の原理の考え方に基づき，コミュニティの問題解決の概念を理解して活動することが求められている。

行政保健師が行う保健活動は，憲法第25条やWHOによるヘルスプロモーションの定義を根拠としており，活動方法は「地区担当制」，対象は「全地区住民」，最終目標は「個人，家族，集団，地域の健康自己管理能力を高める」であることから国の自治制度の考え方と重なる。ただし，行政も住民も自立し，対等の関係にあることが前提で

【補完性の原理】
カトリック教会の社会教説に由来する概念であり，1985年に採択されたヨーロッパ地方自治憲章第4条第3項において「公的な責務は，一般に，市民に最も身近な地方自治体が優先的に履行する」と理念が明記されたことから，地方分権のキーワードとして注目された。

186

あり，行政から住民にトップダウンで押しつけてしまうことや顕在化した問題のみに限定してしまうことは十分に注意しなければならない。

2. 新しい行政サービスの提供体制

前述した「今後の地方自治制度のあり方に関する答申」では，

「地域における住民サービスを担うのは行政のみではないということが重要な視点であり，住民や，重要なパートナーとしてのコミュニティ組織，NPOその他民間セクターとも協働し，相互に連携して新しい公共空間を形成していくことを目指すべきである」

と述べられている[2]。つまり，行政サービスの担い手は行政であるというこれまでの考え方が，行政と住民，NPO，起業等がパートナーシップを結び提供していく方向が示され，行政保健師の保健活動においても今後のサービス提供のあり方が変化してきている（図12.1）。

　その理由の1つに，行政サービスの質的，量的な限界が挙げられる。サービスの画一性，財政上の問題からサービスの量や水準を維持することが困難な状況となってきている。もう1つの理由は，公共サービスの新たな担い手の登場である。地縁団体やNPOが自発的に地域課題の解決に取り組む動きが広まっており，地域の課題やニーズに迅速，柔軟に対応していることが挙げられる。その背景には，わが国が世界に先駆けて「人口減少・超高齢化社会」を迎えていることがある。2050年には日本の人口は1億人を切り，高齢化率（65歳以上人口割合）は40％に迫る水準まで高まることが推計されている。人口減少地域（過疎地域など）においては，日常の買い物や医療など，地域住民の生活に不可欠な生活サービスをいかに確保していくかが，周辺集落を含め地域全体を維持する上で最も大きな課題となっている[2]。最大の資源である人と人のつながりを軸にして，地域の暮らしを守るため，地域で暮らす人々が中心となっ

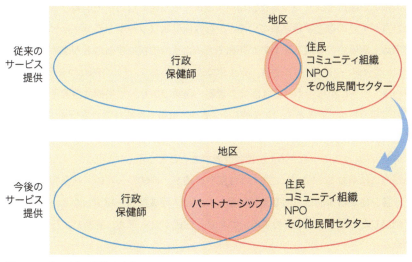

図12.1　サービス提供の変化

て組織を形成し，暮らしを支える活動を展開することが求められるようになっていきている。このことは，日本の将来人口を考えると，現在の過疎地域のみの問題ではなく，日本全体の問題となりつつある。解決の糸口は行政と住民，NPO，企業が協働しながら，地域住民自らが主体的に地域の実態把握，課題の明確化，さらに将来プランの策定をして，住民自身が地域課題を解決する力をつけていくことであり，保健師はここを支援する役割を担っている。

総務省地域力創造グループ地域振興室は，「暮らしを支える地域運営組織に関する調査研究事業*」（平成27年3月）の中で，住民主体の推進体制として，従来の自治会，町内会など地縁組織は参加・協議が中心であったが，将来的には自治会，町内会などの地縁組織と市民団体，NPOなど機能的組織が加わり，参加，協議，実行できる「地域経営型」自治の方向性を示している [3)]。

以上のような行政サービスの提供体制は，保健師は戦前から，担当地区をもって住人の生活により近い場で常に住民の生活やそこから起こる健康問題にアンテナを張り巡らせて住民の健康保持増進，疾病予防に向けて地域課題を解決するための活動をしてきている（第1章参照）。厚生労働省の「地域における保健師の保健活動に関する指針（平成25年4月19日付）」には「地区担当性の推進」が明記されており，今後，保健師は地区担当性を活動の軸におき，地区の住民とともに，関係組織と協働しながら，参加，協議，実行できる自治に向けた活動を推進していくことが期待されている*。

3. 地域政策におけるソーシャル・キャピタルと地域力

厚生労働省は，「地域保健対策の推進に関する基本的な指針改正の概要（平成24年7月）」の5項目の中で，「ソーシャル・キャピタルを活用した自助および共助の支援の推進」と「地域の特性をいかした保健と福祉の健康なまちづくりの推進」を示している [5)]。さらに，前述の「地域における保健師の保健活動指針」には，地域特性に応じた健康なまちづくりのため，ソーシャル・キャピタルを醸成し，学校や企業等の関係機関との幅広い連携を図りつつ，社会環境の改善に取り組むなど，地域特性に応じた健康なまちづくりの推進が示されている [4)]。行政保健師はソーシャル・キャピタルの理解を深め，地域力の育成とその力が発揮できるような支援をすることが求められている。ソーシャル・キャピタルとは，第1章で述べたとおり，「社会的なつながり（ネットワーク）とそこから生まれる互酬性の規範・信頼であり，効果的に協調行動へと導く社会組織の特徴」である（p.12参照）。つまり，組織や地域社会における「信頼」「互酬性の規範」「ネットワーク」「ご近所の底力」などによる連帯感・まとまり・問題解決力であり，「人と人のつながり」が社会資源であることを示している。

地域力には諸説あるが，ここでは「住民や組織が，地域の公共的，社会的課題に気づき，各主体が自律的に，もしくは協働しながら，地域課題を解決したり，地域の価値を創出したりする力」と定義する。つまり，住民が自ら考え，判断し，行動できる力である。

ソーシャル・キャピタル醸成や地域力育成は，戦前戦後を通して保健師が開拓保健

婦，駐在保健婦として，また，担当する地区における保健活動として実践してきた。戦後の主要な健康問題であった急性伝染病に対する防疫対策として，保健師は地区住民の生活に入り込んでトイレや台所などの生活環境の改善を，地域ぐるみの取り組みを目指して展開してきた歴史がある。当時はソーシャル・キャピタルという概念が明確ではなかったが，保健師は経験的にソーシャル・キャピタルや地域力の向上に向けた保健活動を実践して，感染症予防に多大な貢献をしてきた。行政保健師の組織的活動*はこの活動から発展しており，保健師の専門性の1つとして根づいている。現在では，保健センターの保健師が高齢者の孤独死予防の1つとして自治会，地区社会福祉協議会，民生委員等の地域関係者，地域周辺にある小中高校，宅配事業者，商店，郵便局，タクシー会社，医療機関，施設，交番，消防署等とともに，課題検討の場として「ネットワーク推進会議」を設置し，誰もが安心して暮らし続けることができる地域づくりを目指した家事支援，高齢者のおしゃべりサロンなどの活動を行っているところもある。つまり，保健師が高齢者の孤立化予防を担当地区の特徴に合わせて，問題解決に向けて住民や関係者とともに解決策を実践していく過程がソーシャル・キャピタル醸成や住みやすい地域づくりとなっていくのである。

第2節 ● 住民参画と協働

■ 1. 住民参画と協働の考え方

（1）住民参画とは

アルマ・アタ宣言*でプライマリー・ヘルスケア（primary Health Care：PHC）は「実践的で，科学的に有効で，社会に受容されうる手段と技術に基づいた欠くことができない保健活動のことである。PHCは国家システムと個人，家族，地域社会とが最初に接するレベルであって，人々が生活し労働する場所になるべく近接して保健サービスを提供する，継続的な保健活動の過程の第一段階とする」と定義づけられた。また，PHCは①住民のニーズ尊重，②住民参画，③地域資源の有効活用，④他分野との協調・統合（包括的保健システムを地域で担う）の4つの原則に立っている[7]。

このように，PHCは地域性の重視と住民の主体的参画という2つを軸とし，地域住民の主体的な参画を原則とした医療，保健，福祉，教育なども含めた地域全体の包括的な開発までを含む戦略である。**住民の主体的参画**とは「住民にとってPHCは与えられるものではなく，住民自らが自分たちにとって重要な健康問題は何であるかを発見し，かつその解決には何が必要なのかを考えること」であり，包括的な地域保健システムを樹立するには常に住民の参画が前提であるといえる。

さらに，松下は「住民参加とは，ただ，住民代表が会議に出ることではない。あるいは，住民の要求を行政に伝えるだけではない。住民の立場に立つ見方や考え方を率直に出し合って行政とともに考え，すべての地域住民にとってよりよい行政施策が立

【組織的活動】
住民自身が現実の生活と結びつけて，何が健康を阻害するのかを発見するために住民どうしが生活実態や健康に関する体験を話し合い，問題を総合的・多角的に捉え，地域住民の要求や課題に基づいた住民の結束をもつ住民組織の活動である[6]。

*1978年にカザフスタンのアルマ・アタで開かれた世界保健機関と国際連合児童基金による合同会議で出された宣言。

てられ，その実現が図られていくようにすることである」と，主体的な住民参画は住民と行政が合意した施策化と実現を目指すことであると述べている[8]。

このことから，行政保健師は地区住民と同じ立場に立ち，地域の実態や健康問題，地域の課題に対してどのように思い，考えているのかを同じ土俵で話し合うような住民参画をさせながら行政の施策化をしていくことが責務である。しかし，現状は自治体の総合計画や保健計画に住民を参画させる方法として，住民へのアンケートによるニーズ調査や懇談会での意見聴取を取り入れているが，住民と行政が合意形成した計画策定には到っていない所が多いようである。このことを考えると，行政保健師が経験的に実践してきた住民と同じ土俵で地区の実態把握から健康問題の明確化，解決策，実践，評価までを一緒にしてきた地区活動について，その支援の方法論を確立させ，普遍化していくことが喫緊の課題である。

（2）協働とは

連携と協働を混在して使用することがあるが，行政保健師が地区活動をする場合は2つの意味はきちんと分けておくことが必要である。連携は「連絡しあう，協力する，各々が主体では無く，受身であり，誰かがやる，他の機関の役割である」という意識が強いので，責任も使命感も薄れがちであり，防衛的になりやすい。一方，協働は「目的を共有し，共に力を合わせて取り組む」ことであるので，各々が主体であり，各機関が各々の特徴を発揮して使命，責任を果たすことになるので，連携に比べてよりパートナーシップが求められるものである。

末永らは，協働とは

「個人，集団，地域のエンパワメントをもたらすために個人では問題解決できない問題を持つ人を含む異なる人々や組織が個人の持つ問題や地域の課題に対して共感と関心をもってコミットし，共通の目標に向けて共に活動するプロセスであり，戦略である」「プロセスとしての協働は時間をかけながら関係性の活動や内容が変化し，循環していく一連のプロセスと捉える」

と定義している[9]。行政保健師が地区活動において住民と協働する場合はこの定義を用いるとわかりやすい。

荒木は協働の概念を構成する要素として次の5点を挙げている[10]。

① 目標の共有化：各主体が共有できる目標の設定

② 主体間の並立・対等性の確保：協働する各主体はお互いに自主・自律性を確保し，他の主体から支配されない

③ 補完性の確保：目標が効率・効果的に達成されるように各主体は能力や資源を互いに補完し，相乗効果による，より大きな，そして新たな成果を生み出す

④ 責任の共有：複数主体の協働による目標達成活動であることから，関わる主体は成果に対してもそれ相応の責任を有する

⑤ 求同存（尊）異の原則確立：協働する主体は能力，資源，ノウハウ，規模，特技などにおいて区々であり，考え方や取り組み方も異なるが，その異なる点をお互いが尊重していけば共有目標の達成も効率的・効果的となる。

行政保健師が地区活動において住民と協働していく活動の要素とし，協働しているか否かを評価する1つの指標になる。

2. 公衆衛生を基盤とする行政保健師の活動のあり方

図12.2は「行政と住民が協働した行政保健師の活動のあり方」である。森口は開発途上国においてPHCを展開するには，日本の保健師の活動をモデル化することが最適だと考え，日本の行政保健師の活動を調査研究してモデルを開発している。つまり，日本の戦前戦後の保健師の活動はPHCの要素（①ニーズ指向性，②住民参画，③地域の社会資源の有効活用，④協調・統合）を備えており，開発途上国をはじめどこの国の地区活動にも活用できるという考え方である。そこで，筆者は森口と相談し，モデル図では「専門職PHCワーカーの活動」となっている箇所を「行政保健師の活動」と改変し，住民と行政が協働した行政保健師の活動のあり方とした。構造は森口が開発したモデルと同様である。

図12.2では行政保健師の活動を真ん中に置き，上方が行政，下方が住民と位置づけ，行政保健師は行政の期待，住民の期待を受けながら，PDCAサイクルに基づき活動を進めていく。まず，潜在した問題の活動への疑問をもち，新たな問題意識へ，そして，地区において実態調査を実施し，問題を確認し，住民のニーズを把握し，解決の見通しを立て，活動計画を作成，新たな活動を実践，評価するプロセスである。重要なポイントは，行政保健師が住民と相互作用をもってPDCAサイクルを進めることで住民と行政をつなぐ役割を担っていることを強調している点である。住民側には，

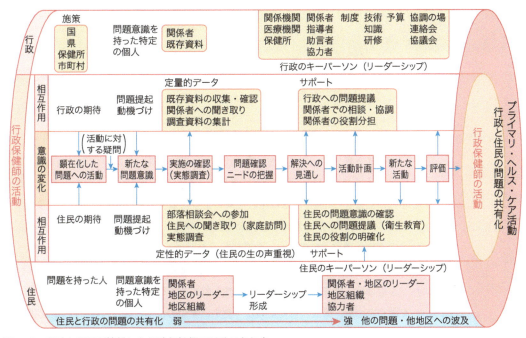

図12.2 行政と住民が協働した行政保健師の活動のあり方
（森口氏考案「PHCにおけるPHCワーカーの活動モデル」一部改変）[11]

問題をもった特定の個人および問題をもった人々を中心におき，地区組織，地区のリーダー，関係者などでリーダーシップが形成できるように活動を協働で実践し，その後は住民のキーパーソンがリーダーシップをとれるように関わることで，他の問題が起こっても住民が自ら地域の課題解決に向け行動できるように住民の問題解決力をつけていく【ニーズ指向性，住民の主体的参加，地区の有効資源の活用】。

　一方，行政側には，問題提起の動機づけとして，問題に関わる実態を既存資料や聞き取りなどの方法で調査したり，定量的データを分析したりすることで，根拠を明確にして説得力があるものにしておく。さらに行政への問題提起および関係者での相談・協議の場を重ねながら関係者や関係機関と協調・統合しながら役割を分担し，保健師のみでなく，関係する行政部局を巻き込んで保健活動を推進していく。行政への関わりは現状の施策実態を明らかにしておくと同時に行政の中で問題意識をもっている人を探して，関係者とともに既存資料などから実態を把握する。関係機関，関係者，指導者，協力者，助言者の確保，知識・技術，制度の研修会，予算の確保，協議の場の確保，連絡会，協議会など，行政のキーパーソンをつくり，行政の中でリーダーシップがとれる人材を養成していく【協調・統合】【有効資源の活用】【ニーズ指向性】。

　以上のような活動は自治体全域では可視化できず，評価も困難であるため，担当地区において推進していくことが望ましい。

　次に述べる活動事例は行政保健師が「行政と住民が協働した地域づくり」を目指した「子どもが虐待死亡する事件をきっかけに生まれた住民と行政が協働した子育て支援の取り組み」である。行政保健師が担当地区において，行政と住民が協働した活動を実践する際の参考のため，掲載した。

子どもの虐待死亡事件をきっかけに生まれた，住民と行政が協働した子育て支援の取り組み

地区の状況

　A町はA県の○○半島の付け根に位置し，東はE市・F県のG町，西はB市・C市，北はF県H町，南はI市に接している。人口 38,409 人，出生率 8.6％，老年人口割合 25.96％で，ほぼ全国と同じように少子高齢化が進んでいる。交通アクセスは，JR線のA駅があり，新幹線のB駅へ9分，C駅へは5分，さらに，○○湾環状道路が整備され，急激にベッドタウン化している地域である。また，新興住宅地と伝統的な地域が混在しており，地域共同体の弱まりがみられている。

　A町は地域別構想をもち，全体構想の将来都市像や都市づくりの方針との整合を図りながら，町民から見てわかりやすい5つの小学校区ごとに，地域の課題やまちづくりの方向性を明らかにしている。校区ごとに数個の区があり，区長がとりまとめを行っている。

活動の内容

1. 活動の経緯

活動のきっかけは，A 町内で実母による乳幼児虐待死亡事件が発生したことである。町はこの事件を受けて「二度と同じ事件は起こさせない」決意のもと，相談支援業務を担当する臨床心理士の配置や職員増員，児童福祉，母子保健，教育委員会などの課を超えた情報の共有と連携，子育て支援施策の充実強化など，町内支援体制の見直しと強化を図った。当時，首長は子育て支援を通した人材育成が大切であるとの認識をもっており，地域や住民が参加する子育て支援施策を協議・検討する場として，有識者による「子育てサポート会議」を設置していた。死亡事例検証委員会から個人・家族への支援のみではなく，地域全体の取り組みとして「住民と行政が協働した子育てしやすい地域づくり」が必要との提言を受け，A 町首長の指揮命令により，「住民と行政が協働した子育てしやすい地域づくり」への取り組みが総務部署と福祉部署，保健部署保健師を中心として始まった。

2. 活動の実施

（1）準備から実施まで

まず，住民と行政が協働する地域づくりの方法として，質的統合法（KJ 法）*を基本原理とする山浦氏考案の「寄り合いワークショップ手法」を取り入れることとし，準備から実施，評価まで山浦氏をスーパーバイザーとしてお願いした。「住民と行政が協働した子育てしやすい地域づくり」の方法として 3 回の「子育て寄り合いワークショップ」と「数回のフォローアップワークショップ」の開催，参加者は役場職員と地区住民とすることにした。

寄り合いワークショップは，図 12.3 に示すとおり，住民と行政がワークショップを 3 回実施する中で地域の課題の明確化，解決策の考案，実施，検証していく。特徴は住民参画による見える化と共有化（図 12.4），そして，住民・行政・NPO が連携・協働する仕組みにある（図 12.5）。

最初の取り組みは，ワークショップ実施に向けた町内体制の整備の一環として，すべての所属部署から職員をさせた研修会を「住民・行政・NPO 協働で進める地域再生」テーマに開催し，「住民と行政が協働した子育てしやすい地域づくり」対する職員の共通認識を図った。その結果，各部署から総勢 16 名の職員が寄り合いワークショップに参加することになった。

取り組みは全町ではなく，5 つの小学校区の中の A 小学校区とした。選定理由は A 町役場近隣であること，事件があった地区であること，区長や民生委員が活発であること，住民の問題意識，取り組みの継続性，行政の支援しやすさなどを基準とした。住民への周知と参加協力は「募集チラシ」「広報紙」「ホームページ」などで行い，住民 43 名の参加があった。

担当した保健師は，「子育て寄り合いワークショップ」を「みつけよう！育てよう！『A 町の種』」とキャッチフレーズ化して住民の意識喚起を行った。

【質的統合法（KJ 法）】
原型は川喜田氏が創案した「「KJ 法」の基本技術に準拠している。「KJ 法」は川喜田研究所の登録商標が確立している。「質的統合法（KJ 法）」はすでに登録商標となっている「KJ 法」との混同を避け，研究所や第三者に迷惑が生じないようすると同時に，山浦の経歴からその出典を明らかにして創始者を尊重したいという主旨から，「質的統合法」という機能名称に加えて，「KJ 法」という出典名称を括弧書きで併記する方式をとっている[12]。

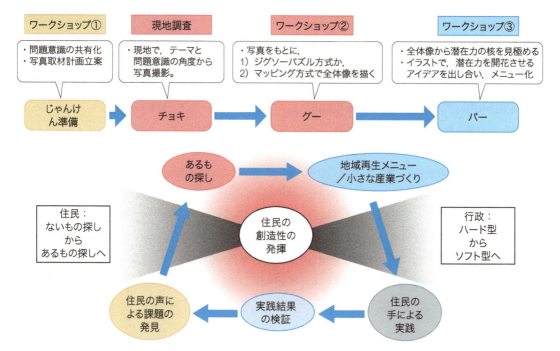

フォト・イラスト語メソッドを用いた合意形成ワークショップでは，3回の住民ワークショップと住民自身の写真による現地調査を行う。このワークショップは，外の目も重要であり，外部者との連携・協働が重要となる。フォト・イラスト語じゃんけん方式の実践サイクルを積み重ねることが暮らしの再生につながる。

図 12.3　寄り合いワークショップの仕組み１：じゃんけん方式

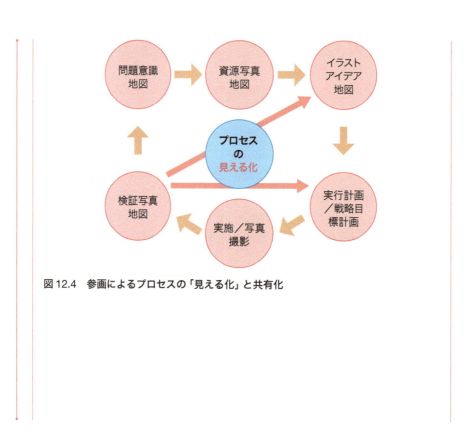

図 12.4　参画によるプロセスの「見える化」と共有化

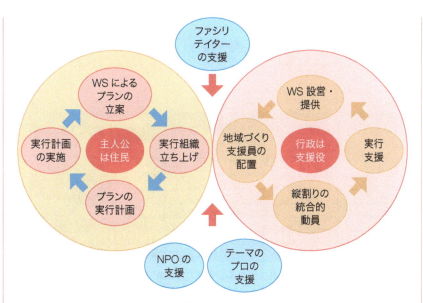

図12.5　住民・行政・NPO の連携・協働の仕組み

（2）実施

① 第1回

　参加者はA小学校区の住民（幼稚園教諭および保護者，保育園保母および保護者，小学校 PTA，区長，民生委員，児童委員，NPO 法人代表など）43 名，町職員（総務，土木，福祉，教育などの部署）16 名の総勢 59 名であった。住民と職員を混在させた 7 ～ 8 名の 8 グループのワークショップとした。

　ワークショップでは「A小学校区における乳幼児の子育ておよび子育て支援の問題・悩み・将来像は？」について意見を出し合い，意見地図を作成した。その後，投票にて重要度の重みづけを行った。結果，最も多かったのは「子どもが身近で遊べる場の設置」，次いで「地域での横の連携の希薄化」「都市化に伴う子育てしやすい道路整備」「子育て相談のできる場づくり」「何かあったときに子どもを預けられる場づくり」の順であった（図 12.6）。

　ワークショップ終了後，参加者は意見地図の優先順位は参考にしつつ，自分が感じた子育ての問題，悩み，将来の意見を拠り所にA小学校内に出向き，写真調査を行った。

② 第2回

　住民や職員が撮影した写真を持ち寄り，解決するためにどんな資源，改善点があるのか，写真を撮って，実態把握する外から見たA小学校区の子育て環境の姿について，「資源写真地図」を作成した（図 12.7）。その結果，「地域の人と子どもと交流できる施設や行事がない」「相談できる人が役場にはいるが公民館などにいない」「子育てのために有効に活用されていない公園」「子育てのために自由に利用できない施設」「地域コミュニティの活用」「NPO の活用」などが出された。

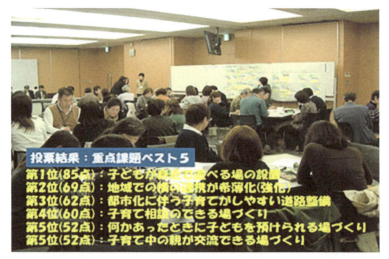

図12.6　A小学校区における乳幼児および子育て支援の問題・悩み・将来像は？

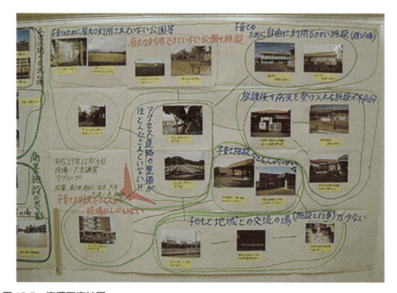

図12.7　資源写真地図

　参加者は次回までに自分たちが問題解決のための解決策のアイディアをイラストで描いてくることを課題とした。

③第3回
　課題であったイラストアイディアカードを出し合いながら，イラストアイディア地図（地域での子育て支援再生メニュー地図）を作成した（図12.8）。その後，1回目同様，投票にて重要度の重みづけを行った。最も多かったのは「手軽に利用できる巡回バス」，次いで，「子ども達が思いっきり遊べる公園」であった。投票数が多かった解決策10項目を，難易度，緊急度，役割分担（主担当，協働），着手順位に分け，マトリックス表を作成した（表12.1）。最も早く取り組む必要があ

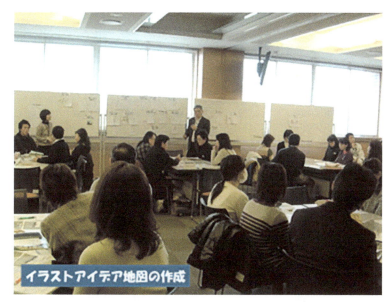

図 12.8　イラストアイディア地図作成風景

表 12.1　実行計画

優先度の評価順位	アイデア項目	難易度（ABCランク）	緊急度（実現目標）（○印の記入）			役割分担・主体（誰がやるか）（主体者●，協働者○印記入）				着手順位	備考
			短期（1年以内）	中期（2～3年）	長期（4～5年）	子育て当事者	子育て支援ボランティア	保育園・幼稚園	行政		
1	手軽に利用できる巡回バス	A		●		○	●	○	○	7	15
2	子どもたちが思い切り遊べる身近な公園づくり	A			●	○	○	○	●	8	12
3	行きたくなるような公園への改善	B	●			●			○	3	37
4	公園への駐車場の設置	B		●					●	6	17
5	子育て支援施設マップ	C	●			●	○	○	○	1	68
6	高架下を使った世代間交流広場	C		●		○	○	○	●	9	9
7	子育てしやすい歩道の整備	A			●				●	10	6
8	子育て支援センターの充実	C		●		○		○	●	2	48
9	子育ての仲間が集える場づくり	C	●			●				4	35
10	生活のなかで子どもを預けられる場所づくり	B		●		○	●	○		5	18

るのは「子育て支援施設マップ」で，主担当は当事者，期間は 1 年以内，次いで「子育て支援センターの充実」で，主担当は行政，協働は子育て当事者，保育園・幼稚園であった。

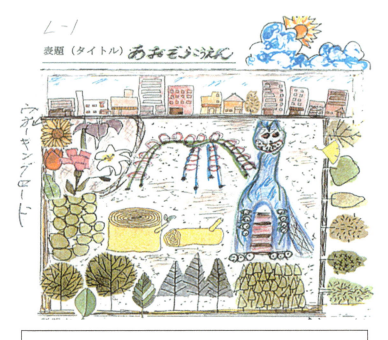

説明文：みのり幼稚園の通遠路であり、西部コミュニティセンター 500m
右側の神社境内では週 3 回シニアクラブのペタンクが行われている。その
左側に日当たりの良い場所があります。みどりと花がいっぱいの中に最新
の遊具があったらと思います。私の近隣にも子育て中の家庭が数軒あり、
日々の成長を目の当たりにしています。（お名前：○川○子）

図 12.9　イラストアイディアカード例

④ フォローアップワークショップ

　第 3 回で作成した実行計画を実行に移せるように，実行組織と支援組織の立ち
上げのワークショップにて意見地図を作成し，投票による重みづけをした結果は
以下の順となった。

　　第 1 位（46 点）：まずは，親と支援者，行政で実行組織づくり

　　第 2 位（42 点）：情報公開により，広報やポスターで募集

　　第 3 位（35 点）：各項目ごとに（行政）の実行組織作り―手上げ方式―

　　第 4 位（33 点）：調整役となる全体の統括組織づくり

　　第 5 位（22 点）：やる気ママ募集

　これを受けて，「親と支援者，行政で実行組織作り」として，ワークショップに
て実行委員会が発足した。メンバーは住民 9 名，行政 11 名，会長 A（子育て当事
者），副会長 B（児童民生委員），庶務 C（町職員），記録（町保健師）で，名称は
「しあわせ応援団」となった。月 1 回の定例会，連絡体制は携帯メール，行政支援
体制は福祉課支援担当者とすることが決まった。

⑤ 実行委員会発足後

　年間 12 回の定例会では実行計画の優先順位 1 位と 2 位について取り組んでいっ

た。実行委員会は町が開館した子育て支援センターの運営方法，サービス，遊具など施設・設備について町に提言書を提出し，採用されるに至った。実行委員はこの過程を通して「今まではママ友どうしで不満などを語り合うだけだったけど実行委員会に関われるようになって意見が反映され，毎回やりがいを感じている」（住民），「子育て支援センターの開館時間や休館日など他のセンターの情報を集め検討して提言したことが行政に受け止められてやりとげた達成感を味わった」（住民），「実行委員会に参加することで同年代のママ達とは異なった意見があり自分が成長した」（児童民生委員），「住民の意見に耳を傾けていないダメダメ行政マンの自分に気づいた」（町職員），「新米ママ達が子育てWSにかける熱意と期待を感じた」（町職員）等の感想をもっていた。

3. 活動の波及効果

　A町はその後，県事業から市町村事業となった介護予防事業に，寄り合いワークショップ手法を取り入れている。地域住民と行政等がワークショップ活動により，「共に考え」「共に行動」して地域独自の人・物・行事・心などの地域資源を生かし，高齢者が住み慣れた地域で暮らし続けるための地域住民の支え合いの体制づくりによる「健康で長寿なまちづくり」を推進することを目的とした。対象はB小学校区10地区の中で高齢化が進んでいるA〜Eの5地区とした。現在，寄り合いワークショップで作成した実行計画の実行中であり，保健師が定期的に巡回して支援をしている。

　活動は首長の指揮命令によるトップダウンで始まったが，活動を推進していくプロセスの中で，行政職員の意識の変化，住民の意欲，行政と住民の関係性の構築がなされ，行政と住民が協働した地域づくりへと発展していった事例である。このことから，住民との協働，住民の主体的参加というのは，ある日突然にできあがるのではなく，地区の実態，健康問題，解決策を行政と住民が一緒に共有していくプロセスの中で時間をかけてつくられていくことがわかる。

【引用文献】
1）北海道知事政策部（2006）：ソーシャル・キャピタルの醸成と地域力の向上
2）地方制度調査会（2003）：今後の地方自治制度のあり方に関する答申
3）総務省 地域力創造グループ地域振興室（2015.3）：暮らしを支える地域運営組織に関する調査研究
4）厚生労働省（2013.4.19）：地域における保健師の保健活動指針
5）厚生労働省（2012.7.12）：地域保健対策の推進に関する基本的な指針について
6）松下拡，菊地頌子（1984）：目でみる組織活動の手引きⅠ，医学書院，3
7）Kaprio, L. A., Primary Health Care in Euro-pc, WHO EURO Reports and Studies, 14, 1979（丸地信弘，青木玲訳（1980）：ヨーロッパにおけるプライマリー ヘルスケア，保健婦雑誌，36(1)，(2)，(3)）
8）松下拡，中村裕美子ほか（2009）：標準保健師講座2　地域看護技術，医学書院，19
9）末永カツ子，平野かよ子，上埜高志（2006）：地域保健福祉活動の主体と方法に関するコミュニティ心理学，心理学的研究，東北大学大学院教育学研究科研究年報，Vol.55，No1
10）荒木昭次郎（2012）：協働型自治行政の理念と実際，敬文堂
11）丸山英二・森口育子編（2005）：プライマリ・ヘルスケアと地域看護に期待される役割，国際保健・看護，106
12）山浦晴男（2012）：質的統合法入門 - 考え方と手順 -，医学書院，3（まえがき）

本節では，地域ケアシステムとは何かを構成要素を示しつつ明らかにする。また，地域ケアシステムを構築するための方法を学ぶ。続いて，地域包括ケアシステムについて述べ，今後の保健師の役割について考える。

1. 地域ケアシステムとは

地域ケアシステム*とは，ある健康問題を効果的に解決するために要素を組み合わせた仕組みである。

（1）地域ケアシステムの目的

現在の地域保健活動では，感染症予防のためのシステムなど解決すべき問題が具体的で，目的が明確であることがシステムづくりでは重要である。

システムづくりには2つの場合が考えられる。1つは国等からトップダウンの場合，もう1つは，所属する集団（ある地域，ある職場）で発見された健康課題を解決するために新たなシステムをつくる場合である。トップダウンの場合，指示されたとおりのシステムをつくることに集中してしまい，「なんのため」という具体的な目的が見失われがちになる。地域（まち全体）で，トップダウンのシステムづくりの目的を理解し，地域の解決すべき健康ニーズとの整合性を見いだすことが大切で，このことが生きたシステムとなるためのポイントとなる。

すなわち，地域ケアシステムは「健康ニーズ」をあるべき姿に近づけるためにある。したがってまず「ニーズ」を明らかにすることによって，システムの方向性がより具体的に関係者に見えやすくなる。たとえば児童虐待防止システムの場合，いままで発見されたケースがどこでどのような状態で発見されたかを調べたり，親の背景にある経済状況やその家族の周囲の人々との関係性や生育歴などを調べたりすることで，地域で児童虐待を未然に防止するためのシステムの力点が考えられ，背景を検討しなかった場合と完成したシステムの機能は大きく違ったものとなる。

また，新たな課題からシステムをつくる場合は，システムづくりに着手した時点で「ニーズ」を明らかにするプロセスがすでに終了している場合がある。

（2）地域ケアシステムの制約条件

地域ケアシステムの制約条件として，①財源，②人材，③時間，④認識の違いが考えられる。

ケアの内容によっては，一刻を争う場合，長期的に継続したケアが必要な場合もある。ケアの時間的制約はケアの必要性と内容に深く関わり，ケアは「タイムリー」に，必要な期間中供給し続けることが重要で，システム自体にとっても時間は大きな制約条件である。

地域ケアシステムには多くの人が関わるので，その人たちや住民全体の認識が問題となる。たとえば，ある地域で精神障害者の居場所がないことが問題となり，地域作

---

*システムについて寺野は「対象となるものを，ある目的をもって，その要素を組み合わせたものをいう」と述べている[1]。

また，吉谷はシステムを生み出すプロセスに次の4つがあると述べている[2]。
① システムの目的が明確であること
② 制約条件を明らかにすること
③ システムのコンポーネントと成り立ちを決めること
④ システムの内容を決めること

業所を利用して空き住居を設立しようということになった。しかし近隣の住民から「うちには女の子がいるから不安で」との理由で反対にあい，設立できないといったケースがあった。関係者（行政職員も含む）や自治体の議員，首長，住民による「居場所づくりの必要性」の共通認識が必要である。

（3）地域ケアシステムの構成要素

地域ケアシステムの構成要素として，ケアニーズ，ケアの内容，ケアの対象，ケアの提供者・関係機関，情報などが考えられ，これらは「ニーズ（必要性）」によって違ってくる。

① ケアニーズ

「ケア」は「ニーズ*」に対応して提供されるもので，「ニーズ」はケアの受け手に存在している。ケアの受け手は，ケアを提供される場によっても異なるが，高齢者とその家族，障害者とその家族，乳幼児とその家族などさまざまである。また，生活上および健康上でケアが必要なことがケアニーズである。たとえば離乳食の開始時期がよくわからないといったこともケアニーズであり，これに対しては，離乳食の開始時期と方法について指導することが必要であろう。各ケースにおいてニーズが変化するように，地域のニーズも社会資源の変化や住民の生活スタイルの変化により変わっていく。したがって，システムがつくられた後でケアニーズを見直し，システムの効果や成果をはかる「システムの評価」が重要である。

② ケアの内容

ケアは家族によって提供されることも多いが，行政サービス，NPO，ボランティアや近隣から提供されることも多くある。

ニーズが解消するまで，またケアを必要とする人がいるかぎり，ケアは提供され続けることが必要であり。そのためには継続して提供していくための取り決めをつくることが大切であり，これがシステムとなる。

ケアは人々のちょっとした助け合いの精神で成り立つものもあるが，人的なサービスとして行うものには，一般に経費がかかる（行政が行うケアは保健師の訪問のように無料で，必要性がある場合誰もが利用できるものがある）。裕福な人は有料なケアを利用できるが，ケアを必要としている人が裕福な人ばかりとは限らない。ケアが必要な人の誰もが利用できるシステムをつくることが重要である。しかし，行政がさまざまなケアの経費を負担するには限界があり，行政の公的責任において無料で提供すべきサービスは何かを考え，利用者に経費を負担してもらうようなシステムも必要である。

ケアは人を介して行うことが多く，さまざまな機関によってケアが提供されることになると，ケアの質をいかに確保するかも重要事項である。専門職等サービス提供者の質の向上は，自己研鑽だけではなく雇う側の企業の努力も必要であり，ケアの質の確保について点検する仕組みも必要である。

一口にケアといっても，提供する人々によりやり方はさまざまである。たとえば食事の介助の場合，自立することに重きをおけば，時間がかかってもスプーンでこ

*「ニーズ」は「要望，需要」と混乱しがちであるが，本書では「専門家によって判断された支援の必要があること」という意味で用いる。

ぼしながらでも自分で食べてもらい，誤飲がないように注意することや食べやすい形で食事を提供することがケアとなる。しかし，同じ人の介護でも，早く食べさせたいと思えば介護者が食べさせてしまうことがある。ケアを提供する人々の価値観や考え方によって提供方法は違ってくるので，ケアシステムをつくる時には，ケアの考え方や大切にしたいことについて共通認識をもつことが重要である。

③ ケアの対象（サービス利用者）

　保健師の活動では，当事者だけをケアの対象者とは考えず，家族全体をケア（サービス）の対象と考える。育児をしている両親が心身ともに健康であることは育児で欠くことはできず，兄弟姉妹を含めてその家族全体が健康であるために何が必要かを考えていく。受け手となる家族を考えるとき，同居家族のみではなく，別居していても関わりがある人も含めて考えることが大切で，核家族（夫婦とその子ども）で育児を行っているように見えても，祖母が毎日来て手伝っていたり，叔母が育児上の相談にのることもある。別居家族も含めて把握し，互いの関係性はどうか，どのような背景があるか捉えておくことが，ケアを考える時に重要である。

④ ケア提供者

　ケアを提供する人々には，保健師，訪問看護師，かかりつけ医，専門医など保健医療関係者のほか，社会福祉士，介護福祉士，ホームヘルパー，保育士など福祉関係者，介護保険利用者ではケアマネージャーなどがいる。また，民生児童委員が関わっていることも多い。近所の人も，ケアしている人に関心をよせ声をかけたり，困ったことがあれば手伝いを申し出たりということもあり，ケアの提供者として重要である。

　最近は，配食サービスや，子育て広場の運営などさまざまな活動を展開しているボランティアグループがある。地域内にどのようなボランティアグループが存在しているかを把握していることは大切である。普段はとくにボランティアとして活動に参加していなくても，自分が誰かの役に立ちたいと思っている人は多く存在する。このような人たちのケアへの参加を考えることは，ケアシステムの充実に大切なことである。

⑤ 地域ケアシステムを円滑に運営するための情報

　地域ケアシステムを円滑に運営するためには，ケアの対象や内容，提供機関の情報をいかに得るか，また関係者間でいかに共有するかが鍵である。地域ケアシステムは，対象者に対して，提供者が同じ目標をもちながら，問題解決をはかるためにそれぞれの持ち味を活かして提供していく仕組みである。したがって，ケア提供機関やケア提供者の役割・機能，価値観を共有することが大切である。

　地域ケアシステムの利用を促すためには，まずはケア対象者がシステムの存在を知ることが必要である。多くの住民に知ってもらうため，情報を流す方法について検討することも大切である。

　保健師が地域ケアシステムづくりを行う時の重要な情報の種類には，以下の3つが挙げられる。

ⅰ）ケア対象者（サービス利用者）の情報

　ケア対象者はさまざまな人とチームを組み，ケアを行っていくときに得た情報を共有し，それを元に提供者それぞれの視点からアセスメントし，必要なケアを提供していく。しかし，ケア対象者の個人情報については，誰と情報を共有するかについてケア対象者から了解を得ることが基本であり，関係者以外に漏れるなどプライバシーの保護・管理を徹底する必要がある。

　ケアに必要な情報はケア提供者の専門性によって違いがあり，すべての情報を関係するケア提供者全員で共有することは必要とはいえない。システム運営上，全員で共有することが必要な情報は何なのか，一部のメンバーで共有することは何かを検討する。情報の流し方を工夫することも重要である。

　地域ケアシステムづくりでは，ケア対象者の状況や人数を把握し，その中で情報を集約する方法を考えることが必要である。

　また，システムの評価を行う時にも，ケアを必要としている人がこのシステムの利用により効果があったかについて，情報を集約することが必要である。

ⅱ）ケア提供機関・ケア提供者についての情報

　地域ケアシステムでは，現在あるケアのサービスをうまく組み合わせることによって問題解決が図られることもある。地域内のケアを提供している機関の情報，サービス内容，サービス提供の地理的な範囲などを集約しておく。

　前述のとおり，ケアの質は提供者によって異なる。サービス機関には専門家（看護師，保健師，社会福祉士，介護福祉士等）が何人いるか，職員のうち，常勤・非常勤は何人かによっても，そのサービス機関のケア提供体制の一端を知ることができる。ケアの質には，研修システムや指導体制も影響する。また，ケア提供機関のリーダーの考え方や価値観も重要な情報である。このような情報をさまざまな時に把握し，システムづくりの協力依頼時等に役立てることができる。

ⅲ）住民への情報発信

　地域内に存在するケア提供者がどのようなサービスを提供しているかの情報を集約することは大切である。行政のケアサービスの情報は，各部署で出しているリーフレットなどから得ることができる。この時に利用可能な対象者が誰か，サービス利用の手続きの方法，利用するときの費用負担の状況も調べておく。育児サービスについても，保育所が行っている一時預かりが何曜日に何時間実施しているかや，地区内の有料の育児サービスの存在や料金設定等についての情報を集約しておくことも大切である。

　サービスの周知方法としては，広報誌，町内の掲示板や回覧板，パンフレット，新聞，インターネットがある。昨今では子どもや青・壮年層ではインターネット利用も普及しているが，高齢者等は紙による情報や，町内などで説明会，民生委員や近隣からの口コミによって情報が伝わることが多い。

2. 地域ケアシステムの形成過程

　地域ケアシステムづくりでは，課題の共有，課題解決の必要性を認めることから始まり，目標を定め，それぞれの人々や機関の役割を決め，システムとして動くようにしていくプロセスが必要である（図12.10）。また，システムが稼働してからは，それが目的にそって動いているかチェックし，改善点が見つかれば修正が必要である（PDCAサイクルを行っていく）。

（1）ニーズの確認

　保健師の役割で重要なことは，「ニーズ」を浮き彫りにすることである。顕在化したものばかりではなく，人々の生活の中にある潜在的なニーズに保健師が気づき，多くの人と共有し，解決するためのシステムをつくっていくことが重要である。そのためには，家庭訪問など地区内で見聞きしたことを忘れないでおくことが重要である。

　地域ケアシステムづくりには，そのニーズを解決する必要性を明らかにし，また，どのような人々の協力によって解決できるかを考えることが必要である。これとともに，行政自らが解決できるのか，民間やNPO団体に依頼する方がよいかも合わせて考える。また，その課題解決のためにはシステムの機能はどうあったらよいかも考え，システムの設計図の案を考える。その後，そのシステムには欠かせない人々にシステムの設立について働きかけを行う。

　地域ケアシステムづくりでは，ニーズの解決方法に合わせた人々や機関に働きかけを行う。子どもに関しては，児童福祉関係部署，保育園，幼稚園，学校，教育委員会，児童相談所などがあり，人材としては保育士，幼稚園の教諭，養護教諭，小中学校の教諭，主任児童委員，民生委員，愛育班員，母子保健推進員（地域保健推進員）などである。

（2）問題の共有化

　地域ケアシステムづくりを行う時に，まず，そのニーズや課題について，職場の同僚や上司に理解・協力を得る。とくに上司は職場の責任者なので，その必要性を理解

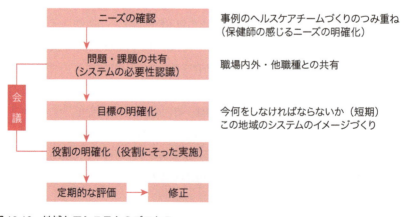

図12.10　地域ケアシステムのプロセス

してもらうことは欠かせない。上司への働きかけには，システムの設計図の案などを用いていくことも必要であろう。

上司の理解を得ることができ，システムづくりを行うことができるようになったなら，関係する他部署や機関にニーズへの理解を促す働きかけが必要である。ニーズは「住民の要望」から取り上げたような顕在化したものばかりではなく，潜在化したもの，また予防的な働きかけなど，誰もが必要性を認識するためには，工夫が必要である。この工夫には，原因と結果を明らかにするための関連図を書くことや，事例についての詳細な報告，当事者から困っている内容を伝えてもらうこと，関連する人どうしで事例検討を行うことなどが考えられる。また，認識を共有するために，学識経験者による講演など，関係者のための研修会を催すこともある。

こうした働きかけを行うために会議を行うが，その必要性を認識していないと欠席者が多くなる傾向があるので注意する。そのためにも，必要な人々や機関に出向き，ニーズの共有のための働きかけを行うことが必要である。

（3）目標の明確化と共有

地域ケアシステムをつくる目的を明らかにし，具体的な目標を明確にするためのプロセスは，システムに関与する機関や人々による話し合いで決めていく。

保健師が作成したシステムの設計案には，システムの目的，課題解決の方策，具体的な目標を記載し，課題解決のためにどのような人々の協力が必要か，その人々にどのような役割を果たしてもらいたいかを記載しておくと，関係機関との話し合いに役立つ。案は具体的なイメージが描きやすくするために用いるが，あくまで案であり，話し合いによって変化するものであるという認識も必要である。

また，会議で事例検討を行いニーズを明らかにし，システムが果たすべき役割を考え，達成目標の立案に役立てる。目標をいつまでに達成するかを検討しておくことも必要で，システムの評価に役立てる。

（4）機関ごとの役割遂行と協働

機関にはそれぞれの目的がある。地域ケアシステムづくりでは，それぞれの機関の目的にそって役割を分担していく。また，関係機関が提供しているサービス内容を，システムに関与している人々・機関どうしに周知しておくことも必要である。

役割分担については，どのような場合に，どの機関がどのような対応をするかなど具体的に検討しておく。しかし，たとえば児童虐待のように，法律で児童相談所が対応の中心であると決められていることもあり，その場合にはすでに決められていることを参考にその地域の特徴に合わせて決める。

（5）定期的な評価

地域ケアシステムは，問題解決の方向へ向けて効果的に動いているかを明らかにするため，定期的に評価をすることが必要である。とくに運用して間もない時は，頻回に評価し，見直しをしていくことが大切である。

評価者には，サービスの送り手，サービス利用者はもちろん，客観的に行うために第三者・機関を含めておく。評価するうえでの主な視点を表12.2に示す。

表 12.2　地域ケアシステムの評価視点

項　目	内　容
ニーズとの 関連	システム内にニーズ把握を行う機能が含まれているか ニーズ解決にシステムが機能を果たしているか ニーズ解決に必要なサービスが十分に提供されているか
サービスの 量・質	問題解決のためのサービス提供がスムーズにされているか サービス提供のためのマンパワー（量・質）が確保されているか システム内に不平・不満を受け入れる機能が含まれているか
システム 構築	システム評価では住民の満足度を評価しているか システムが機能するために必要な機関・人々の協力が得られているか システムには住民参加の視点が活かされているか
システム内 連携	システム内の人々・機関の役割が十分発揮されているか システム内の機関・人々はニーズを認識・共有化しているか システムの目的は関係する人々に理解されているか
情報流通	システムについての情報が住民に周知されているか システム内の機関どうしの情報流通はスムーズに行われているか システムに関わる人々の情報は適切に流されているか システム利用者の個人情報保護の機能が十分果たされているか
システム評価 の仕組み	システム内に事例検討などサービス内容やシステムの見直しをするため 　の仕組みが存在するか システムに評価の時期，評価項目，評価者などが決められているか

3. 地域ケアシステムを発展させる条件

（1）信頼関係を結ぶためのコミュニケーションの促進

　地域ケアシステムは，ニーズを解決するための仕組みであり，その仕組みは人間が情報を共有し，それぞれの役割を果たすという人間の関わりが基本となっている。したがって，システムが機能するためには，関わる人々がよりよいコミュニケーションをとり，関係性を保つことが必要である。人間どうしの関わりの基本は，その人をよく知ることから始まる。

　よいコミュニケーションによって，発言の背景にあるものや人となりが理解され，信頼関係が生まれ，適切なアプローチの方法を選択することができる。したがって，保健師は，あらゆる場で，その人の本来の姿を知るためにコミュニケーションが必要である。また，保健師自らも自分の感じたことや考えたことを，普段の会話の時でも，関連する人々に知ってもらうよう表現していくことが大切である。

　個人のケアについての考えや課題について考えていることなどを知り合うための場が必要である。システムづくりの調整役を果たす保健師は，直接関与している人々により事例検討を行うなど，定期的な話し合いの場を確保する。

（2）サービス利用者（クライエント）や支援担当者の理解と尊重

サービス利用者の中には，「サービスをしていただく」ことで，自分の今の思いや考えをサービス提供者に語ることは「よいこと」と考えない人々もいる。サービス（および提供者）に対して不満・要望を述べることは遠慮すべきと考えていることは多々ある。

しかし，地域ケアシステムはニーズを解決するためにあるので，サービス利用者側の思いや気持ちを常に把握し，サービス提供の方法を工夫していくことは重要である。したがって，サービス利用者に自分の思いや気持ちをフランクに話すことができるような働きかけを行うことは，保健師としてとても大切である。また，引き出した思いを受け止めることはもちろん，なぜそう感じているかなど原因を考え，その原因についても本人たちに時間をかけてでも確認していく。原因を考えていくプロセスを通して，サービス利用者の真の思いを理解できる。

サービスを提供している人々の思いや考えもさまざまであり，なぜそう思うのかを理解していくことも大切である。人々の思いの中で1つを選択するのではなく，それぞれを尊重しつつ，互いに理解することで，一見違うと思われた中に，納得し合うことを見つけていくことが地域ケアシステムづくりでは重要である。

（3）共通認識を図るための用語

地域ケアシステムづくりに参加する人々には，専門職（保健活動関係者，医療関係者，福祉関係者など），一般の市民もいる。保健活動の関係者にとって普通に使う言葉でも他の専門職にとっては意味がわからない言葉がある*。システムづくりは共通認識に基づき行うので，メンバーにわかりにくい言葉を使うと，疎外感を感じたり，思わぬことで認識のずれが生じたりすることもある。したがって，関わる人すべてにわかりやすい言葉を用いるように注意し，専門用語や普段あまりなじみのない言葉を用いるときには説明を加えて，共通認識を図るようにすることが大切である。

（4）組織の了解の重視

地域ケアシステムづくりをする時には組織としての了解の基に行うことが必要である。上司にシステムづくりのニーズや目標，保健師の属している組織が果たすべき役割について了解してもらっておくことが大切である。また，話し合いの後にはその途中経過も上司に議事録を回すなどして報告する。また，担当部署のシステムの中での役割等を決定していく場合は，所属する組織（上司）の了解を得る。システムが稼働するようになったら，サービス提供状況を，折に触れて報告しておく。

（5）学習の機会の確保

地域ケアシステムづくりをするときに，そのシステムに関わる人々の間で，課題についての認識がずれていることがしばしばある。それを克服するために，ケア対象者の困っていることやサービス内容についての研修会や事例検討が有効な場合もある。また，他の地域での先進事例を現地に行き学んだことや，事例について関連の文献を紹介することで，システムづくりの方向性を見いだす。関係機関が必要としている情報をタイムリーに届け，一緒に学んでいく場や機会をつくっていくことも，保健師の役割として重要である。

*たとえば「褥瘡」（床ずれ）は保健師や看護師にとってはすぐわかるが，福祉専門家や一般市民には耳慣れない言葉であるかもしれない。

（6）効果的な会議の運営

会議の目的は，ニーズ検討と共通認識の確認，目的や目標の検討，役割分担，システムの運営上必要な事例検討など，さまざまである。会議を行う時は，開催目的を達成可能なレベルで明確にしておくこと。

会議の目的が定まったら，その会議の目的にあった参加者は誰にすべきかを考える。会議には要項等によって参加者が決められていることも多い。要項等に決められていない参加者が必要な場合は，会議の中で承認をとり参加を依頼する。

会議の進行においては，発言のない人に発言を促したり，論点を明示したり，発言の内容を整理して共有するための工夫をしたりすることも大切である。

どのような話し合いが行われたか，会議の成果は何か，課題として残ったことは何だったかを会議終了時に確認し，記録に残しておくこと。それによって，次の会議の方向性が見えてくる。

4. 地域ケアシステムづくりにおける保健師の調整機能

地域ケアシステムづくりでは，人々や機関の意見を調整する能力が重要であり，保健師はこの調整役を果たす場面が多々ある。そのためには，人々の立場や考え方を理解し，また，背景にあるもの捉え，お互いが歩み寄るため，論点を整理して，交渉したり，譲歩したりすることが必要である。

（1）ケア対象者（クライエント）の生活全体を捉える立場

保健師の強みは，生活を全体に見渡すことができ，生活と健康を関連づけて考えることができることである。とくに家庭訪問という形で現場に出かけて行き，生活場面を捉えて判断ができることは大切にしたい。生活の現場に行くことで，ケア対象者の困っていることの背景や原因を捉える可能性が高くなる。観察して得たニーズをシステムづくりに関係する人々に伝え，共有していく工夫をすることが大切で，そのための資料づくりも重要である。

（2）話しやすい雰囲気づくり

地域ケアシステムづくりは話し合いが基本である。それぞれの人の立場をわかりあうことが大切なので，調整役としては話の内容を否定しないことが大切である。話を否定された経験から，次の機会からは発言を躊躇することも考えられる。また，話の内容をよく聞き，背景にある気持ちや考えを受け止め，受け止めた内容を自分の言葉で表現し，理解し合えるようにする。自由な雰囲気で話し合いを進めるためには，自らが素直で自由な雰囲気で話すことが大切である。

（3）交渉場面での原則

交渉する相手の関心や問題意識をあらかじめ考えておく。また，何を説明するかポイントをしぼっておくことも大切である。そのために資料や，話の進め方を相手の反応を予測しながら事前に考えておく。

また，相手の言い分とこちらの言い分が合致せず，歩み寄ることが必要な場合もあるので，どこまで譲歩でき，何が譲れないかを考えておくことも必要である。これは

自分だけの判断だけでは決められないこともあるので，自分の所属する組織として譲歩できる点とできない点について確認しておくことも必要である。このような判断は上司に請うことも必要である。

（4）地域ケアシステムづくりに必要な能力

地域ケアシステムづくりには，資料作成，説明，交渉，会議企画運営などを行う。交渉や会議企画運営については述べたので，ここでは資料作成能力，説明（プレゼンテーション）能力を中心に述べる。

① 資料作成能力

資料中でニーズを説明する時には問題となっている現状や，援助の必要点をまとめる。また，背景などと合わせて，原因の結果などがわかるような関連図，あるいはシステムの概要図を作成する。また，人々が理解できる言葉を用いることも大切である。見出しをつけ，段落を区切るなど，一目で主張したい内容がわかるようにする。

② 説明力

まず，自分の立場を明らかにした上で，概要と最も伝えたいポイントを述べる。次に，何を伝えたいかの目的にそって，論理的で簡潔に説明する。その場面にもよるが，会議などでは説明は最大限10分以内にとどめることが必要であろう。資料は説明に合わせて準備し，説明している箇所の資料を明確に提示していくことが必要である。

5. 地域包括ケアと保健師の役割

（1）地域包括ケアとは

団塊の世代が後期高齢者になる2025年以降は，医療や介護の需要がさらに増加することが見込まれている。そこで厚生労働省では，2025年を目途に，高齢者の尊厳の保持と自立生活の支援の目的のもとで，可能な限り住み慣れた地域で，自分らしい暮らしを人生の最期まで続けることができるよう，地域の包括的な支援・サービス提供体制（地域包括ケアシステム）の構築を推進していくこととした[3]。

地域包括ケアの5つの構成要素としては，「介護」「医療」「予防」という専門的なサービスと，その前提としての「住まい」「生活支援・福祉サービス」が相互に関係し，連携しながら在宅の生活を支えている。

① 住まいと住まい方

生活の基盤として必要な住まいが整備され，本人の希望と経済力にかなった住まい方が確保されていることが地域包括ケアシステムの前提であり，高齢者のプライバシーと尊厳が十分に守られた住環境が必要である。

② 生活支援・福祉サービス

心身の能力の低下，経済的理由，家族関係の変化などでも尊厳ある生活が継続できるよう生活支援を行う。生活支援は，食事の準備などサービス化できる支援から，近隣住民の声かけや見守りなどのインフォーマルな支援まで幅広く，担い手も多様

であり，生活困窮者などには福祉サービスとしての提供も必要である。

③ 介護・医療・予防

　個々人の抱える課題にあわせて「介護・リハビリテーション」「医療・看護」「保健・予防」が専門職によって提供される（有機的に連携し，一体的に提供）。ケアマネジメントに基づき，必要に応じて生活支援と一体的に提供する。

④ 本人・家族の選択と心構え

　単身・高齢者のみの世帯が主流になる中で，在宅生活を選択することの意味を本人・家族が理解し，そのための心構えをもつことが重要である。

　この地域包括ケアシステムは，市町村や都道府県が，地域の自主性や主体性に基づき，地域の特性に応じてつくり上げていくことが必要であり，自助・互助・共助・公助*が重要であるとされている。

　厚生労働省の試算によると，2025年までは高齢者のひとり暮らしや高齢者のみ世帯がより一層増加していく。それにより，「自助」「互助」の概念や求められる範囲，役割が新しい形に変化すると考えられている。都市では，強い「互助」を期待することが難しい一方，民間サービス市場が大きく「自助」によるサービス購入が可能となると考えられる。都市部以外の地域は，民間市場が限定的だが「互助」の役割が大きいとし，少子高齢化や財政状況から，「共助」「公助」の大幅な拡充を期待することは難しく，「自助」「互助」の果たす役割が大きくなることを意識した取り組みが必要であるとしている。

　しかしながら，公的年金の額には限りがあり，都市部でも民間サービスを利用できるのは限られた人たちである。安全・安心な暮らしをしていくためには，都会でも限られた資源の中で，人々が地域の中で助け合い，支え合っていくことが必要であろう。

（2）地域包括ケアシステム構築のプロセス

　図12.11に示すように，地区のニーズ発見と社会資源発掘の段階を経て，地域関係者による対応策の検討，対応策の実行の3段階になっている。主な内容は「地域ケアシステムづくり」に述べたとおりである。地域包括ケアシステムの中には，住民どうしの支え合いを推進するための人材・資源の発掘が位置づけられ，住民会議も実施されることになっている。

（3）地域包括ケアシステムでの保健師の役割

　住まいや介護や医療・保健サービスの市町村全体の仕組みを考えるには，自治体単位での検討が必要であろう。しかしながら，互助を推進するためには，連合自治会や中学校単位（つまり地域包括支援センター）単位で，この地域包括ケアを考える仕組みをもっていることも重要である。その中で保健師としては，以下の役割が大切である。

① 地域住民の生活からの健康ニーズ・地域人材の把握

　地域包括ケアシステムを推進するうえでは，前述のとおり地域のニーズを把握しておくことが大切である。また，地区担当として，地区内の互助の仕組みを把握し，リーダーとなる人材に会議のメンバーとなってもらうなど，このシステムに活かされるようにする。

【自助】
自分のことを自分ですること（自らの健康管理（セルフケア），サービスの購入など）

【互助】
ボランティア活動，住民組織の活動，セルフヘルプグループ（費用負担が裏づけられていない）

【共助】
介護保険に代表される社会保険制度およびサービス

【公助】
一般財源による福祉事業等，生活保護，人権擁護・虐待対策

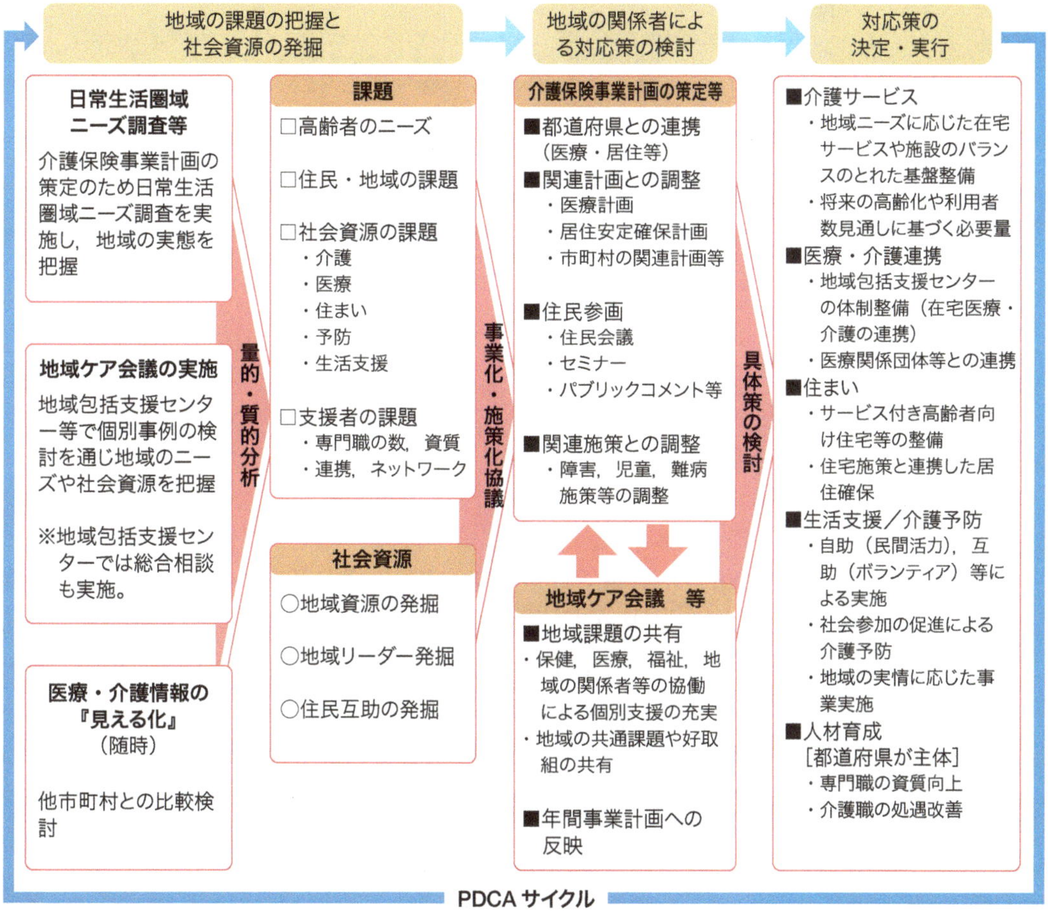

図 12.11 市町村における地域包括ケアシステム構築のプロセス（概念図）[3]

地域の課題の把握と社会資源の発掘

日常生活圏域ニーズ調査等

介護保険事業計画の策定のため日常生活圏域ニーズ調査を実施し，地域の実態を把握

地域ケア会議の実施

地域包括支援センター等で個別事例の検討を通じ地域のニーズや社会資源を把握

※地域包括支援センターでは総合相談も実施。

医療・介護情報の『見える化』（随時）

他市町村との比較検討

量的・質的分析

課題

□ 高齢者のニーズ

□ 住民・地域の課題

□ 社会資源の課題
・介護
・医療
・住まい
・予防
・生活支援

□ 支援者の課題
・専門職の数，資質
・連携，ネットワーク

社会資源

○ 地域資源の発掘

○ 地域リーダー発掘

○ 住民互助の発掘

事業化・施策化協議

地域の関係者による対応策の検討

介護保険事業計画の策定等

■ 都道府県との連携（医療・居住等）
■ 関連計画との調整
・医療計画
・居住安定確保計画
・市町村の関連計画等

■ 住民参画
・住民会議
・セミナー
・パブリックコメント等

■ 関連施策との調整
・障害，児童，難病施策等の調整

地域ケア会議　等

■ 地域課題の共有
・保健，医療，福祉，地域の関係者等の協働による個別支援の充実
・地域の共通課題や好取組の共有

■ 年間事業計画への反映

具体策の検討

対応策の決定・実行

■ 介護サービス
・地域ニーズに応じた在宅サービスや施設のバランスのとれた基盤整備
・将来の高齢化や利用者数見通しに基づく必要量

■ 医療・介護連携
・地域包括支援センターの体制整備（在宅医療・介護の連携）
・医療関係団体等との連携

■ 住まい
・サービス付き高齢者向け住宅等の整備
・住宅施策と連携した居住確保

■ 生活支援／介護予防
・自助（民間活力），互助（ボランティア）等による実施
・社会参加の促進による介護予防
・地域の実情に応じた事業実施

■ 人材育成［都道府県が主体］
・専門職の資質向上
・介護職の処遇改善

PDCA サイクル

② さまざまな機関，人々との共同

　地域包括ケアシステムづくりには，当事者である高齢者の団体の生の声を取り入れるようにすることが大切である。先に述べたように，NPO やボランティア団体などサービスを提供する団体も会議の中に参加し，協働しながらシステムづくりを行えるように保健師は調整役を担うことが大切である。

③ 人々の互助を推進するための地域組織活動の推進

　人々の互助を推進していくためには，若い人も含めた地域の人々が高齢者の問題を討議して，それぞれの役割を果たすような地域の組織的な取り組みを推進することが必要である。

【引用文献】
1）寺野寿郎（1985）：システム工学入門―あいまい問題への挑戦，共立出版
2）吉谷龍一（1969）：システム設計，日本経済新聞出版局
3）厚生労働省：地域包括ケアシステム
　　http://www.mhlw.go.jp/stf/seisakunitsuite/bunya/hukushi_kaigo/kaigo_koureisha/chiiki-houkatsu/

【参考文献】
・国立公衆衛生院公衆衛生看護学部編（1996）：在宅ケアシステム推進マニュアル，日本看護協会出版会
・村岡広代（2004）：県保健福祉事務所と市町との連携，地域保健 35（9），24-32
・山田和子（2004）：各事例から見たネットワーク構築・運営のポイント，保健師ジャーナル 60（10），972-975
・堀井とよみ（2004）：高齢者の在宅生活を支えるネットワークづくり，保健師ジャーナル 60（10），966-971
・高橋郁子（2016）：地域包括ケアシステム構築における保健師への期待，保健師ジャーナル，70（11），936-940
・増田明子（2016）：地域包括ケアシステムでつながるまちづくり～「幸福度を高められるまち」をめざして，公衆衛生情報，46（8），8-9
・浅井澄代（2016）：地域保活ケアシステム構築における保健所・市町村の保健活動に関する調査，公衆衛生情報，46（8），10-11
・山崎美穂（2016）：地域の強みを活かした包括ケア，地域保健，47（5），26-31

第4節 ● 幸手市における地域ぐるみの運動推進活動

1. 新時代に求められる地域づくり

　家族の扶養・介護機能の低下や自殺，孤独死，生活困窮者の増加などが深刻な社会問題となる現代，地域のさまざまな生活課題について自助，共助，公助により，誰もが住み慣れた地域の中で心豊かに安心して暮らせるような仕組みをつくり，それを持続させていくことが求められている。

　日本は諸外国に例をみないスピードで高齢化が進行する中で，約800万人いる団塊の世代が75歳以上になる2025年を目途に，高齢者の尊厳の保持と自立生活の支援を目的に，地域包括ケアシステムが推進されるようになった。これは，可能な限り住み慣れた地域で自分らしい暮らしを人生の最期まで続けることができるよう，住まい，医療，介護，予防，生活支援が一体的に提供されるシステムであり，地域の特性に応じてつくり上げていく仕組みである。つまり行政，NPO，ボランティア団体，民間企業，共同組合，地域住民などが協力して，自由に地域づくりをしていくことが求められている。

　一方，介護予防事業においても，従来は国の介護保険制度により全国一律の基準や単価に基づくサービスが提供されたが，2015（平成27）年4月に施行された新たな「介護予防・日常生活支援総合事業（総合事業）」では，各市町村が基準や単価を設定し運営することになった。各自治体が主体となることで自由度が高くなり，既存の介護事業所だけでなく，NPO，ボランティア団体，民間企業，協同組合，地域住民などの参入により，地域の特性に応じ創意工夫してサービスを創出・提供できるようになった。

　以上のように，健康概念が「医学モデル」から「生活モデル」へと転換し，保健・医療・福祉は包括的に，各自治体が独自に構築していく時代を迎えた。そのためには住民の主体的参画を基本とした，地域の活力の向上が重要な課題になっている。

　しかし，これまで行政から提供されるサービスに対して受け身の姿勢が強かったといえる地域住民にとっては，今後は住民主体の地域づくりの時代だといわれても戸惑うであろう。結果的に住民の主体性を強制するというような矛盾が生じてしまい，苦悩している自治体の様子も散見されている。それは住民が「主体的に行政参画や地域

創生をする」ということを実施した経験がなく，その意味も十分に理解できず，方法もわからないため，当然の反応といえる。

そこで筆者らは，地域住民が主体的に市の課題を考え，行政に提案し，行政と協働して地域をつくっていけるような取り組みを行ったので紹介する。

2. 幸手市における地域ぐるみの運動推進活動の契機

近年の幸手市は，人口の減少傾向と，高い高齢化率，ならびに高額な医療費を特徴としている。一方，週1回以上活動する住民主体の高齢者健康体操自主グループ（自主グループ）の数および，65歳以上人口に対する週1回以上の自主グループへの参加率はともに，埼玉県全63市町村中で第2位という活発な現状もある。

人口減少，高齢化，医療費高額化が進む中，住民主体による地域づくりは喫緊の課題であるが，自主グループの数や参加率の高さから，住民の意識の高さと活発な展開が期待でき，全国の模範となり得る「行政と住民の協働による地域ぐるみの運動推進活動」が行えると考えた。

3. 埼玉県健康長寿モデル事業の一環に位置づけたリーダー養成

幸手市は，歩くことから健康づくりに取り組み，体力と健康意識の向上を図ることで，運動を継続する市民を増やすことを目的に2015（平成27）年度から開始した埼玉県の『健康長寿埼玉モデル』事業に取り組んでいる。その一環として幸手市独自に，「ウォーキングリーダー」を設定し，自身の興味や力に応じて歩くことから始まり，健康づくりを他者へ広め，最終的には市政に協力・参画するまでの役割を担う者として段階的に養成した（表12.3）。平成27年度はステップ1をゴールとし，参加者の9割が達成した。平成28年度はステップ2および3に到達するため，8～9人のグループワークを4回行った（表12.4）。また体力測定会での補助や，運動教室でのウォーキングペース配分，体調チェック，参加者へのアドバイスなども行った。これらを通して参加者の半数以上がステップ2あるいは3へ進んだ。さらに県の事業「スーパー健康長寿サポーター」*の認定を受けた者もいた。

4. 現状の共通理解と市政参画意識の醸成

本事業では，それぞれの居住地域において健康づくりのリーダー役割を取れる住民を養成することに留まらず，さらに一歩進め，市政に積極的に提言し，主体的に地域システムの創生に関われる住民を養成した。その第一歩として，市政への参画という不慣れなことに対する意識の醸成を目的に，まずは保健師の地域診断に基づく幸手市の現状を説明し，それに対する住民の解釈を確認し，相互の意見交換を通して，保健師と住民の理解の統一を図った（合意形成*）。

現状認識を共有した上で，次に住民から見た幸手市の健康課題を挙げてもらった。この時には，市の欠点を洗い出すのではなく，良い点や強味に注目し，「今後どのような市になってほしいか」という夢や希望を語りあえるようファシリテイト*することが

【スーパー健康長寿サポーター】
埼玉県独自の認定資格。地域の健康づくりのリーダーとして，健康に役立つ情報を草の根レベルで広める市民を養成する講座の講師や，県の健康事業の普及啓発などを担う者。県主催の研修を受講することで認定される。

【合意形成】
多様な利害関係者の多様な主観や価値を顕在化させ，一致した認識，理解，意思決定を図る過程のこと。

【ファシリテイト】
発言を促すことや，議論の流れを整理することで，参加者の認識を確認し，相互理解や合意形成を助け，会議を活性化させ，協働を促進させる技術。

表12.3　ウォーキングリーダーのステップと目標ならびに内容

ステップ	目　標	取り組む内容
ステップ1	自分の健康づくりを目指しウォーキングに取り組む	・運動を習慣にする ・特定健康診断やがん検診を受ける ・運動教室や栄養教室に参加し，日常生活でできそうなことを取り入れる
ステップ2	自分の活動を地域の他者に普及させる	・身近な人を誘い一緒に歩く ・自分だけでなく友人や家族を誘い，がん検診や特定健診を受ける ・運動を習慣づけるコツを仲間に伝える ・運動教室や栄養教室で学んだ知識を家族や友人にも伝える ・ウォーキングや運動教室で楽しかったことや辛かったことを他の参加者と共有する
ステップ3	市の事業に参画し健康意識の底上げに協力する	・日頃のウォーキングコースの発見を保健師や市職員に伝える ・「運動教室」の企画や運営に協力する ・市の現状を理解した上で，保健事業に提案や提言を行う
その他	埼玉県「スーパー健康長寿サポーター」の認定を受け，健康関連の知識の普及啓発に協力する	・スーパー健康長寿サポーター養成講座を受講し，地域のグループなどに健康長寿の秘訣の講話をし，幸手市事業に協力する

効果的であった。

■ 5. 市の保健事業への反映

　市の理想像について「魅力を強調できる市」「子育て世代に目を向ける市」「人々のつながりの強い市」「活気のある市」などの意見を共有した上で，ブレーンストーミング*を行った結果，「学童保育や保育所などで高齢者が補助的に働く場の創設」「子ども・働く世代・高齢者が揃って取り組めるイベントの企画」「市内の大学生に対する市民によるキャリアカウンセリング」など多くのアイディアが出された。

　その中でも，本事業の中ですぐに取り組める提案として「ひとりでも楽しめるウォーキングの支援」「安心・安全なウォーキングのためのツール作成」「四季折々の景色の紹介」などが出され，「四季折々の景色と共にトイレや公衆電話の場所，緊急連絡先を明示したウォーキングマップの作成」が，本事業の中に反映されることとなった。「あそこまで行くと何歩」「あの道はガードレールが無いので危険」「かわせみ，青鷺，白鷺が見られる場所」など，参加者の実感を伴う経験知の詰まった実用的マップが考案されている。

　また，市政で検討中の「健康マイレージ」制度にウォーキングを含めるアイディア

【ブレーンストーミング】

１つのテーマに対し，参加者が自由にアイディアを出し合う会議の方法。以下の４つのルールが効果的である。
1. 批判をしない
2. 自由奔放（奇抜な意見も歓迎）
3. 質より量
4. 付足し・結合（他人の意見への便乗や別の意見の結合を歓迎）

表12.4 グループワークの経過（テーマ，主な意見，保健事業に反映されたこと）

	テーマ	主な意見	保健事業に反映されたこと
1回目	・顔合わせ ・運動を続けるコツ ・自分の健康づくり	・個別の累積歩数を日本地図に落とした「応援レター」が楽しい。ランキングを見ると刺激される。 ・他の人の継続のコツを知りたい。 ・活動量計の毎月報告がモチベーション維持になる。 ・運動後の食事について知りたい。	・保健師が作成する「応援レター」に歩数ランキング以外に前月からの伸び率ランキング等の項目も投入 ・毎月の運動教室に，参加者の一部がウォーキングリーダーとして参加・協力 ・運動教室に栄養講座を導入
2回目	・健康づくりに関して他の人へ向けてできることは何か	・ウォーキングの際にコミュニケーションをとる。 ・子ども達に向けても発信する。 ・仲間のつながりをもてるような仕組みをつくる。	・「応援レター」に「あいさつ」を推奨する記事を掲載 ・ウォーキングや運動教室の際に自由に使用できる「みんなの掲示板」を保健センター内に設置

＜保健師と参加者との会議＞
1. 保健師の地域診断に基づく幸手市の現状を説明した。
2. 地域診断に関する住民の解釈と意見交換を通して，保健師と住民の理解の統一を図った（合意形成）。

	テーマ	主な意見	保健事業に反映されたこと
3回目	・幸手市がどんな市になるとよいか ・そのためのアイディアはあるか	・魅力を強調できる市 ・子育て世代に目を向ける市 ・人々のつながりの強い市 ・活気のある市 「学童保育や保育所などで高齢者が補助的に働く場の創設」「子ども・働く世代・高齢者が揃って取り組めるイベントの企画」「市内大学生に対する市民によるキャリアカウンセリング」など	
4回目	・本事業の中で自分達ができることは何か ・行政への提言	・「お一人様」のウォーキングの支援 ・安心・安全なウォーキングのためのツール作成 ・緊急連絡先の明示 ・四季折々の景色紹介	・四季折々の風景とともにトイレや公衆電話の場所，緊急連絡先を明示し，実感を伴う経験知を活かした実用的ウォーキングマップを作成 ・スキルアップ講習会の企画 ・ウォーキングを含む「健康マイレージ制度」を創設

を，保健師を通して市政に提案し，具体案が検討されている。

6. まとめ

全国の近未来像ともいえる人口減少と高い高齢化率，高額な医療費を示す幸手市において取り組んだ「住民と行政が協働した地域づくり」の一例を紹介した。住民主体の地域づくりは一足飛びには成し得ないが，保健事業を通して参加者個々が有する潜在的能力を引き出し，集団凝集性*を高める保健師の仕掛けづくりとファシリテイションにより，徐々に住民が地域づくりを他人事ではなく「自分事」と捉ええる風土が育まれることが示唆された。

【集団凝集性】
社会心理学用語。集団は，その構成員を引きつける機能があり，この度合いが高いほど集団の掲げる目標（集団目標）への成果も高まる傾向がある。

現代において地域のソーシャル・キャピタルを醸成するには，このような地道な保健師の努力の蓄積が有効である。

この章のまとめ

- 地域づくりには住民が参画し行政，NPO，住民組織などがパートナーシップで協働する。
- 地域ケアシステムづくりにおける保健師の役割は，ニーズを明確化し，関係機関等と住民が協働するための調整役を担う。
- 住民主体の地域づくりでは，地域診断を基に住民との合意を形成し，住民個々の能力を引き出し，集団凝集性を高める仕掛けづくりとファシリテイションによる保健師の地道な努力の蓄積が有効である。

第13章

保健活動計画・評価技術

大野佳子（第1，2節）／吉岡洋治（第3〜5節）

▶ 保健活動計画策定のプロセスと評価技術を学ぶ。
▶ 自治体における総合計画と個別保健計画について理解する。
▶ 保健計画の策定プロセスと行政評価の視点を把握する
▶ 保健師の地区活動と保健計画との関係を学ぶ。

[キーワード] 地区診断，罹患率，寄与危険因子，介入評価，経済的評価，PDCAサイクル，プロセス評価，影響評価，結果評価，健康指標，死亡率，寄与危険，乳幼児死亡率，政策評価，総合計画，基本構想，基本計画，実施計画，保健計画，健康増進法，パブリックコメント，マネジメントサイクル，行政評価，事務事業評価シート，地域における保健師の保健活動に関する指針，各種保険医療福祉に係る計画，ソーシャル・キャピタル，保健医療福祉計画策定，施策化，地区担当制，業務担当制

はじめに

　地域保健活動は，"健康なまちづくり" などコミュニティ（以下，地域とする）への理想や理念と，地域の現実である地域診断結果とのギャップを縮小するための，あらゆる組織的な努力のプロセスである（図13.1）。保健師には，法的根拠に基づく公務員（行政執行）としての立場と，公衆衛生看護学の専門職としての立場があり，両立することが求められる。行政執行は日本国憲法第65条*に基づき，このうち衛生行政は，憲法第25条（p.3参照）に定められている国民の生存権を保障するために，厚生労働省（国），保健所（都道府県），市町村保健センターで行われている保健医療福祉に関する行政分野の活動である。ただし，現実的には，法律改正や健康政策関連の補助金が交付されたことで "事業をこなす" ことに追われ，その評価は客観的にみて効果的であったかというより，むしろ形式的な事業報告書（何人が参加し，何回実施したかなど）が作成・提出される場合が少なくない。

　一方，専門職としては，地域の健康状態について判断の根拠となるデータに基づく客観的な評価が可能であり，"この地域で現在の健康状態が続くと，将来どうなるか" を予測することが可能となる。そのプロセスが地区診断（community diagnosis）を基点として計画の実施・評価からなる一連の保健活動である。担当地区の健康状態を知るために，明確な基準で他の地区との比較可能なデータを収集，分析し，評価方法を含む計画を立案する。

　本章では，保健師の立案する保健活動計画と評価の技術，自治体における総合計画と個別保健計画，保健計画の策定プロセスと行政評価の視点，保健師の地区活動と保健計画について説明する。

【憲法第65条】
行政権は，内閣に属する。

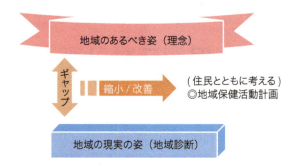

図13.1　地域診断と保健活動計画
地域保健活動は，理想の姿と現実とのギャップを縮小するためのあらゆる努力のプロセスである

第1節 ● 健康問題の分析に基づく保健活動計画

1. 地域診断に基づく健康問題の分析

　健康的な地域づくりを進めるために，保健師は地域のデータによるアセスメント結果を根拠にして，優先される健康問題を選定し，主に住民の税金による限られた予算内で，有効な保健活動方法を選ぶ。それらの根拠となる人々の生活の質や健康レベルを表す有病率*・罹患率*やハイリスク者のスクリーニングによる算出，寄与危険因子（p.110参照）に対する前提要因・実現要因・強化要因の調査，保健指導や健康教育の介入評価や経済的評価などを行う。また，保健事業の選定では，地域住民の力を活用・協働しながら展開すると同時に，住民の力だけでは解決の困難な公共性の高い内容の事業を優先していく。

　保健師は，現時点だけでなく未来の地域の健康への責任も担っている。そのために，保健師は過去から現在までの健康に関連する情報を収集し，その地域の特性に応じて優先される健康問題を解決するべく，未来に向けて保健活動を展開していく。

　地域の健康問題は，死亡率や罹患率など顕在化しているものがある一方，潜在化して見えにくい問題もある。その地域の文化や社会経済的な状態と密接に関連するため，幅広い情報収集が必要である。たとえば，健康状態へ影響する要因，すなわち健康行動（生活習慣など）と生物学的要因（遺伝子など），物的環境（居住・職場環境），社会的結束とソーシャル・キャピタル，社会経済的地位（受けた教育，職業や収入），社会政策（労働衛生対策や土地政策），公共政策（教育制度や社会保障制度）などを検討する。

2. 地域診断のPDCAサイクルと地域診断モデル

　地域診断*は，PDCAサイクルのなかでとらえる。PDCAサイクルとは，継続的な計画・実行・評価・改善の一連の考え方，手法が含まれるらせん状のプロセスである。地域診断から健康課題が導かれたら，解決のイメージ（理想的なあるべき姿）を「目

【有病率】
ある一時点において，集団の調査対象全員の数に対する，疾病を有する者の割合である。ある時点の健康問題の大きさを表し，その対策を立てる上で有用な指標である。

【罹患率】
一定の観察期間に新たに発生した患者数を，その疾病に罹りうる集団1人1人の観察期間の総和（人－年）で割った値である。罹患率が上がるときは，発生要因がある場合が多いため，疾病と発生要因との因果関係を探る場合に有用な指標である。

*地域診断と地区診断
第3章で述べたように，保健師が地区を前提としてアセスメントと優先性の検討を行うことを地区診断といい，広域的な地域（市全体など）において行うときは地域診断という。

的・目標」として言語化する。目的（理想像）に近づくための目標設定，目標に基づいた活動計画，評価の指標を設定する。計画に基づき，実施，評価する。さらに課題調整し，次の企画立案に生かしていく（図13.2）。

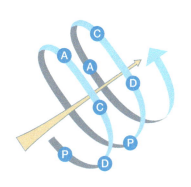

Plan
・地域診断
・目的・目標設定
・対象者決定
・実施計画
・評価計画

Do
・計画の実施／実践

Check
・実施評価 Output
・結果評価 Outcome

Act
・課題調整（改善／修正／継続の見直しなど）

図13.2　PDCA サイクルにおける地域診断

　保健師活動における代表的な地域診断モデルでは，プリシード・プロシードモデル（p.27 参照）[1]，コミュニティ・アズ・パートナーモデル（p.32 参照）[2] が代表的であり，用いられることが多い。コミュニティ・アズ・パートナーモデルでは，コミュニティ全体を1つの生物体とみなし，地域の集団全体を対象とする。一方，臨床看護では1人の患者を看護の対象とする。「対象が1人の患者ではなく，地域や職域の集団であっても，同様に基本となる指標である集団のバイタルサインがあるはず」[3] という考え方に基づいて，評価の対象である地域の健康状態を測定し，推論することができる。また，その他の地域診断の方法としてプロジェクト・サイクル・マネジメント*，エスノグラフィ*などがある。

【プロジェクト・サイクル・マネジメント（Project Cycle Management：PCM）】
米国の国際開発庁による開発が起源であり，開発援助プロジェクトの分野での管理運営（計画・実施・評価の全サイクル）に適用されたロジカルフレームワーク（論理的枠組み）の1つである。論理性，一貫性があり，参加型計画立案手法を用いることが特徴。

【エスノグラフィ（ethnography，民族誌）】
文化人類学が起源であり，データベースによる定量分析とは対照的に，現地で生活している人々の観察やインタビューなどのフィールドワークにより，質的に理解・記録する調査方法である。

第2節 ● 保健活動の評価技術

1. 保健活動前に立てる評価計画

　評価（evaluation）とは，誰の利益のために，何を，どのくらい変化させたのか，それは価値のある重要なものなのか，などを記述する過程であり，「あるものの価値や有用性を判断するためのプロセスである」[4]。評価は2つのプロセスを含んでおり，保健活動の実施者（責任者）は，①評価の対象を観察し，測定すること，②評価の対象を良い成果の指標と考える判断基準と比較すること[5] が求められる。

　評価は，その保健活動が開始される前に計画される必要がある。プリシード・プロシードモデルの枠組みに沿って整理すると，主に3つの評価方法がある。

（1）プロセス評価（process evaluation）：プログラムの実施内容の方法・質の評価

対象とした人にプログラムは届いたか（周知方法，参加率），参加者の満足度（参加者による評価，関係性，アンケート・インタビュー），サービスの実施状況（開催場所・時間の適否，費用への満足度など），プログラム内容（話題，教材，伝達方法，難易度など適切か）

（2）影響評価（impact evaluation）：プログラムの短期的な効果の評価（目標達成度）

参加者個人・グループの知識・態度・行動がどうなってほしいかを考え，意識や行動の変化を調べて，その内容を記録する。影響評価の指標は，目標達成度の指標と同義であり一致するため，目標立案の時から考えておく。

（3）結果評価（outcome evaluation）：プログラムの長期的な効果を評価（目的達成度）

プログラム立案時の目的の達成度について評価する。一般的な評価指標として死亡率，罹患率，健康寿命の延伸などがある。

① 生活の質（社会診断：結果評価）

ヘルスプロモーションの最終目的は「人生や生活の質を高めること」であり，評価対象となる住民の満足度や暮らしのあり方について，インタビューや観察などの質的データ収集，質問紙による調査などを通して把握する。精神的な不安感や社会的な孤立，風習や文化などの規範によって生活の質を低下させることが考えられ，これらは質的な指標であるが，量的に表現し，他の地域と比較することはできる。対象となる母集団に対して，どの程度の人数が不安感や満足感があるのか，割合などで表わす。

② 健康レベル（疫学診断：結果評価）

ある人間集団の健康状態を評価する場合，健康な人を数えるのは困難なため，死期や（疾病異常の割合）の多少で測定し，死亡率，罹患率，有病率などを健康指標とする。たとえば結核の罹患率は，1年間の観察期間で人口10万対の新規発生患者数であり，2014（平成26）年中には15.4であった[6]。後述するT市の事例では，男性の脳梗塞罹患率が高い。死亡率を減らすには罹患率を減らすことが必要であり，罹患率を減らすには，その病気になる要因を明らかにして，予防することが解決策になる。すなわち，曝露群と非曝露群との罹患率の差である寄与危険（Attributable Risk）を減らすことであり，疫学の基本にあるように，曝露群（喫煙，飲酒，結核患者との接触など）の罹患率から非曝露群の罹患率を差し引いた値（絶対数）が大きいほど，そのリスク要因を軽減した時の予防効果は高いことを意味する。

その他の重要な健康指標として死亡率があり，人口動態の1つで1年間の死亡者の人口に対する割合（人口千対）のことである。同様に，出生率，乳児死亡率，死産率，死因別死亡率（人口10万対），合計特殊出生率などが，日本では人口動態統計として公表されている。とくに乳幼児死亡率はその地域社会の環境衛生状態，医療水準が反映される。一方，人口静態は調査時点での人口統計であり，人口3区分，家族形態（核家族世帯，高齢者独居世帯）などがある。また，平均余命とは，ある年齢に達した人がその後何年の生存を期待できるかを表すものである。これらの健康

指標を把握・整理することが，重要な評価技術の１つである。

2. Ｔ市の事例から評価技術を知る

　Ｔ市の事例を用いて，第８章第２節では，思春期の保健活動（健康教育，p.118 〜
125 参照）の評価方法について述べた。本節では，成人−高齢期の保健活動（ヘルスプ
ロモーションからみた戦略目標と戦略活動）について考える。

（1）健康問題・危険因子と目的・目標との関係

　Ｔ市の事例に沿って，健康問題と保健活動の目的・目標評価を対応させ（図 13.3），
戦略目標と戦略活動計画を追加した（図 13.4）。図 13.4 は，図 13.3 の右下「サブ目標」
を達成するための地域全体を動かす意図的な（戦略的な）目標と活動の計画である（A，
Ｂの２種類）。具体的に活動できるように，より具体的な下位の目標（サブ目標）を設
定した。ヘルスプロモーションの観点から地域全体で戦略的に保健活動を推進できる

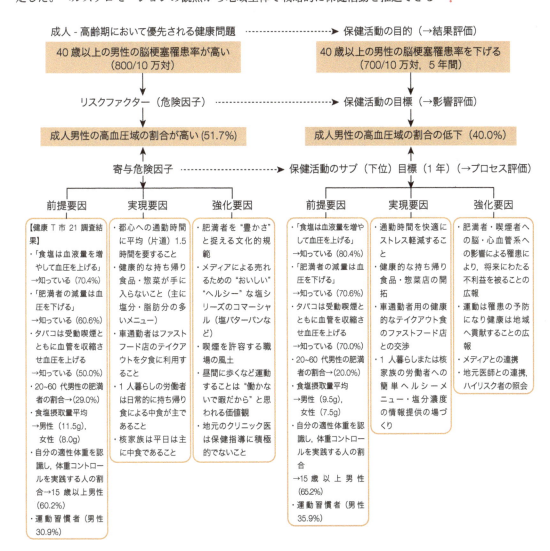

図 13.3　Ｔ市における健康問題と目的・目標，評価との関係

戦略目標 A 食生活を改善できない人のために職域と連携し，集中的な介入を行う	戦略目標 B 地元メディア・テイクアウト店と連携し，おいしい・簡単な低塩食のイベント開催

戦略活動 A	戦略活動 B
・既存の健診・検診の参加者全員へ，場面で塩分濃度測定（尿検査）を行い，結果の見方と食品メニュー別塩分・カロリー等の表示をしたリーフレットを配布する（ポピュレーション・アプローチ） ・職域と連携し，高血圧域（140/90mmHg 以上）の対象者への脳・心血管を守るための教室を職場で開催する。 ・脳梗塞の罹患予防のための高血圧者への保健指導や支援について地元医師を対象にした研修会を開催する。	・ファストフード店（店長）と連絡をとり，少なくとも1 種類の健康的なメニューが提供されるよう交渉する。 ・「おいしい・簡単」な低塩食の料理コンテストを開催し優勝者への賞金，テイクアウトで取り入れた店への報奨金など企画書を議会へ提出し，予算化する。 ・地元メディアと健康情報の共有の場を設け，一貫性のある健康メッセージを広報した場合に県からの奨励賞（賞状，商品に貼付用に県の質保証の証明シールの授与） ・まちのあらゆるイベントに，料理コンテスト優勝作品の料理デモンストレーションと試食を行う機会と場を設ける。

図 13.4　T 市における健康問題の分析に基づく戦略目標と戦略活動計画の例（成人・高齢期）

ように，「戦略活動」の計画を立案したので参考にされたい。プログラムの目標は，達成しようとしていることを実現可能な数値目標で示す。前提要因，実現要因，強化要因（p.107，121 参照）は寄与危険因子に含まれる。T 市の事例では，寄与危険因子は，たとえば通勤時の渋滞は精神的ストレス（通勤者の 85.0%），地区の寄り合いで日本酒を飲む風習がある（参加経験者の 95%）などである。

（2）戦略目標と戦略活動

　戦略目標は，そのプログラムが提供しようとしていることを示す。戦略活動は，戦略目標を達成するための方法を示す。健康問題の分析に基づく危険因子，寄与危険因子を選定することができたら，できる限りの最善の介入を行い，より良く解決し，担当地区への責任を果たす必要がある。T 市の場合（図 13.4）は，「食生活を改善できない人のために職域と連携し，集中的な介入を行う」などの効果的な戦略活動を計画した。

（3）保健活動の優先順位

　保健活動の優先度は，第 8 章でヘルスプロモーションの優先順位の 4 つの観点を示したことに加え，原則として以下の 3 点を基準とする。この観点で健康情報を収集することが効果的・効率的な地域診断につながる。

① 地域住民にとって価値（数量・重篤・緊急・不利益／格差の度合い）が高い【重要性】

② 健康と QOL 向上への（エビデンスに基づく）影響が大きい【改善可能性】

③ 活用できる社会資源（制度や人・モノ／環境・資金・情報など）がある【実現可能性】

T 市においても以上の優先順位の基準に従って保健活動計画に生かした。

（4）政策評価

　政策評価とは，政策のマネジメントサイクル（p.219 参照）を確立・実現するために

実施されるもので，その目的は「行政機関が行う政策の評価に関する法律（平成13年）」第1条に定められており，主に，①国民に対する説明責任の徹底，②国民本位の効率的な質の高い行政の実現，③成果重視の行政の推進である。政策評価は，事務事業（行政）評価として各自治体で実践されている（p.228参照）。

（5）経済的評価

国民（市区町村民）の税金を使っている以上，低いコストで高い顧客（住民）満足度や成果を上げる努力が必要である。その評価方法の1つが経済的評価である。「経済分析」とは，単に金銭のみを扱うものではない。選んだ方法のコストに対する結果の比較により評価を行う。主に以下の評価方法がある。

① 費用便益分析（cost-benefit analysis）：利益とコストを金額で示し比較する。

② 費用効果分析（cost-effectiveness analysis）：施策のコストを臨床上の尺度（生存期間の延長，血中中性脂肪の減少など）によって比較する。

③ 費用効用分析（cost-utility analysis）：施策のコストと社会的尺度（QALY：生活の質を調整した生存数）を用いて比較する。

これらの成果を出すために，予算のしくみや予算編成の過程を理解し，予算を確保し，保健師が保健活動を評価することは必須の活動であり，技術である。

【引用文献】
1）Green, L.W. and Kreuter M. W., Health program planning: An educational and ecological approach, McGraw-Hill, 4th ed., 2005
2）エリザベス T. アンダーソン，ジュディス・マクファーレン編，金川克子，早川和生監訳（2002）：コミュニティアズパートナー（地域看護学の理論と実際）第2版，医学書院
3）水嶋春朔（2000）：地域診断のすすめ 根拠に基づく健康政策の基盤，医学書院，22-23
4）Suchman E. A., Evaluative research; principles and practice in public service & social action programs, Russell Sage Foundation, 1967
5）Deniston O. L., Whether evaluation—whether utilization, Evaluation and Program Planning, (3), 91-94, 1980
6）一般財団法人厚生労働統計協会（2016）：国民衛生の動向 2016/2017，157

第3節 ● 自治体における総合計画と個別保健計画について

1. 自治体における総合計画

私たちが住む市町村や都道府県は地方自治体と呼ばれ，その行政区域内の人々がより安全で豊かな生活を送るためにさまざまな事業を実施している。地方自治体は，国からの関与を制限された独立した判断と責任で行う団体であるとともに，主権者である地域住民あるいはその代表者の創意と責任による住民自治を行う団体である。つまり，地方自治体は，住民の健康福祉等の増進を図ることを目指し，責任をもって，公共的な業務を実施する独立した権限をもつ団体である。

現在，地方自治体は，総合的，効率的，効果的な行政運営のため，多種多様な計画を作成している。そのすべての計画の基本となる，行政運営の総合的な指針となる計画が総合計画である。総合計画は，地方自治体の地域づくりの最上位に位置づけられ，

まちづくりのあらゆる分野を網羅し，将来における自治体のあるべき姿と進むべき方向について基本的な指針となるものである。自治体における総合計画の一般的な構成は，未来の自治体が目指す将来像を想定した行政運営の根幹となる基本構想，それを実現するために自治体の将来目標と基本的な行政施策を体系的にまとめた基本計画，そして基本計画に基づき，施策を効果的に実施するための具体的な事業内容，実施時期等を示した実施計画により成り立っている。そして，この実施計画に即して，行政の環境，福祉，保健，教育，防災などさまざまな分野において個別計画が立てられている。その1つに保健計画がある。また，総合計画の構成は，各自治体において多少異なっている（図13.5，図13.6）。

　自治体における計画行政*は，国レベルの都市開発計画等が自治体の計画行政に反映されてきたことと，1969（昭和44）年の地方自治法*の改正により，市町村が基本構想を策定して行政運営を行うことを義務づけられたことにより，一層推進されたといえる。

　この改正では，第2条第4項に「市町村は，その事務を処理するにあたっては，議会の議決を経てその地域における総合的かつ計画的な行政の運営を図るための基本構想を定め，これに即して行うようにしなければならない」と定められている。これが契機となって，総合計画を策定する市町村が急増し，現在では，ほとんどの市町村が策定している。

【計画行政】
計画に基づき行われる行政。複雑多岐にわたる行政課題がある現在では計画行政は重要かつ必然である。

【地方自治法】
地方自治に関する法律。地方公共団体の自主性，自律性を保障する。

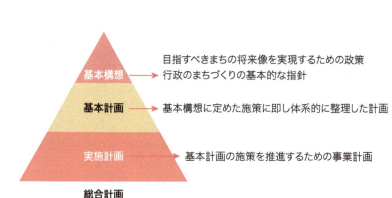

図13.5　総合計画の構成

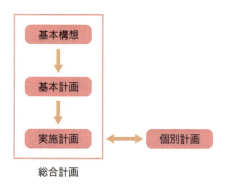

図13.6　総合計画と個別計画との関係

224

2011（平成23）年に地方自治法が改正されて上記の第2条第4項が削除され，地方自治体の基本構想の策定義務はなくなったが，引き続き各自治体の判断で基本構想を策定している自治体がほとんどである。一部の自治体では，基本構想という名称を使わず，未来構想という名で総合計画を策定している。

2. 総合計画と個別保健計画

　地方自治体は，最上位である総合計画にそって，さまざまな行政分野の個別計画を策定している。環境，福祉，教育，健康，都市計画，防災など特定分野の個別具体的計画である。その1つに保健計画がある。名称は自治体により異なるが，たとえばつくば市では，つくば市健康増進計画「健康つくば21」と称し，5年ごとに計画を見直し策定している[1]。

　個別計画は，自治体の地域特徴等を把握し，総合計画との整合性をふまえて策定されるが，国・都道府県・市町村との計画間の関係や国の法的根拠，計画方針に基づき策定されるものが一般的である。また，各自治体では，独自の地域診断等で課題等を把握した地域の実情を加味して具体的計画を策定している。つまり，個別計画には，国の方針に基づく計画（義務）と地方自治体独自の計画がある。

　たとえば，鹿児島市の個別計画は，6領域（行政政策，環境，地域交流，健康福祉，教育文化，都市政策）の分野で，各4～5の個別計画を策定している[1]。そして各個別計画は，鹿児島市の総合計画をふまえて，計画期間，目標値，各種事業内容，計画の予算等が定められている。健康に関する個別計画は，鹿児島市民健康プランとして，健康増進法*に基づき策定されている。

　また，つくば市の個別保健計画は，「つくば市健康増進計画「健康つくば21」」と呼ばれ，一般的総合計画の基本構想，基本計画にあたる「つくば市未来構想」と「つくば市戦略プラン」の下，個別保健計画として策定している。計画の位置付けは，国の健康増進法に基づく「健康日本21」そして2013（平成25）年度からの「健康日本21（第2次）*」および茨城県の「健康いばらき21プラン（第2次）」を勘案して，それらの整合性を図りながら市の実状をふまえて策定された保健計画である。現在，第3期（平成28年度～32年度）の期間で策定されている（図13.7，図13.8）。

　個別保健計画は，地域の健康水準および住民のQOLの向上を目的とし，生活習慣病予防や介護予防等の健康課題等の到達目標等を定め，予算化した各種事業等の展開計画を盛り込んでいる。つくば市では，計画期間内の計画事業の到達目標等の数値化を基に，地元の保健医療系の代表者による健康増進計画策定委員会を設けて審議し，計画の見直しを行い，新たな保健計画の策定に向けて計画概要を策定している。概要が策定されれば，一般市民にパブリックコメント*を求め，その意見をふまえて再度審議を行うなど，市民とともに保健計画を策定している。

【健康増進法】
国民の健康増進を目的として2002（平成14）年に制定された法律。健康日本21の国民健康づくり運動をバックアップする法律であった。

【健康日本21（第2次）】
21世紀における国民健康づくり運動である健康日本21の策定期間の終了後，その評価を踏まえ，平成25年から34年度における新たな国民健康づくり運動として策定されたもの。健康寿命の延伸や健康格差の縮小など提唱されている。

【パブリックコメント】
行政機関による施策案の策定の際に，原案を事前に公表して国民から意見・情報を求め，フィードバックを行う制度。国は行政手続法に基づき行われ，地方自治体も条例で制定し実施している。

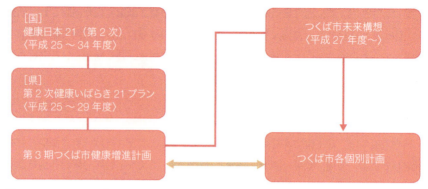

図 13.7　つくば市健康増進計画と他の計画との位置づけ[2]

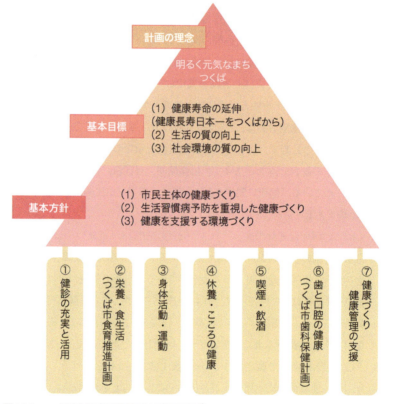

図 13.8　つくば市健康増進計画の計画体系[1]

第4節 ● **保健計画の立案・実施・評価**

---

1. 保健計画の策定課程

　各自治体では，効率的，効果的な行政を運営していくために計画行政が行われている。計画行政をより良いものにするために，行政運営に，企画（Plan）→ 実施（Do）

→ 評価（See）の循環（**マネジメントサイクル***）を活用し，行政活動をふり返るシステムとしての行政評価を実施し，より良い行政活動運営に反映させている。自治体の個別保健計画においても，マネジメントサイクルに基づき，計画期間後の新たな保健計画の策定に活かしている。

　保健計画の立案にあたっては，その自治体の総合計画における将来像や基本計画，実施計画との整合性を保つこと，そして，地域の既存のデータや住民のニーズを基に，総合的かつ多角的な地域診断を行うことにより，地域の特徴や健康課題を把握することが重要なことである。そして，地域診断により把握された健康課題等の解決に向け，基本目標，基本方針，予算，人員等も含めた具体的な事業を計画し，各種事業間の関係，事業の優先順位および計画期間等を決定して体系的に整理し，保健計画を立案する。

　保健計画は，一般的に以下の3つを含む内容で構成され体系化されている。

（1）基本理念…基本構想等に掲げるまちづくりの理念の1つとして健康づくりの推進を行うなどの保健計画の理念とスローガンなどを取り入れている。

（2）計画の基本目標…上位計画（市ならば県の保健計画等）の基本目標と整合させ，自治体の健康に関する特徴，課題に応じた目標を3項目程度立てる。

（3）計画の基本方針と健康に関する主要課題…基本目標をより具体化した方針を立て，それに基づく主要課題を5～6項目上げ，その項目に即した各種事業を展開する。

　保健計画における各事業計画策定における留意点は，以下のとおりである。

① 事業目的，目標の明確化

② 事業対象の明確化

③ 事業内容・方法の検討

④ 時期・時間・場所の検討

⑤ 事業量の検討…必要な人材，保健師などの必要量

⑥ 予算の検討

⑦ 事業効果の検討…事業評価の指標・評価方法

　保健計画の計画期間は，一般的に5年程度であり，5年間の到達目標と単年度の到達目標を具体的な数字による目標値を定めて計画を策定している。

　また，保健計画の策定にあたっては，多様な意見をもつ住民の意見聴取を行うことが重要である。それにより，行政の透明化を図るとともに，住民の保健計画の関心を高めることにつながる。住民の意見を聞くパブリックコメント制は，制度化されており，パブリックコメントを求める方法は，一般的には，保健計画案を自治体内の所轄に提示し，広く来庁者への閲覧により公開するとともに，ホームページ等にも掲載し，住民にパブリックコメントとして広く意見を求めている。保健計画の策定には，住民の声が欠かせない。住民が主体的に参加するためには，上記のパブリックコメントによる住民の声を反映させ，住民意識の向上を図ることと，住民学習会・懇談会の開催や講演会・イベント等を開催し，住民全体の意識啓発につなげることも重要である。

　保健計画策定までの一般的なプロセスは，自治体の計画策定の所管課において，地

【マネジメントサイクル】
PDSおよびPDCAサイクルと呼ばれ，業務，仕事のプロセスをチェックし，サイクルを回すことで，仕事のレベルアップを図る。今日，行政運営において活用されている。

域の健康に関する地域診断等を基にした保健計画原案を作成し，その案に住民の声を反映させ，さらに自治体の有識者による策定委員会などで審議した上で，議会の承認を得て策定される。

保健計画で策定された各保健事業を実施するにあたっては，各事業の目標値の達成を勘案し，事業担当所轄課においては，より効率的，効果的に事業内容を工夫しながら事業を展開する。各事業は，客観的な指標により定期的に事業評価を行い，報告書を作成して，次の計画の改善に向けて検討を行う。

2. 保健計画の評価

行政評価とは，政策評価*機能と行政監察機能を併せて，行政活動全般を対象として行う評価のことである。各自治体では効率的で効果的な行政運営のために行政評価を実施しており，その行政評価結果は，総合計画，関連する保健計画等の個別計画の進行管理，予算編成等などに反映されている。

行政評価制度は，2002（平成14）年から「行政機関が行う政策の評価に関する法律」に基づいて，国において政策評価が行われている。各自治体では，行政評価として各事務事業等の評価が行われ，現在，評価制度はシステム化されている。

わが国の行政評価は，主に業績測定である。各自治体において異なるが，一般的な評価過程は，内部評価（各担当課内での議論等），外部評価（専門員会等での事業評価等），そして総合評価（最終的な決定）の3段階を経て評価が決定される。また，評価方法は，**事務事業評価シート**（行政評価シートともいう）を用いて，事業の概要・目的等についての事業全体の総合評価と事業の実績を数字化する指標により評価する。指標としては，一般的に，次の3つにより事業業績を数字化して検証される。

① 活動指標…事業がどの程度実施されたかを計測する指標。たとえば，乳児健診ならば受診者の総数など。

② 成果指標…事業の目的がどの程度達成されたかを計測する指標。たとえば，乳児健診の検診受診率（健診受診数／対象者数）など。

③ 効率指標…対象者1人あたりコスト。たとえば，乳児健診に要する全体の事業費と対象者数の比（事業費／対象者数（円））など。

上記の指標を基に，自治体によって異なるが，一般的には，①必要性（事業の必要性），②妥当性（実施主体，手段の妥当性），③有効性（成果の向上），④効率性（コスト効率）などの項目により客観的な評価が行われる。さらに，その評価をふまえて総合評価を行い，事業の問題点，課題の抽出，対応策の提言など行い，今後の事業の方向性，すなわち，現状のまま継続，見直しの上で継続，休止，廃止等の判断をする。

第5次結城市総合計画実施計画策定及び行政評価シート

担当部署	部局名	保健福祉部
	課　名	健康増進センター
	係　名	保健係
	記入者	電話(内線) 32-7890

1．事業の概要

(1) 事業種別 [新規又は継続]	**継続**	(2) 事務事業の名称	生活習慣病予防事業		(3) 事業の優先度	**B**

(4) 総合計画での位置づけ

① 事業の区分	**主要事業**			(6) 事業主体	**市**	
② 施策コード	11103	(総合計画掲載ﾍﾟｰｼﾞ	47 ﾍﾟｰｼﾞ)	(7) 予算・財源等の種別	事業の性質	一般事業費(ソフト事業)
基本目標(政策)	1 ともに支えあい、安心して暮らせる社会福祉の充実 (保健・福祉)				会計区分	一般会計
基本施策	1 健康で安心して暮らせる保健福祉の充実 (健康・医療)				財源区分	県補助
施策	心と体の健康づくりの推進				予算科目	款 4 項 1 目 4
施策内容	自主的な健康づくり活動の支援				予算書上の事業名称	健康教育相談事業費 (予算書 104 ﾍﾟｰｼﾞ に掲載)

(5) 事業期間	開始	18 年 4 月から	(8) 事務分類	自治事務
	終了	年 月まで (ｶ年)	根拠法令	健康増進法

2．事業の目的及び内容

(1) 対象（だれに対して・何に対して行うのか）

40歳～64歳の市民

(3) めざす姿（意図・どのような状態になるのか）

メタボリックシンドロームや生活習慣病(糖尿病等)予防の正しい知識の啓発普及と予防活動への動機づけを行い、市民一人ひとりが自らの健康意識を高め、積極的に健康づくりに取り組み、生活習慣病の早期発見や早期治療につなげることができる。

(2) 手段（事業内容・どのようなことを行うのか）

・健康教育：生活習慣病予防教室および生活習慣改善教室を実施。
・健康相談：健康相談日を定期的に開設し、実施。
・健康手帳：自らの健康管理に役立てるために手帳交付。
・家庭訪問指導：対象者の状況や必要に応じて実施。

(4) 事業開始のきっかけや他市の状況など
（※ 1-(8)事務分類が法定受託の場合は記入の必要なし）

健康増進法に基づき、健康教育相談事業を実施している。

(5) 事業をとりまく環境の変化（社会環境，市民ニーズ等）や市民・議会の要望，意見等とそれに対する対応

今後ますます少子高齢化が進展するが、自らの健康は自らが守ると市民一人ひとりが自覚をし、日々の生活で注意する事は、医療費拡大の抑制や介護予防にもつながる。なお、事業の実施にあたっては結城市の特徴である糖尿病や脳血管疾患死亡率の高さや腎臓透析の医療費の高さを考慮している。

3．事業コスト

行政評価	実績内容の評価	検討・改善		検討・改善内容を反映
実施計画				

● 予算内訳

予算内訳		実績額（千円）	当初予算額（千円）	計画額・見込額（千円）		
	事業内容	25 年度	26 年度	27 年度	28 年度	29 年度
(1)事務事業費のコスト	報酬	57	57			
	報償費	36	42			
	需用費	388	398			
	役務費	51	60			
	委託料	460	465			
	合計	992	1,022			
財源	国庫支出金 (千円)					
	県支出金 (千円)	638	617			
	地方債 (千円)					
	その他特定財源 (千円)					
	一般財源 (千円)	354	405			
	合計 (千円)	992	1,022			
	補助・起債制度名	健康増進事業費補助金	健康増進事業費補助金			

図 13.9　茨城県結城市の行政評価シート（事務事業評価シート）例 [3]

4. 指標の検証（活動指標・成果指標）

指標の名称			単位	25 年度	26 年度	27 年度	28 年度	29 年度
(1) 活動指標（実施した事業の内容）								
指標名	健康教育の開催回数	目標値	回		35	35	35	35
		実績(見込)値		35	35			
	健康相談の開催回数	目標値	回		60	60	60	60
		実績(見込)値		63	60			
(2) 成果指標（事業実施によるめざす姿の達成度）								
指標名	健康教育の参加人数（40～64歳）	目標値	人		435	440	445	450
		実績(見込)値		435	435	440	445	450
		達成率		96.7 %	96.7 %			
	健康相談の参加人数（40～64歳）	目標値	人		275	280	285	290
		実績(見込)値		271	275	280	285	290
		達成率		93.4 %	94.8 %			

5. 事業評価

(1) 平成25年度の行政評価結果をうけて，平成25年度に取り組んだ改革改善点があれば記載してください。

教室の案内通知に市の疾病傾向および標準化死亡率について掲載，市民へ喚起するとともに，健診結果通知時に教室を周知した事で，タイムリーな情報提供となり，参加者数増加につなげる事ができた。

(2) 項目別評価

	評価項目・客観的評価			理由
必要性	事業の必要性	A	必要性は高い	市民一人ひとりが自らの健康意識を高め，積極的に健康づくりに取り組む支援の一環として，教室や相談で最新の情報提供と日常生活への実践支援が必要。
妥当性	実施主体の妥当性	A	妥当である	市が主体となる事で，市の疾病傾向や医療費，介護実態に合わせた教室内容が実施でき，市民へのタイムリーな情報提供もできる。
	手段の妥当性	B	どちらとも言えない	専門知識や市における専門職の配置も勘案し，教室については必要に応じて業者委託の併用もひとつである。相談は身近な場所での実施が必要であり，市が行う事は妥当。
効率性	コスト効率 人員効率	B	どちらとも言えない	講義形式の場合は，募集定員数を5～10名程度増やしても実施可能であり，内容によって弾力的に定員数を設定したほうがコスト効率は上がる。
公平性	受益者の偏り	C	偏りがある	広報やチラシ等で広く市民に周知しているが，60代以上の参加者が多く，壮年期の参加者が少ない現状がある。
有効性	成果の向上	B	どちらとも言えない	教室参加者数が少なく，また年間に実施できる回数が限られており，成果を上げる事が難しい。
進捗度	事業の進捗	B	どちらとも言えない	生活習慣病の予防や啓発は今後とも重要であり，市の疾病傾向に合わせ，内容やPR方法を創意工夫しながら教室を継続実施していく必要がある。

(3) 総合評価　上記評価を踏まえて事業全体について評価し，問題点・課題等を指摘してください。

県内における市の生活習慣病の年齢調整死亡率は，以前高いランクで推移しており，継続実施により市民へ予防啓発していく必要がある。また，壮年期の参加者数が少なく，教室全体の利用者数も少ない。教室内容やPR方法を工夫し，実施していく必要がある。

(4) 対応策・提言等　この事業を今後どのように改善・改革をしていきますか？

壮年期参加者数の増加を目標に，教室アンケートや市の疾病傾向を反映させながら，内容やPR方法を工夫するとともに，他市の状況も参考に実施していく。また，今後，地区診断を実施しながら，市民への情報提供とともに教室内容に活かしていく。
さらに，壮年早期から生活習慣病予防への意識を高め，健康維持・増進に役立てるよう節目である40歳の者全員に健康手帳の配布を行う。

6. 事業の方向性判断

評価主体	26年度以降の事業の方向性	評価理由・根拠
(1) 記入者評価 記入者が評価を行う	**改善・改革しながら継続**（成果向上・コスト維持又はコスト削減，成果維持・コスト維持又はコスト削減）	注）記入者は「5. 事業評価」を記載するため，この欄は未記入で結構です。
(2) 一次評価 担当課長が評価を行う	**改善・改革しながら継続**（成果向上・コスト維持又はコスト削減，成果維持・コスト維持又はコスト削減）	年々増加している生活習慣病を改善するうえで，事業の必要性は高い。参加者が少ない原因を整理し，対象者のニーズ把握や開催日程の見直しを行い，事業を推進する。
(3) 最終評価 企画調整会議において評価を行う		上記評価のとおり。

1. 保健師の地区活動と保健計画との関係

　保健師は，地区活動を通して地域の健康問題を明らかにし，住民の健康保持増進と生活の質の向上のため，さまざまな支援を行っている。保健師が行う地区活動は，その自治体の総合計画，それとリンクする保健計画を基に一般的には実施される。地区活動においては，地域に直接出向き，住民の生活そのものに直接アプローチするので，実際の地域の健康課題，住民の健康問題の傾向等を正確に把握することができる。このことは，保健計画の評価と直結し，計画の見直し，次回に向けた保健計画の改善へとつながってくる。地区活動と保健計画は相互に連関するものといえる。つまり保健師活動は，自治体の健康に関する基本方針の策定等にも関係することになり，保健師は地域保健対策，個別保健計画の遂行の際の主要な担い手として重要な役割を果たしている。

　したがって，保健師は都道府県や市町村の健康行政としての保健事業，地区活動の重要性を認識した上で正確かつ科学的な地域診断を行い，地域の健康課題を明確にし，そのことを踏まえて，保健計画の策定等に保健師が積極的に関わることが必要である。

2. 地域における保健師の保健活動に関する指針による地区活動と保健計画

　2013（平成25）年4月に，厚生労働省が，地域における保健師の保健活動のさらなる推進が図られるよう「地域における保健師の保健活動に関する指針」を定め，都道府県および市町村等へ通知した。この指針によると保健師は，地域保健関連施策の企画，立案，実施および評価を行うことができる体制を整備すること，管内をいくつかの地区に分けて担当保健師を配置し，保健師がその担当地区に責任をもって活動する地区分担制の推進に努めること，各種保健医療福祉に係る計画（健康増進計画，がん対策推進計画，医療費適正化計画，特定健康診査等実施計画，母子保健計画，障害者福祉計画，介護保険事業支援計画又は介護保険事業計画，医療計画等）の策定等に保健師が十分に関わることができるような体制を整備すること，などが明記されている[4]。

　また，保健師の保健活動の基本的な方向性の事項には，次の10項目の留意事項が記述されている。

　① 地域診断に基づくPDCAサイクルの実施
　② 個別課題から地域課題への視点および活動の展開
　③ 予防的介入の重視
　④ 地区活動に立脚した活動の強化
　⑤ 地区担当制の推進
　⑥ 地域特性に応じた健康なまちづくりの推進
　⑦ 部署横断的な保健活動の連携および協働

⑧ 地域のケアシステムの構築

⑨ 各種保健医療福祉計画の策定および実施

⑩ 人材育成

　上記の保健活動における基本的な方向性のうち，④，⑤，⑨では，直接，地区活動の重要性と保健計画への保健師の参画の必要性が指摘されている。

　④では，保健師は，住民が健康で質の高い生活を送ることを支援するために，訪問指導，健康相談，健康教育および地区組織等の育成等を通じて積極的に地域に出向き，地区活動により，住民の生活の実態や健康問題の背景にある要因を把握すること，また，地区活動を通じてソーシャル・キャピタルの醸成を図り，それらを活用して住民と協働し，住民の自助および共助を支援して主体的かつ組織的な健康づくりを推進すること，と記載されており，地区活動の重要性が指摘されている。

　次に，活動領域に応じた保健活動の推進の事項において，都道府県保健所等の項目では，保健医療福祉計画策定および施策化を積極的に参画することが示されており，地域診断を行い，目標の設定，保健事業の選定および保健活動の方法等について検討して保健医療福祉計画を策定するとともに，これらの計画に盛り込まれた施策を事業化するための企画，立案，予算の確保を行い，保健活動の実施体制を整えること，また，市町村が策定する各種計画の策定に参画または協力すること，などが述べられている。市町村の項目でも同様の内容が提示されており，保健師は，地域における保健活動，広義の地区活動を通して，総合計画，各種計画の策定および実施，評価の過程において主体的に参画するなど重要な役割を担うものと位置づけている。

3. 地区活動と保健計画に関する事例

　A市では，2006（平成18）年3月に保健計画として5年間の第1期「健康増進計画」を策定した[1]。それは，A市の基本構想とその具体的な施策の内容としての長期計画に基づき，「健康日本21」の健康づくり運動と関連したものである。

　計画の理念を「明るく元気なまちA市」とし，基本目標として（1）健康寿命の延伸，（2）生活の質の向上，（3）社会環境の質の向上，の3点を掲げた。また5つの重点項目として各種事業を展開する計画体系とした。それらは，①健診の充実と活用，②栄養・食生活，③身体活動・運動，④休養・心の健康，⑤健康づくり健康管理の支援，である。この保健計画に基づく事業には，保健師が主導的立場で実践していたが，同時に既存の母子保健，成人保健対策に関する事業，業務も実践している。A市では，地区担当制*と業務担当制*を併用した組織体制をとっているが，A市の農村地区担当保健師と繁華街地区の担当保健師の両方とも，成人の喫煙率が他の市町村と比較し高いことを地区の健康づくり教室や特定健診の保健指導等の地区活動を通して実感していた。また，地域診断の作成に伴う地区調査により，20歳以上の喫煙率35.2％，女性11.4％と高いことが示された。また，そのうち，7割以上の人が禁煙したい意向をもっているができないことがわかった。さらに，繁華街地区に住む人の喫煙率がとくに高く，禁煙を望んでいる傾向がその地区担当の保健師を通して報告された。

そこで，第1期の中間報告と見直しを審議する健康増進計画策定委員会にその旨を報告し，第2期A市健康増進計画に反映することになった。第2期A市健康増進計画（健康A市21）は2011（平成23）年度から2015（平成27）年度の計画期間で，新たに「喫煙・飲酒」と「歯と口腔の健康・歯周病」が重点項目として追加された。喫煙・飲酒項目の喫煙対策には，成人男性の喫煙者率を22％以下に，女性を5％以下に減らすなどの具合的な目標数値を掲げた。また，タバコの煙による健康リスクの普及啓発，禁煙したい人の禁煙支援，そして受動喫煙防止の推進として飲食店などの分煙の環境づくりなどを重点に取り組むとした。飲酒についても，A市では未成年の飲酒や日の適量を越える飲酒者が多いということが日頃の保健師活動等を通して報告され，未成年，妊産婦に対する禁酒・飲酒防止の推進と適正飲酒に関する普及啓発の推進が重点的に取り組む項目になった。

　その後，A市では，第1期と第2期についての健康増進計画の評価・検証を行い，A市の健康課題を明確化し，今後5年間に市や市民が取り組むべき施策や目標を改めて設定する「第3期A市健康増進計画（健康A市21）（平成28年～32年）を策定した。この計画では，成人喫煙者の割合を男性20％以下，女性3％以下とより厳しい数字を設定した。A市では，地区担当制と業務分担制を併用し，とくに地区分担による地区活動に力を入れている。そのことが保健計画そして総合計画に反映され，健康にやさしいまちづくりを目指し，着実に前進している。

この章のまとめ
- 保健活動は地域診断からはじまる計画・実施・評価の一連の過程である。
- 保健活動の評価には，プロセス評価，影響評価，結果評価がある。
- 地方自治体の行政運営の総合的な指針となる計画が総合計画であり，その総合計画を基本として作成される各行政分野の個別計画の1つに保健計画がある。
- 保健師が行う地区活動は，その自治体の総合計画，それとリンクする保健計画と相互に連関している。

【引用文献】
1）第五次鹿児島市総合計画（平成24～33年度）(基本計画と個別計画との関係)
2）第3期つくば市健康増進計画「健康つくば21」(概要版) 平成28～32年度
3）第5次結城市総合計画公式ホームページ
4）厚生労働省（2013）：地域における保健師の保健活動方針

健康危機管理

宇田 優子

この章で学ぶこと

➡ 自然災害発生時および災害に備えた保健活動の基本と，災害関連の基礎知識を習得する。

[キーワード] 災害対策基本法，災害救助法，災害サイクル，ハザードマップ，災害拠点病院，災害時要配慮者，DHEAT，DPAT，自主防災組織，災害心理と心のケア，PTSD，ハサミ状格差

第1節 ● 自治体に働く保健師に必要な災害に関する基礎知識

　1995（平成7）年の阪神・淡路大震災をきっかけに，大規模災害発生時の自治体の災害対策は大きく見直された。さらに2004（平成16）年の新潟県中越地震，新潟・福島豪雨，2011（平成23）年の東日本大震災，2015（平成27）年の関東・東北豪雨，2016（平成28）年の熊本地震とくり返し発生している大規模災害の経験によって，災害発生時対策や事前準備は進んでいる。

　本章では，災害対策の概略と保健師として地域住民の生命を守り，健康被害を最小限にするための災害保健活動を学ぶ。

1. 災害に関連する主要な法律

（1）災害対策基本法

　災害対策基本法は，災害対策全体を体系化し，総合的かつ計画的な防災行政の整備および推進を図るために1961（昭和36）年に制定された。「国土ならびに国民の生命，身体および財産を災害から保護し，社会の秩序の維持と公共の福祉の確保に資する」ことを目的にしている*。

　第3章の防災計画で，国・都道府県・市町村，指定公共機関に事前に防災計画の作成を義務づけている。第4章で避難所の指定や避難行動要支援者名簿の作成を，第5章で災害発生時の応急対応として，警報の発令や被災者の救援や保護などを定めている。

（2）災害救助法

　災害救助法は，災害発生時に国が地方自治体，他の団体および国民の協力の下に，応急的に必要な救助を行い，被災者の保護と社会の秩序の保全を図ることを目的に1947（昭和22）年に制定された。救助の種類と従事者，費用等について定めている*。保健活動に関係するものとして，第4条において以下の3つを挙げている。

*災害対策基本法の主な内容
第1章　総則
第2章　防災に関する組織
第3章　防災計画
第4章　災害予防
第5章　災害応急対策
第6章　災害復旧
第7章　被災者の援護を図るための措置
第8章〜11章　省略

*災害救助法第4条救助の種類は，次のとおりとする。
1　避難所及び応急仮設住宅の供与
2　炊き出しその他による食品の給与及び飲料水の供給
3　被服，寝具その他生活必需品の給与又は貸与
4　医療及び助産
5　被災者の救出
6　被災した住宅の応急修理
7　生業に必要な資金，器具又は資料の給与又は貸与
8　学用品の給与
9　埋葬
10　前各号に規定するもののほか，政令で定めるもの

① 避難所の供与

原則として避難所は学校，公民館，福祉センターなどの公共施設等を利用する。設置のために支出できる費用は消耗器材費や光熱費等で一人一日当たり 320 円（冬季以外）とされているが，福祉避難所は加算できる。

応急仮設住宅は住家が全壊，全焼又は流出し居住する住家がない者等に供与し，一戸当たりの規模は 551 万 6 千円（2017.4.1 改正）以内とされている。

② 食品や飲料水の供給

避難所に避難している者，住家に被害を受けて炊事のできない者等に対して行う。被災者が直ちに食することができる現物によるものとして，一人一日当たり 1,110 円以内とされている。

③ 医療および助産

災害のために医療の途を失った者に対して応急的に処置するものであり，原則は救護班において行うこととされている。診療，薬剤や治療材料等の支給を行い，期間は災害発生から 14 日以内とされている。

2. 災害関連用語

（1）災害サイクル

どのような地域でも災害は発生すると考え，その地域に起こり得る災害を想定した上で自然災害のサイクルを基に，各時期毎に適切な保健活動を行うことが重要である。図 14.1 は，災害発生を起点にした場合，災害発生 72 時間以内を超急性期，7 日までを急性期としている。現時点で災害発生のない地域は，静穏期や準備期と捉えて災害への備えをする時期と考えるとよい。各自治体はハザードマップ*を公表しているので目を通して，担当している地域の発生リスクの高い災害を把握することは重要である。

【ハザードマップ】
自然災害による被害の軽減や防災対策に使用する目的で，被災想定区域や避難場所・避難経路などの防災関係施設の位置などを表示した地図（国土地理院）。

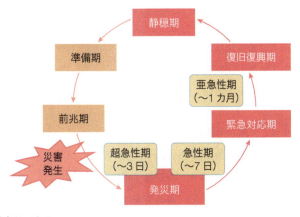

図 14.1　災害サイクル

（2）災害拠点病院

災害拠点病院は，1995（平成7）年の阪神・淡路大震災を契機に，1996（平成8）年厚生省発令「災害時における初期救急医療体制の充実強化を図るための医療機関」として定められた。機能として，「24時間いつでも災害に対する緊急対応ができる」「重症傷病者の受け入れ・搬送をヘリコプターなどを使用して行うことができる」「消防機関と連携した医療救護班の派遣体制がある」「ヘリコプターに同乗する医師を派遣できることに加え，これらをサポートする医療設備等を備えている」を有している。都道府県に基幹災害拠点病院が各1箇所，二次医療圏域に災害拠点病院が1箇所以上指定されている。

これにより，被災地域内で治療困難な重症者は災害拠点病院を経由または連携の下，すみやかに被災地外へ搬送し治療を受けることが可能になる。さらに，避難所への医療チーム派遣も自治体の保健部署とともに災害拠点病院や災害医療コーディネーターを中心に活動調整される場合が多い。

（3）避難行動要支援者と災害時要配慮者

2013（平成25）年に災害対策基本法が改正され，法第49条の十に「避難行動要支援者名簿の作成」が市町村に義務づけられた。地域内の要配慮者のうち，自ら避難することが困難な者で避難行動に支援を要するものを「避難行動要支援者」と定義している。必要に応じて，避難の個別支援計画策定までを想定している[1]。

災害時要配慮者とは，高齢者，障害者，乳幼児その他の特に配慮を要する者と定義され，避難行動に限らずに災害情報の入手から避難生活に配慮を必要とする者としている。たとえば医療依存度の高い在宅療養者（在宅酸素療法，人工呼吸器装着，気道吸引を必要とする，人工透析，インスリン注射，がん治療中等），難病患者，身体・知的・精神・発達障害児者，乳幼児，妊婦，外国人を想定している。

第2節 ● 自治体における発生準備

1. 災害に備えた保健活動の体制整備

自治体は，災害対策基本法により都道府県であれば都道府県防災計画，市町村であれば市町村地域防災計画の作成が義務づけられている。その内容を基に，各自治体の組織では災害発生時の体制を事前に決めて，発生時にすみやかに行動できるようにしている*。

大規模災害が発生した場合の体制として，図14.2をみると，被災地市町村と被災地域を担当する保健所を中心に関係機関の関わり方が示されている。

市町村内部の体制を図14.3に示す。保健衛生部門の保健師には，①災害医療体制，②避難所保健対策，③防疫活動，④災害時要配慮者支援が求められている（図14.3，表14.1）。

*DHEAT：災害時健康危機管理支援チーム（Disaster Health Emergency Assistance Team）の略。専門的な研修・訓練を受けた都道府県，保健所設置市および特別区の公衆衛生医師，保健師等によって組織される。

DPAT：災害派遣精神医療チーム（Disaster Psychiatric Assistance Team）の略。自然災害や大規模事故後の被災者および支援者に対して精神科医療および精神保健活動の支援を行うための専門的な精神医療チーム。

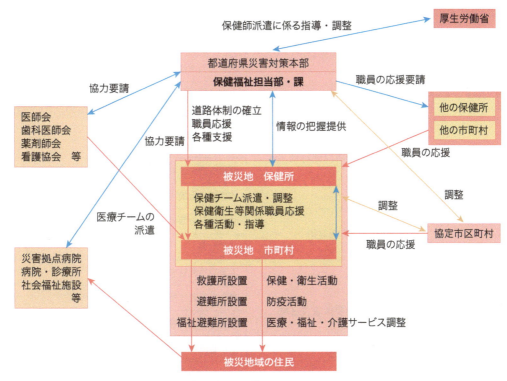

図 14.2　被災地都道府県の保健活動，保健師の応援体制 [2]

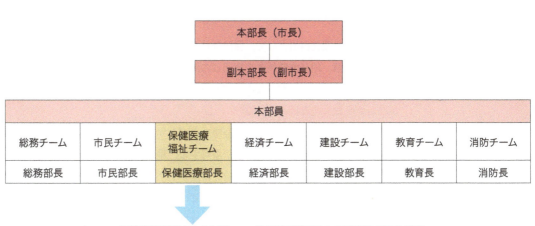

図 14.3　市町村災害対策本部組織と保健活動の例 [6]

表14.1　災害に備えた保健活動の準備例

災害医療対策	災害時医療体制の確認
	救護所設置場所の確認
	医薬品の準備
	外部応援組織のリスト作成
避難所保健対策	避難所の生活環境の確認
	避難所内の生活用品の確認
	避難所内の区域・部屋割想定
	救護室や救護用品の設定
防疫対策	防疫用品の準備
	住宅地図
災害時要援護者対策	災害時要配慮者の把握
	避難行動要支援者名簿の作成
	避難行動要支援者の個別計画作成
	福祉避難所の設定

＊主な内容を記載した。保健師が主導して行う場合もあるが，他部署・他職種・住民と共同して行う場合が多い。

2. 地域における発生準備

　地区担当または業務担当として，保健師が行う地域での発生準備は災害時要配慮者の支援体制の整備，地域内関係者や機関との関係づくり・連携，地域住民に対する災害備えの準備教育，の3つが主な内容である。

（1）災害時要配慮者の支援体制の整備

　担当地域内のどの地域にどのような配慮を必要とする災害時要配慮者が住んでいるかを把握する必要がある。障害者手帳や療育手帳，精神保健手帳を有している人，介護保険申請者，難病の患者に対する医療等に関する法律により医療費助成を受けている人，小児慢性特定疾病の医療費助成を受けている子ども，独居・高齢者のみ世帯で把握されている人などが対象になる。これらは担当している部署が異なることが多いので，連携して共有していく体制をつくっていく。以前は個人情報保護法により制限があったが，2016（平成28）年の災害対策基本法の改正により内部利用が可能となっている（法第49条十一）。

　災害発生時の避難支援は自主防災組織＊や民生委員等を想定し個別避難計画もこれらの支援者が作成する場合が多く，保健師は間接的に協力する場合が多い。しかし，作成するための準備として民生委員等に在宅療養者の特徴や疾患による違いを理解してもらう，要配慮者に自助を行う支援を行い，互助を促すなど住民に身近で地域活動

【自主防災組織】
　「自分たちの地域は自分たちで守る」ことを目的に地域住民が自主的に結成する組織。災害対策基本法第5条第2項に市町村がその充実に努めなければならないと規定されている。

を行う看護職者として要配慮者と地域住民をつなぐ役割がある。

（2）地域内関係者や機関との関係づくり，連携

地域での災害対策推進のために自主防災組織づくりが防災部署を中心に進められている。

町内会組織と同一の場合もあるが，別の場合もある。担当地域内の自主防災組織の活動状況を把握してメンバーと顔見知りになることで，要配慮者への支援や災害発生時の連携がすみやかになるので日頃の保健活動で関係をつくっていく。

地区内の医療機関の医師や看護職，社会福祉施設の相談員，学校の養護教諭，交番の警察官等と日常の保健活動の中で連携できる関係をつくる。

（3）地域住民に対する災害備えの準備教育

内閣府の調査結果の「災害に備えることは重要だと思うが，災害への備えはほとんど取り組んでいない（51%）」より，必要と思っても半数は備えをしていない状況がわかる[3]。在宅療養者も同様で，パーキンソン病患者を対象に治療薬の備蓄を調査した結果では52%しか備蓄をしていなかったという報告もある[4]。家庭訪問や地域での健康教育の際に継続的に働きかけていく。

3. 保健師として必要な基礎技術

保健師（新任期保健師を含む）として必要な災害対応の基礎技術は，けがの手当てを行う応急処置技術，避難所内や被災地域の環境が健康に悪影響を与えているかを判断し環境整備の必要性を判断できる能力，あるいは避難所設置・運営の知識であり，学習して身につけることが必要である。

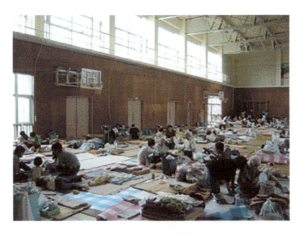

図14.4　避難所の様子　2007年7月中越沖地震（筆者撮影）

主に市町村保健師の活動を記述する。

1. 災害時に発生しやすい健康課題

災害前は健康で自立生活をしていた人や慢性疾患をもちながらセルフケアを行い日常生活に支障がなかった人でも，ケガをして傷病者になったり，被災のストレスや治療薬の中断などにより脳卒中を発症する等，健康への影響は甚大である。表14.2に災害種別により発生しやすい健康課題をまとめた。

表14.2 災害急性期〜亜急性期に起こりやすい主な健康課題

		健康課題
災害種類別	地震	切り傷，火傷，骨折，打撲，クラッシュ症候群
	水害	低体温症，呼吸器系疾患，皮膚疾患，食中毒
	共通するもの	エコノミークラス症候群，感染症，ストレス関連障害（不眠，食欲不振，PTSD），生活習慣病や精神疾患などの慢性疾患の悪化，過労
年代別 ＊災害種類別記載以外	こども	赤ちゃん返り，夜泣き，おむつかぶれ等の皮膚疾患，不安
	高齢者	脱水症，便秘，認知症状の出現，介護度の上昇

災害急性期に起こりやすい健康課題として，地震や水害等の直接的な被害による切り傷，打撲やクラッシュ症候群，心的トラウマと，避難生活に伴う間接的な健康被害であるエコノミークラス症候群，ライフライン途絶による日常生活の激変，避難所等の不便な集団生活による社会環境ストレス症状，慢性疾患の悪化やそれに伴う脳卒中や循環器疾患の発症などがある。

災害により生じる心の反応は災害急性期に誰にでも起こりやすく，身体症状としても出現する。

被災者に生じるストレス反応・障害[5]

被災者のストレス反応の原因
① 心的トラウマ
・災害の体感によるもの：地震の揺れ，爆発音，炎，熱風，水温等
・災害の目撃によるもの：建物の倒壊，火災，爆発，津波，遺体・受傷の目撃
・災害による被害によるもの：負傷，近親者や友人の死傷，自宅や財産の被害・喪失等
② 社会環境ストレス
・避難所や転居による不慣れな生活
・それまでの日常生活の破たん

- ・新たな対人関係への負担
- ・思い通りに情報が取得できないこと
- ・被災者として注目されること

初期のストレス反応
① 心理・感情面のストレス反応：感情のマヒ，睡眠障害，恐怖の揺り戻し，不安，イライラ・怒り・落ち込み，生き残ったことへの罪悪感等
② 思考面のストレス反応：集中困難，思考力のマヒ，混乱，無気力，短期の記憶喪失，判断力や決断力の低下
③ 行動面のストレス反応：怒りの爆発，けんか，過激な行動，家族間のトラブル，ひきこもり，閉じこもり，社会からの孤立，飲酒や喫煙の増加，拒食・過食，赤ちゃんかえり等
④ 身体面のストレス反応：頭痛，筋肉痛，高血圧，心臓病，胃腸疾患，免疫機能の低下による疾患等

2. 保健活動の進め方

　保健師の活動方法の基本は，「地域診断を行い，活動計画を立て，実践を行い，評価し，計画を修正して実行するという PDCA サイクルで行うこと」「予防活動を重視して1次予防・2次予防・3次予防の視点で活動を行うこと」「保健活動方法を組み合わせて行うこと」「住民と協働して地域づくりを行うこと」の4つである。保健活動方法は健康診断・健康相談・健康教育・家庭訪問・地域組織活動の5つが主であるが，災害時も同様である（図14.5）。

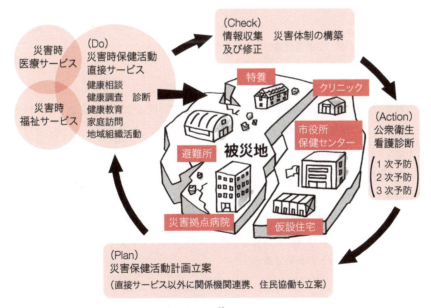

図 14.5　PDCA サイクルによる災害保健活動 [7]
　　　　（大規模災害における保健師活動マニュアル p.43 図 9 を基に筆者一部改変）

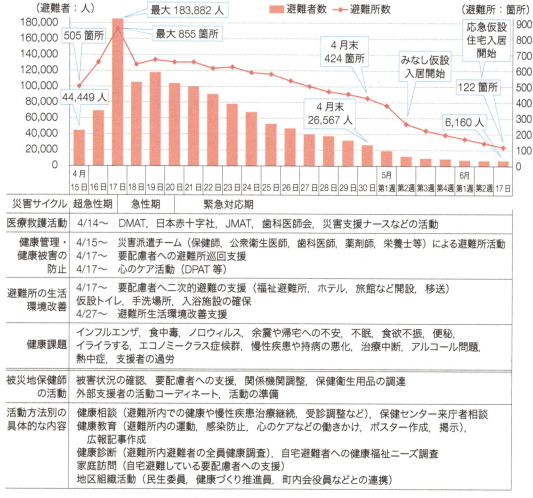

（避難者：人）　■ 避難者数　◆ 避難所数　（避難所：箇所）

最大 183,882 人
最大 855 箇所
505 箇所
44,449 人
4月末 424 箇所
みなし仮設入居開始
応急仮設住宅入居開始
122 箇所
4月末 26,567 人
6,160 人

（横軸）4月 15日 16日 17日 18日 19日 20日 21日 22日 23日 24日 25日 26日 27日 28日 29日 30日　5月 第1週 第2週 第3週 第4週　6月 第1週 第2週 17日

災害サイクル	超急性期	急性期	緊急対応期
医療救護活動	4/14〜	DMAT，日本赤十字社，JMAT，歯科医師会，災害支援ナースなどの活動	
健康管理・健康被害の防止	4/15〜 4/17〜 4/17〜	災害派遣チーム（保健師，公衆衛生医師，歯科医師，薬剤師，栄養士等）による避難所活動　要配慮者への避難所巡回支援　心のケア活動（DPAT 等）	
避難所の生活環境改善	4/17〜 4/27〜	要配慮者へ二次的避難の支援（福祉避難所，ホテル，旅館など開設，移送）　仮設トイレ，手洗場所，入浴施設の確保　避難所生活環境改善支援	
健康課題		インフルエンザ，食中毒，ノロウィルス，余震や帰宅への不安，不眠，食欲不振，便秘，イライラする，エコノミークラス症候群，慢性疾患や持病の悪化，治療中断，アルコール問題，熱中症，支援者の過労	
被災地保健師の活動		被害状況の確認，要配慮者への支援，関係機関調整，保健衛生用品の調達　外部支援者の活動コーディネート，活動の準備	
活動方法別の具体的な内容		健康相談（避難所内での健康や慢性疾患治療継続，受診調整など），保健センター来庁者相談　健康教育（避難所内の運動，感染防止，心のケアなどの働きかけ，ポスター作成，掲示），広報記事作成　健康診断（避難所内避難者の全員健康調査），自宅避難者への健康福祉ニーズ調査　家庭訪問（自宅避難している要配慮者への支援）　地区組織活動（民生委員，健康づくり推進員，町内会役員などとの連携）	

図 14.6　熊本地震の避難所と支援の状況[7]
平成 28 年 熊本地震復旧・復興本部会議資料
　〃　　　〃　　における活動報告　公社　日本看護協会
　〃　　　〃　　災害支援保健師活動　千葉県　より作成

　災害サイクルからみた保健活動例を図 14.6 に示す。図は 2016（平成 28）年 4 月 14 日 21 時 26 分に発生した熊本地震である。M6.2，益城町で震度 7 で発生した。4 月 16 日 1 時 25 分にはさらに M7.0，震度 7 の本震が発生したために被害が拡大し，死者 204 人（直接死 50 人，関連死 149 人），負傷者 2,727 人，最大避難者数が 18 万人以上の大災害となった*。

　余震の大きさや回数，道路やライフラインの回復，外部支援者による支援の増加等で日々刻々と避難者数は変化し，健康課題も変化していくのでそれらに対応して活動を組み立てていくことが必要である。

＊データは警察庁 2016（平成 28）年 8 月 15 日発表

第4節 ● 復旧期・復興期の活動

1. 復旧期・復興期とは

　内閣府が策定した『復旧・復興ハンドブック』によると，復旧期は「被災した河川，道路などの公共土木施設や学校等の公共施設，ライフライン等を被災前と同じ機能が得られるまでの時期」で，避難所が解消されて仮設住宅が設置されている期間と定義されている。復興期は「復旧期が終わり，被災前の状況と比較して『安全性の向上』や『生活環境の向上』『産業の高度化や地域振興』が図られる等の質的な向上を目指す時期であり，被災者が避難生活を終わり，生活基盤が被災前と同程度に落ち着いた時期。具体的には仮設住宅入居者がゼロになった以降とする」と定義されている[8]。

2. 復旧期の活動

（1）応急仮設住宅で暮らす人々の生活と健康

　応急仮設住宅は災害救助法に基づき，原則2年無償で貸与される。東日本大震災では，木造も建築されたがプレハブタイプが多い。

　被災地区外に建設・設置されることが多く，住み慣れた地区と離れるために従前の生活環境や人間関係とは異なり，応急仮設住宅地区での新しい生活や人間関係をつくる必要が生じるが，それも復旧が進むとともに変化をしていく。

　復旧期は人口移動が起こる。それは，自宅が全壊したことによる復興住宅入居希望者で，復興住宅ができるまで応急仮設住宅に入居している人，全壊した自宅を新築するまでの期間を入居している人，自宅が半壊で修理期間中だけ入居している人等さまざまである。最初は満室だった応急仮設住宅も，入居後1年程度経過すると空室が目立つようになる。「仲良くなった隣人が，自宅を再建して引っ越していくが自分は再建の目途が立たずに取り残されていく，この気持ちを話せる人は近所にはいない」と語った人がいた。

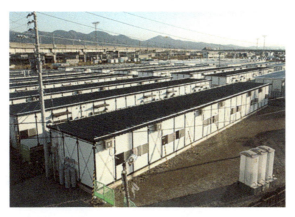

図14.7　新潟県中越地震の応急仮設住宅（2006年筆者撮影）

また，災害前は多世代家族で暮らしていたが，仮設住宅では高齢者夫婦と若手家族に分離してしまい寂しい気持ちでいる人，家族を災害で亡くした人，災害前から人間関係をつくることが苦手で孤立した暮らしをしていた人等さまざまである。

　阪神・淡路大震災では応急仮設住宅での孤立死が注目され，以後の災害では孤立死を防ぐ活動が重要視されている。

応急仮設住宅入居後の生活の変化

成人の例
- 通勤ルートが変わり通勤時間が増える。そのため，起床時間が早まり朝食を食べる時間がなくなる。帰宅時刻も遅くなり，睡眠時間が減る。
- 働く主婦であれば，子どもの通学時間が早まり朝食準備や自分の出勤時間が早まり，生活時間のゆとりを失う。
- 災害により企業倒産が発生し失業したり，災害復旧業務で多忙を極めるなど就業環境も変わる。
- 応急仮設住宅は狭く，プライバシーを保ちにくい。隣家と壁を共有しているので，隣家の会話や物音が聞こえる。
- 住宅再建の資金や再建場所をどこにするかなど，経済問題で家族間不和が生じる。

子どもの例
- 通学ルートが変わり，通学時間が変わる。そのため，放課後の過ごし方や遊び相手，遊ぶ場所も変わる。
- 親が生活再建で多忙な様子を見ているため，甘えたい気持ちを我慢する。
- 親の経済状況が変わり進学や将来の夢を描きにくくなるが，親に言えずに我慢する。

高齢者の例
- 災害前は畑仕事や庭作りをしていたが応急仮設住宅地区には畑・庭がなく，日中することがなくなる。
- 応急仮設住宅地区から徒歩圏内に友人がいないと，人との交流機会が減少する。
- 狭い応急仮設住宅では身体活動量が少なくても，家事や日常生活が成立する。

　このような生活の変化や家族・財産を失った喪失感，生活再建や将来への不安から心身は影響を受け，高血圧，脳梗塞の発症，糖尿病，胃腸疾患等の生活習慣病の悪化や不眠，うつ症状，アルコール関連疾患，自殺，認知症，ひきこもりや閉じこもり，生活不活発病などが増加する。

（2）従前地域で暮らす人々の生活と健康

　自宅の被害が軽微なために自宅生活が可能な住民は，地域に残ることになる。応急仮設住宅へ転居した住民が多い地域は，地域内での役割負担の増加や人間関係の変化が生じる。災害による企業倒産等によって就労環境が変化したり自宅の修理等で経済的な問題も生じて，心身ともに疲労することが多い。

　健康課題は応急仮設住宅地区と同様である。

（3）保健活動

　家庭訪問，健康相談，健康教育，健康診断，地域組織活動を支援関係者や住民と協働して，組み合わせて行う。

① 家庭訪問

　応急仮設住宅入居者に対して全戸訪問調査を行う場合が多い。調査は健康状態だけではなく，生活状況や心配ごとなど多岐にわたり，聞き取りで行う。その中から，ハイリスク者を把握して個別支援につなげていく。ハイリスクは，持病の治療中断者など健康状態が悪い，不眠や食欲不振，外出の頻度が少ない，相談相手がいない，心配ごとが多いなどを考慮して決定する。最初はハイリスクではなかった住民も，時間の経過とともに心身状態は変化する（ハサミ状格差*）ので，6ヶ月に1回行うなど定期的に行う場合もある。家庭訪問調査は，保健師や支援者が住民と顔見知りになり信頼関係を築く始まりであり，生活状況も把握できる機会となる。災害によって無職になった独居の成人男性に家庭訪問調査をしたところ，室内に日本酒の空き瓶が5本転がっていた，という場面に遭遇した保健師もいる。

② 健康相談・健康教育

　応急仮設住宅地域内の集会所を利用して行う場合が多い。参加しやすくするために，健康相談だけではなく料理教室，体操教室，ストレス解消教室等の健康教育や茶話会と組み合わせて行う場合が多い。家庭訪問調査でハイリスクであると把握した住民に家庭訪問を行って健康相談会に誘い，他者との交流機会を図るなど，家庭訪問と健康相談・健康教育の活動をつなげて支援を行う。

③ 健康診断

　乳幼児健康診査や特定健康診査の機会にその健康診断の目的以外に，被災による心身影響や健康状態を問診項目に追加するなど健康状態を世帯単位で把握する。集計すると地区診断のデータとなり，ハイリスク者が対象者の中にどの程度いるか，どのような課題があるのか活動計画作成の根拠となる。ハイリスク者には健康相談や健康教育，家庭訪問の支援を行う。

　災害後の特別な健康診断として，東日本大震災後に福島県民を対象とした「県民健康調査」が行われている。東日本大震災発生時の行動記録から被ばく線量を推計し，健康状態を把握するために健康診査や甲状腺検査（18歳以下の全県民）を定期的に行っている。

④ 地域での組織的取り組み

　健康教室の運営を住民ボランティアや健康づくり推進員，民生委員らと協働して行い，住民が主体的に災害後の健康づくり，人間関係づくり，地域づくりに取り組めるように支援する。

【ハサミ状格差】
被災のダメージから回復できる人とできない人の差が，時間の経過とともにハサミが開くように広がっていくこと。

　宮城県内のK地区は死者・行方不明者約250人，半数の建物が壊滅状態となった。応急仮設住宅は約100ヶ所に7千戸設置され，3年目の時点では1割が空き家で入居人数は1万4千人，1年後の復興住宅の完成を待っている状況である。

　成人の健康状態として，特定健診の受診率が低下し，メタボ該当者・高血圧者の増加，その結果60歳代の脳血管疾患発症が目立った。その背景として，自分の健康よりも生活再建を最優先する生活で定期受診や健康診断を受ける時間や気持ちのゆとりがない，応急仮設住宅での生活環境の変化があげられる。

　この課題に対して，閉じこもりがちな男性を対象に健康教室の定期開催と特定健診未受診者に家庭訪問を実施している。健康教室は心身の健康づくり，仲間づくりを目的に栄養士，訪問支援員等とともに茶話会，調理，体操を取り入れている。茶話会では，「最初は傷のなめ合いのような場所に行くのは嫌だと思っていた。しかし来てみて，皆の話を聞いているうちに自分も話をしたくなった」と話し，笑顔がでている。

3. 復興期の保健活動

　応急仮設住宅が解消された以降，いつまでを復興期とするかは現状では明確ではない。阪神・淡路大震災や新潟県中越地震ではおおむね10年を行政は区切りにしてきた[11]。

　復興期は，災害復興住宅や自力再建住宅に住まいを移して新しい生活，人間関係を再構築していく時期である。子どもや成人期の住民は，高齢者に比して新しい地域や人間関係になじみ，溶け込むことが比較的早い。災害保健活動は，災害復興住宅に住む高齢者の閉じこもり予防を中心に行いながら健康で安心して暮らせる地域づくりの視点で通常の保健活動へと移していく時期である。

　2004年の新潟県中越地震からの復興[9]は，「創造的復興」をビジョンに中山間過疎被災地域の暮らし再生と発展・持続可能な地域づくりを目標に行い，10年目の評価では成果が認められた。しかし，被災後に転居を余儀なくされ「山を降りた」被災者の復興感はどうか。筆者らが行った4ヶ所の復興公営住宅入居者への聞き取り調査で得た主な内容を紹介する。

　復興公営住宅内の交流，既存の町内会との交流では3ヶ所で祭りや月1回の清掃，防災訓練等を通して交流する機会をつくり，地域に溶け込んでいた。しかし，高齢者の非常に多い1ヶ所は外部支援者が開催するお茶会が唯一の機会で，交流は不活発であった。復興感については，被災前に住んでいた山間地にある田畑へ『通い農業』を行い，その地域住民との継続的な交流と復興公営住宅内での交流を同時に行っていたケースは，「農業を再開した時」に生活が落ち着いたと語った。しかし，「震災は死ぬまで終わらない」「今でもよその家に居る感じ」「未だに落ち着いた気はしない」と話す人もあった。復興感は個人差が大きいことと，「山を地震のためにやむを得ず降り」て復興公営住宅へ転居した人は，被災後も同じ地域に住んでいる人と比較して復興感は低いことが推察された。

この章のまとめ

- 担当地域に発生しやすい災害を把握して，災害への備えをしていく。

- 積極的に保健活動で地域へ出向き，地域内外の関係者や住民と顔見しりになる。地域を知ることで災害保健活動は効果的に行うことができる。

- 災害発生時は，外部支援を積極的に活用する。そのために災害対策の法律や制度を知っておく。

【引用文献】
1）内閣府（2013.8）：避難行動要支援者の避難行動支援に関する取組み指針
2）日本公衆衛生協会，全国保健師長会（2013）：大規模災害における保健師の活動マニュアル，24
3）内閣府（2016.5）：日常生活における防災に関する意識や活動についての調査
4）Yuko Uda et al.，How to promote a stockpiling of medication for disaster preparedness among Parkinson's disease patients receiving home care services, Niigata Journal of Health and Welfare, vol.15(1), 2015, 20-36
5）内閣府（2012.3）：被災者のこころのケア都道府県対応ガイドライン，55
6）日本公衆衛生協会，全国保健師長会（2013）：大規模災害における保健師の活動マニュアル，43
7）平成28年熊本地震復旧・復興本部会議資料の掲載について
　　https://www.pref.kumamoto.jp/kiji_16242.html
8）内閣府（2016）：復旧・復興ハンドブック
9）新潟県中越大震災復興検証報告書（2015）：新潟県中越大震災復興検証調査会
10）宇田優子（2015）：災害復興公営住宅入居者の「復興感」－新潟県中越地震10年目の入居者聞き取り調査から－，第17回日本災害看護学会

第15章

実践をより良くするための研究について

池田 智子（第1節）／金子 仁子（第2節）／大野 佳子（第3節）

この章で学ぶこと

➡ 実証主義的アプローチや構成主義的アプローチ，ならびに混合研究法の特徴を理解する。

➡ どのように問いを立て，データを収集し解釈をするのか，現場に役立つ研究の具体的進め方を理解する。

➡ 事業評価を研究とするために，どのような視点で計画・展開できるか考える。

[キーワード] リサーチ・クエスチョン，先行研究レビュー，仮説，メソッド（研究方法），メソドロジー（研究方法論），パラダイム，実証主義，量的研究，構成主義，質的研究，客観的現実，信頼性・妥当性，反復可能性，一般化可能性，行為的現実，グラウンデッド・セオリー，エスノ・メソドロジー，アクション・リサーチ，回復可能性，混合研究法，プラグマティズム，介入研究，疫学，保健統計学，健康指標，バランスシート，結果評価，影響評価，ランダム化比較試験（RCT），母集団，標本，倫理的配慮

第1節 ● いろいろな種類の研究の整理と統合

1. リサーチ・クエスチョンを立てる

　研究とは未解明な事象に対して「問い」を具体的な「**リサーチ・クエスチョン**」として立て，それに対して「研究仮説」を設定し，実施計画をつくり，適した研究方法を用いて計画どおりに実施して「答え（結果）」を得るいとなみである。まず，「問い」を立てるところは，多くの場合，現場で活動する中で感じた疑問や問題意識が元となるであろう。研究計画において「良質な問い」は最も重視される。おもしろそうで，他の誰も解明しておらず，他の人の役に立ち，現場をより良くでき，社会的意義の大きいものが「良質」といえる。

　「リサーチ・クエスチョン」は，「何を明らかにしたいのか」という「問い」についてできるだけ具体的にブレイクダウンし，明確にしたものである。たとえば「保健センターで開催する種々の教室に，なぜいつも同じ顔ぶれしか集まらないのだろう」との疑問を感じたとする。これはまだ「リサーチ・クエスチョン」とはいえない。この疑問を具体的にしていくと，

　①非参加者はどのくらいいるのだろうか

　②いつもの顔ぶれは相互に誘い合って参加しているのだろうか

　③アクセスの良し悪しが影響しているのだろうか

　④地域間格差があるのだろうか

⑤ 教室の内容が合わないのだろうか

などに細分化される。

この段階で，いくつか気をつけるべき点がある。1つは，どのような種類の研究方法を使うかである。上記①の場合には統計を用いた量的研究，②にはインタビューなどの質的研究，③には既存資料の分析や地区踏査，④はエスノグラフィ，⑤はアンケートによる量的研究とグループインタビュー等の質的研究の組み合わせ，などが使用できると考えられる。しかし，これらの研究方法にはそれぞれ利点と欠点があり，見えてくる世界が異なるので，研究者はこれらを充分に理解した上で，自らの考え方の本質を整理する必要もある。これについては次項にて詳述する。2つ目の注意点として，想定する期間内にデータ収集や観察が可能かどうか，つまり実施可能性がある。3つ目に，分析や観察を行う単位をどうするか，市内全体か，近隣市町村との比較まで含めるか，あるいは一部のモデル地区を対象とするか，などがある。

以上の点は研究の実施段階において必要になるので，この段階ですべてを決める必要はないが，「リサーチ・クエスチョン」の内容にも密接に関わるため，ある程度は最初の段階から考慮する必要がある。

2. 先行研究のレビューを行う

くれぐれも注意したいのは，「研究とは，疑問を見つけて，調査・分析してまとめ，最後に自分の感想を書く，ということではない」という点である。単なる勉強と「研究」を取り違えてはならない。前項冒頭に書いたとおり「研究」とは，「未解明な事象」に対して，データ等の根拠をそろえて「答え」を導くことである。そこでまずは，立てた「問い」に対してどのような先行研究があり，どこまで解明されているのかを，文献を充分に収集して熟知（レビュー）する。この過程を通して国内外の先行研究でも未だ明らかにされていない部分を，「リサーチ・クエスチョン」として立て直す必要がある。あるいは最初に立てた「問い」が漠然としたものである場合，先行研究のレビューを通して「リサーチ・クエスチョン」を探すということもある。いずれにしても先行研究の充分なレビューをしないうちに調査等に取りかかるなど，実施段階に移行してはならない。

先行研究のレビューを通して，以下のことが整理されていく。

① 解明したい事象について，これまでにどこまで解明され，どこが未解明なのか

② 解明したい事象について，どのような対象で研究が行われているか

③ 解明したい事象について，どのような測定・分析方法が用いられているか

④ 結果を導くにあたって考慮・制御すべき要因（交絡要因）は何か

したがって先行研究のレビューは，漠然とキーワードを入れて検索を行うのではなく，常に取り組もうとしている研究の全体像を念頭に置き，研究の質を高めるためのヒントが得られるものを，幅広く調べることが望ましい。

3. 仮説を設定する

「先行研究レビュー」で情勢判断と推論などをしながら「リサーチ・クエスチョン」を確定したら，いよいよ検証の段階に入るために「仮説」を設定する。あらゆる研究が必ずしも仮説検証型になっているわけではないが，まずは仮説の立てられそうなものに関しては「仮説を設定」してみることが，思考レベルの整理のために重要である。この仮説に基づいて，これをさまざまな角度から検討するための研究対象や分析方法を選び，具体的な検証計画作成に進んでいく。

「研究仮説」は，例として以下のように立てる。

① 非参加率は，交通の便，運動能力，家族の有無，知識などの要因を制御してもなお，女性よりも男性の方が高い

② 単独参加者より，誘い合って参加する人の方が継続率が高い

③ ソーシャル・キャピタルの醸成は，教室参加率を高める効果がある

仮説を設定することにより，用いる方法も決まってくる。しかしメソッド（研究方法）*にはそれぞれメソドロジー（研究方法論）*があり，解明できる部分とともに盲点もあることを忘れてはならない。そこで次項以降において，いろいろな種類の研究方法を整理して解説し，これらを混合して用いる研究方法についても紹介する。

4. 研究者の哲学的前提

そもそも種々の研究方法はそれぞれに哲学的前提をもち，見えてくる世界が異なる。直面している事象をどのように解明していけるのか，その考え方や態度等の本質を整理してみると，各研究方法の利点と弱点を理解しやすい。研究者はこれらを充分に理解した上で研究方法を選び出し，事象をどのように解釈したかというパラダイム*を明確にすることが重要である。

看護学や公衆衛生学を含む社会科学系研究の哲学的前提には，主に2つのモデルがある。1つは自然科学で構築されてきた Positivism（実証主義）であり，量的研究や実験研究などがこれに当たる。もう1つは哲学や文化人類学等の人文科学で構築されてきた Constructivism（構成主義）あるいは Interpretivism（解釈主義）であり，質的研究がこれに当たる。それぞれの哲学的前提は，存在論，認識論，方法論において異なる立場をとる（表 15.1）。それぞれの研究方法論について，以下に解説する。

5. 実証主義的アプローチ（量的研究など）

まず，我々が問題を解決したいと思うとき，その状況をよく考えてみると，2種類に分かれることに気づく。1つは，「何をつくりたいか（Product）」「何を明らかにしたいか（Outcome）」というような「何（What）＝アウトプット」がすでに公共的，客観的に定義され，関係者全員がよくわかっている状況（客観的現実）である。このプロセスを実行する者は，あらかじめ決められた「アウトプット」にいかに誤りなく忠実に近づけるのか（How），ということに最大の関心を払い，創意工夫をする（表 15.2）。こ

【メソッド（研究方法）】
目標を達成するためのある一定の方式，特定の手法。

【メソドロジー（研究方法論）】
目標を達成するための，事象の見方（哲学），コンセプト（概念），メソッド（方法），プロセス（手順）を含む一連のシステム。

【パラダイム】
特定の理論，原理，信条，前提をもって世界を切り取る枠組み。

表 15.1　実証主義と構成主義の哲学的前提（存在論，認識論，方法論，獲得される知識）と学問的評価基準の比較

	実証主義（量的研究など）	構成主義（質的研究など）
存在論	調査する側の視点と独立して，1つの「客観的リアリティ」が存在する。そのため研究者の使命は，その客観的リアリティを発見するところにある。	リアリティとは別に社会的に構成されるアクチュアリティが存在する。人にはそれぞれ異なる私的主観的アクチュアリティが存在する。研究者の使命はリアリティを発見するのではなく，社会的に構成された複数のアクチュアリティの意味を解釈するものである。
認識論	研究対象者と研究者は完全に独立した存在である。研究者の理論，仮説，これまでの知識が対象の観察に影響を与えると認めた上で，なるべくこれを避け，より「客観的」になろうとする態度を重視する。	研究対象者と研究者は互いに影響し合う関係にある。したがって，研究者は対象者に敬意をもって相互に学びあう相互関係を重視した中で，データを収集する。
方法論	実験，観察，調査による仮説／検証型を基本とし，「客観性」を重視した厳格なデータ収集と分析をする。社会科学では量的研究法が一般的であり，中でも無作為割付比較試験（RCT）が最も厳密である。	面接，観察，文書分析などを基本的調査方法とし，以下の特徴をもつ。①複数のデータ源から情報を時間をかけて収集し，②調査中に尋ねる質問が時間と共に変化することを許容し（プロセス重視），③対象者の文脈に関する情報を詳細に報告し（対象者と取り巻く環境を包括的に把握），④対象者の視点から，ある事柄を説明・理解することを目的とする。
獲得される知識	公共的客観的な真実（科学的知）である。	それぞれの人がもつ個別的私的主観がその個別化の隔たりを越えて「個別化されない私的間主観性」にたどり着く合意（経験的知）である。
学問的評価基準	誤差が少なく的がずれていないか（信頼性・妥当性），いつどこで誰がやっても同じ結果が得られるか（反復可能性），汎用性が高いか（一般化可能性）である。	その方法論を用いることで研究の経緯を再現できるかどうか（回復可能性）である。

（抱井（2015，p.46）[1] をもとに筆者が作成）

れを「実証主義的アプローチ」といい，ハードシステム・アプローチ，科学実証研究などとも呼ばれ，量的研究や実験研究がこれに含まれる。

　たとえば鉄（Product）をつくりたいときには，鉄鉱石，石灰石，石炭といった材料（Material）を投入し，熱風で溶解した後に銑鉄を取り出す（How）という一連の「インプット」の手順を正確に行えば，着実に鉄という「アウトプット」が得られるであろう。これと同じように，高血圧発症への職業性ストレスの影響が知りたいのであれば，「アウトプット」に高血圧発症率（Outcome）を設定し，職業性ストレス要因（Variable）を説明変数に投入し，そしてランダム化比較研究やコホート研究あるいはケースコントロール研究（How）を進める，という一連の「インプット」作業を的確に行うことで解明に至る。

　このような研究の場合，目標（What）に対していかに効率よく効果的に手段（How）をデザインするかという方法論が重要になる。その具体的方法としては，「実験」「観

表 15.2　実証主義的アプローチ（ハードシステム・アプローチ）の概念

インプット	アウトプット
材料（Material） 例：鉄鉱石，石灰石，石炭	Product 例：鉄
要因（Variable） 例：職業性ストレス要因	Outcome 例：高血圧発症率
方法（How） 例：銑鉄を取り出す装置（高炉） 例：実験，観察，調査（仮説／検証型）	What 合理性・論理性に基づく唯一解（科学的知）

察」「調査」による仮説／検証型のいわゆる従来の科学実証研究が適している。このような研究で得られるのは公共的・客観的な唯一無二の真実（科学的知）であり，それが正確かどうかは，誤差が少なく的がずれていないか（**信頼性・妥当性**），いつどこで誰がやっても同じ結果が得られるか（**反復可能性**），汎用性が高いか（**一般化可能性**）という評価基準によって判断される（表 15.1）。

6. 構成主義的アプローチ（質的研究など）

　では日常の事象に目を移し，前述の実証主義的アプローチで解決可能かどうか考えてみよう。たとえば「新入社員が一人前の社員になるにはどのような支援が必要か」という問題はどうだろう。「アウトプット」は「一人前の社員」である。この「一人前の社員」とは具体的にどういう社員か。これを客観的に決めることは難しいのではないだろうか。「技能を身に着けた者が一人前だ」という人もいれば「取引先との交渉が上手くできなければ一人前とはいえない」「いや，社内のコミュニケーションが円滑にとれることが必要だ」「自分なりのペースでこなせれば一人前だ」など，人によって微妙にイメージが異なる。このように我々が生身の人間として関わる日常の現実世界というのは，「アウトプット」の「What」自体があいまいであり，前項に述べた鉄製造のように一義的かつ明瞭に定義されていることの方が少ないのではないだろうか。それでは，このようなあいまいな目標に対して対策を考案しなければならない多くの日常場面において，我々はどのように取り組んでいるのだろうか。前述の例では，社員が話し合い，「これがこのくらいできたら一人前と見なそう」と取り決めているかもしれない。あるいは「さすがにこれができなければ一人前とは誰も思わないだろう」という暗黙の了解があるのかもしれない。いずれにしてもそれは「客観的現実」ではない。話し合いによる合意形成や，あるいは誰もが感じる共通認識というような「**行為的現実**」というものである。

　この「アウトプットである What があいまい」ということについてもう少し考えてみよう。現実社会には「リアリティ（客観的現実）」と「アクチュアリティ（行為的現実）」の両面が必ず存在する。たとえば表 15.3 に示すように，壁と車との距離が 20cm であるというのが「客観的現実」なら，実際に車庫入れ中の人が感じるのは，壁にぶつかり

表15.3　リアリティとアクチュアリティ

リアリティ（客観的現実）	アクチュアリティ（行為的現実）
現実の認識的側面	現実の行為的側面
公共的・客観的	私的・実感的
例：駐車場の壁と車との cm で表せる距離 例：乾湿計の数字が示す数字	例：駐車場の壁と車がぶつかりそうな実感的距離 例：実感的気温や湿度

そうだという実感を伴った「行為的現実」である。実証主義的アプローチでは，この「アクチュアリティ」を排除することによって価値中立を主張してきたといえる。

　しかし世の中には，「正しいかどうか」という基準だけではなく「ふさわしいかどうか」という基準も必要な場面が多く，「客観的現実」の立場で問題を固定的に定義したためにそこに関わる人の見方・考え方（行為的現実）が見えなくなってしまっては困ることもある。逆に科学的根拠が明確でなくても，そこに関わっている人々の間で何か合意できるものがあれば十分機能することもある。このような場面を解決する研究方法が「グラウンデッド・セオリー*」「エスノ・メソドロジー*」「アクション・リサーチ*」などの質的研究であり「構成主義的アプローチ」であり，解釈主義的アプローチ，ソフトシステム・アプローチなどとも呼ばれる。

　研究方法は「行為による学習」と呼ばれ，研究者が役割をもって状況に関与し，とくに「アクション・リサーチ」では，対象者との協働により現実を変革するまでの役割をとる。ここで獲得される知識は，それぞれの人がもつ個別的私的主観がその個別化の隔たりを越えて「個別化されない私的間主観性」にたどり着くような合意，つまり腑に落ちるといった感覚である（経験的知）。

　たとえば，仕事中に倒れた人を複数の人が目撃したとする。ある人は「熱中症ではないだろうか」，別の人は「ケガではないか」，また別の人は「疲労ではないか」と思うかもしれない。これはすべて「個別的私的主観」であり，当然，人により異なる。しかし倒れた人を目撃して「何か嬉しい・楽しいことがあったに違いない」と思う人はまずいないであろう。すべての人が「とにかく急いで処置をしなければならない」そして「このような人への対応手順を社内で決めておこう」などという点では合意し，救急車を呼び，この人を病院へ運ぶことからはじまり，救急処置体制やマニュアル構築などが進められていくであろう。これが「個別化されない私的間主観性」にたどり着く合意，つまり腑に落ちるといった感覚（経験的知）である。しかもこの例における「救急処置マニュアル」は，現場を最もよく理解する当事者らが作成するのが最適であり，部外者の研究者が統計から得た「公共的客観的唯一無二の科学的知」に基づくマニュアルを提案しても的外れなものになってしまうかもしれない。そこで研究者は，このように現実を変革するための実践研究の場合には，まずは現場に対する理解を当事者らと共有し，その合意に基づく経験的知を創生する「アクション・リサーチ」などの研究方

【グラウンデッド・セオリー】
社会学者ストラウス（A. Strauss）とグレーザー（B. Glaser）により1990〜2000年代に確立され，アメリカの看護学で定着した質的研究の1つ。インタビューや観察などから得られたデータを分析し，理論構築を目指す方法。

【エスノ・メソドロジー】
社会学者ハロルド・ガーフィンケルの"The Perception of the Other: A study in Social Order"（1952年）に端を発する。やり取りの観察と分析（会話分析）を通して，生活する人々の日常的営為と常識的諸活動に注目し，暗黙の了解事項，自明性などの中に秩序を究明する研究方法。

【アクション・リサーチ】
ドイツの心理学者クルト・レビン（K. Lewin）が「集団力学」を基本に1940年頃から提唱した。産業，経営工学，社会心理学，教育学，看護学などすべての実践学問分野で広く活用されている。研究者と対象者による協働的実践に特徴があり，研究者は実践過程を分析し，次の実践へつなげていくところまでを射程としている。

法を選んで臨むことになる。

では，このような研究の学問的評価は可能であろうか。量的研究の学問的評価基準は前項で述べたとおり信頼性・妥当性，反復可能性，一般化可能性であるが，これに当たる質的研究の学問的評価基準は「リカバビリティ（回復可能性）」とされている。つまり，その方法論を用いることで研究の経緯を再現できるかどうかである（表 15.1）。

7. 混合研究法（Mixed Methods Research：MMR）

実証主義と構成主義の哲学的立場は，しばらく二項対立的なパラダイム論争を 1970 年代から 1990 年代を通して展開してきた。しかし 1990 年以降，第三のアプローチとして，実証主義と構成主義を 1 つの研究の中で組み合わせる「混合研究法（Mixed Methods Research：MMR）」が，独自の発展を遂げてきている[1]。これは「有用性」を何よりも重視するプラグマティズム（Pragmatism）を哲学的基盤とし，結果における有用性が認められる限り二者択一の選択を否定するというものである。二者の研究の組み合わせ方には，量的・質的の 2 つのタイプのデータの収集や分析の順序や方向性により，数種類のデザインが示されている。

たとえば，社会格差と健康水準を検討したい場合を考えてみよう。今のところ日本の多くの研究は量的研究によるオッズ比のみを用いており，学歴や収入等の社会経済的変数が広く質問紙に含まれるかどうかに依存している。しかしこれらの調査項目は，研究者と対象者の双方にとって抵抗感があり，無回答率も高いというジレンマが存在してきたと思われる。このような困難を解消し一般化可能性を高めるために社会疫学（量的研究）では，できるだけ大規模なデータを使用し，マクロな視点から客観的に分析することで研究の精度を高めてきた。

しかしその視点を 180 度転換し，ミクロな眼ではじめて見えてくる世界に注目したらどうだろうか。観察や面接により，情報を丁寧に探り出し，質的・帰納的に抽出するため，対象者の主観を含む盲点となりがちな要素を拾い上げることが可能となり，社会疫学の限界を補完することにチャレンジできるかもしれない。

2014（平成 26）年に MMR 初の専門学術雑誌が創刊され，2015（平成 27）年には日本混合研究法学会が発足に至る中で，実証主義と構成主義の各研究参加者の心的世界が明らかにされ，各立場から，両立可能性についての議論が高まった経緯がある[1]。しかし看護学や公衆衛生学などは，研究者が同時に実践者であることも多く，学問の哲学的矛盾よりもむしろ現場においては，両者の視点を組み合わせることの有用性を経験的に瞭然と受け入れ，重要視してきたのではないだろうか。元々あるそのような親和性の強みを活かし，研究を行う際には改めて両者の哲学的前提を充分に心得て，現場に役立つ実践研究を進めていくことができると思われる。

保健師活動は，対象者個人に近づいてさまざまな角度から観察する「虫の目」と，集団や組織を俯瞰的に見回す「鳥の目」の両方を同時にもち，「見る」「つなぐ」「動かす」ことを活動の基本としている。このような活動を研究対象にするには，人々が現象をどう識別しているか，その特殊性を内側から分析する"emic（イーミック）"な目と，

外部から客観的に観察し，特定の現象を超えた普遍性を明らかにする"etic（エティック）"な目の両方が必要と考えられる。

8. まとめ

研究とは何か。その本質と進め方を解説し，社会科学の基盤となっている実証主義的アプローチと構成主義的アプローチ，さらに近年開発された混合研究法のそれぞれの特徴を通して，パラダイムの違いについて説明した。公衆衛生看護学の研究者は，どのように問いを立て，どのようにデータを収集し，どのように解釈するのか，各研究方法から見えてくる世界を心得ながら，柔軟に組み合わせ，現場に役立つ研究をすることが重要である。

【引用文献】
1）抱井尚子（2015）：混合研究法入門，医学書院

第2節 ● アクション・リサーチ

保健師の活動のなかで，地域の課題解決を行う際に研究的に取り組み，そのことを整理し，他でも応用可能な実践知を研究者と協働してつくっていくことは，公衆衛生看護学の発展のために望ましいところである。そのための方法としてアクション・リサーチが有効であるので，ここで概略を述べる。

1. 歴史的経緯

グループダイナミックスなどを論じたレビン（K. Lewin）は 1946 年に"Action Research and Minority Ploblems"を著し，そこで初めて「アクション・リサーチ」という言葉を用いた。

峰岸[1] によれば，レビンのアクション・リサーチは，「人間についての捉え方を現実の空間の中でダイナミックに捉える方向とシフトさせ，集団力学の理論と研究を統合して，問題解決や行動変容を探求するために編み出した科学的アプローチ」であった。アクション・リサーチはその後あまり注目されなかったが，1970 年代後半から欧米の看護領域で論文が発表されるようになった。また，看護や医療の臨床の場の他にも，労働の場，教育の場，コミュニティの場で行われている。日本においては 1999（平成 11）年ころから看護に関するアクション・リサーチの実践報告がされるようになった。

2. アクション・リサーチとは何か

研究者による対象者への働きかけ（アクション）を伴った研究（リサーチ）であるが，単に対象者の変化を観察するということでなく，対象者も巻き込んで一緒に活動し，

新たな変化をもたらす点に重きをおいている。アクション・リサーチの定義はさまざまであるが，主なものとして以下の2つがある。

① ホロウェイ（I. Holloway）とウィーラー（S. Wheeler）の定義 [2]

「保健医療専門職にとってアクション・リサーチは実際のヘルスケアの現場の状況，過程や対処に対する小規模な介入と，そのプロセスがもたらす影響の評価や見直しを意味する」

② クーパー（A. M. Cooper）の定義 [3]

「実際のヘルスケア現場における問題を明確にし，可能な解決策を探るために行う協働的介入」

また，ポープ（C. Pope）とメイズ（N. Mays）[4] はアクション・リサーチの3つのポイントを述べている。

① 参加型の研究：研究者が現場に入り研究に参加する

② 民主的な活動：研究参加者と研究者は互いにパートナーとして同等である

③ 社会そのものに影響を与えて変化をもたらす

また，アクション・リサーチに取り組むきっかけについて，ポープとメイズ[4] は以下のようにまとめている。

「自分たちの業務を自らが研究してみようとはじめる場合，外部から研究者を招いて問題点やその解決策を検討するとともに，その成果について調べる場合がある」

アクション・リサーチは横断的な研究ではなく，時間をかけて行っていくものなので，保健師自らが業務改善のためにアクション・リサーチを行うことは，困難を伴うことが多い。アクション・リサーチを保健分野で行うのであれば，研究者でけでなく実践者も含め，さらにコミュニティの問題解決を行う場合は住民も一緒になって行う。

ストリンガー（E. T. Stringer）[5] は「コミュニティを基盤にしたアクション・リサーチは，すべてのステークホルダー*，すなわち研究する問題から影響を受けているすべての人々が，研究に従事する」と述べている。

コミュニティを対象としたアクション・リサーチについて佐藤ら[6] は「現場で実践者や対象者とともに研究することで，より有効な知を生み出すプロセスを含んでいる。そこで生み出された知は，実証主義的な科学知と現場の体験に根差した民衆知が融合した共同の知と言えるものであり，その共同の知は，それぞれの現場の知を取り込むがゆえに，きわめて多様な形で創造されていくことが示唆される」と述べている。

また，コミュニティにおける参加型のアクション・リサーチについて袖井[7] は「研究者と住民との協働を通して，地域住民が抱える問題を解決し，より望ましい状況を実現するために，何らかの介入を行う探索的プロセスを指す。ただし，この介入は何らかの権威や専門的知識を用いて上から押しつけるのではなく，あくまで住民による理解と合意に基づくものである」と述べ，さらにアクション・リサーチの目的について「コミュニティの変革を通して，住民の福祉やQOLを向上させ，住民自身のエンパワメントを図ることにあるが，課題解決に向けてのプロセスを通して研究者自身の意識改革とエンパワメントが測られる点にも注目すべき」と述べている。

* （企業の）利害関係者，初めは企業であったが行政やNPOなども含めて考える場合もある。

256

3. アクション・リサーチの原則

クーパー[3]はアクション・リサーチの原則について以下のようにまとめている。

・（保健医療専門職などの）実践者が生み出すもの
・現場志向である
・実践改善を意図している
・同僚やクライアントが共有した経験問題から始まる
・経験者が考える主要な前提を吟味し，それらの妥当性を精査する
・柔軟な試行錯誤のアプローチを採る
・最終的な答えがないことを受け入れる
・厳密な正当性の追求過程を生じたいかなる問題に対して明確な根拠を確立することを目的とする。

　アクション・リサーチは，研究者と実践者および住民などが一緒になって課題解決するための実践を含めた研究である。そのため，計画通りにはいかないこともあり，実施しながら振り返り，修正しながら進める。最終的には計画通りにいかなかったことも受け入れていくことが大切である。その中で研究者の役割は，課題解決のための役割（実践活動）では限定的である。実践者や住民の立場は，通常の実践研究では研究の対象であるが，アクション・リサーチでは研究の協働実施者（実践活動や研究においても）である。

4. アクション・リサーチのプロセス

（1）ヘルスケアの活かすアクション・リサーチのプロセスの段階

　クーパーはヘルスケアの活かすアクション・リサーチの流れとして以下の1～10を示している。この段階についての注意点をいくつか挙げておく。課題を発見し，パイロットスタディ*を行い，そこから具体的な実践活動に結びつける。

> ### アクションリサーチ・プロセスにおける段階[3]
>
> （1）研究をはじめようとする個人またはグループは，関連文献の初期レビューを参考にし，研究する問題を討議し明確化するために，関心ある人たちと話し合う。
> （2）パイロットスタディは，研究に関係する人々の立場や責務を明確にするために設定されることがある。
> （3）実施できそうな解決方法や介入方法を提案し，討議し，修正する。
> （4）倫理的問題を考慮し，当該機関や委員会に許可を求める。
> （5）記録は，データ収集の過程と収集された"根拠"双方を正確に記録できるように工夫する。
> （6）合意された原案に添って研究プロセスを計画，伝達，実行する。
> （7）関連文献を引用しながら，データを共同で分析し結果の評価を行う。
> （8）主要な結果について討議し，関連する人々（住民や専門家）やステークホルダーに，これらをわかりやすく伝達する報告書を書く。この段階で，政策の正式な変更がなされる場合がある。

【パイロットスタディ】
研究の早い段階で，研究計画が適切かどうかを確かめたり，修正の必要がないかを調べるために行う，小人数の対象者を対象とした研究。

　パイロットスタディは研究計画の弱点を見極めるのに役立ち，研究参加者であるステークホルダーの考え方や研究への気持ちを理解するのに役立つとしている。

　課題解決に向けた実践を行う前に，倫理的な手続きを行う。アクション・リサーチのリスクとベネフィットを知らせたうえ，参加の同意をえること，研究参加は自由意志であり，途中での研究参加の辞退も可能であることを知らせることが必要である。データの分析に際しては，個人情報保護について，研究者全員がルールを守ることが大切である。協働で分析を行う時の注意点は，それぞれの専門領域と専門技術を互いに尊重すること，互いの仕事の妥当性を確認することなどである。

（2）コミュニティでのアクション・リサーチのプロセス

　また，「高齢社会のアクション・リサーチ」の中でコミュニティにおけるアクション・リサーチのプロセスについて冷水，岡本[8]らは，図15.1に示したようなプロセスを示している。①特定コミュニティの解決を要する課題発見，②解決のための方策の計画と体制づくり，③計画に即した解決策の実行，④解決策実行の過程と結果の評価，がスパイラル（螺旋状）に循環する積み重ねと捉えられている。

　袖井[7]は，特定コミュニティで解決を要する課題の発見と分析において，課題発見のための検討は，参加する研究者，実践者，住民など誰が行ってもよいが，住民のニーズを的確に把握し，住民の生活改善に結びつく課題設定を行うことが必要であるとしている。

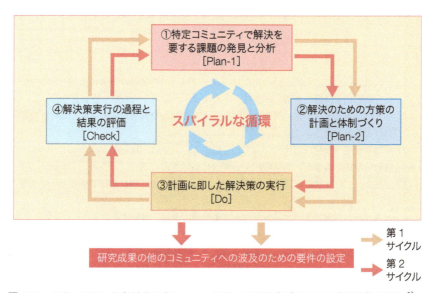

図15.1　コミュニティにおけるアクション・リサーチの研究プロセスと波及要件の設定[8]

研究体制を構築する際には，研究を推進していくコアな研究者集団をつくり，その人々が課題解決に向けた能力を持ち合わせ，意思疎通がとれていることが大切である。研究者はその中で，ステークホルダーとの信頼関係を築きつつ，この人々の声に耳を傾け，異なる意見を調整して研究をよりよい方向へ向けていくことが求められる。

課題解決策の検討から実行・評価について，芳賀[9]は，「課題解決策の検討に入る前に取り組もうとしている課題に焦点を当てて，そのコミュニティの実態を把握しておくことが望ましい。また，課題解決策・実行プログラムの検討にはワークショップが適している」と述べている。また，課題解決の実施に際しては，「定期的なステークホルダーとともに会議を実施し，振り返りを行いつつ，プロジェクト実施の修正を行って行く。これらの経過，プロジェクトや会議の内容および参加者の反応や，研究者の働きかけを記録として残していくことはプロセス評価に役立つ。課題解決策やその実行の決定に係わるのは住民なので，課題解決策の策定経過等について地域の人々に情報提供をしていくことを策定案作成やプロジェクト実施と同時に行って行くことが大切である」と述べている。

アクション・リサーチの評価については，芳賀は「トライアンギュレーション*による複眼的に現象をとらえ，視点の偏りを避ける検討が必要である」と強調している。内容としては，フィールドノートに研究者が観察したことの記録を残すことや，活動経過を詳細に記録し分析し，また，ステークホルダーへのインタビューや住民への質問紙調査を行う。この中からコミュニティが課題解決をどこまでできたか，住民の心身機能や行動の変化，ステークホルダー間の関係性の変化，行政施策への影響を多角的に分析することが大切である。

> ＊1つの研究において複数の異なるデータ収集法と分析を用いること。たとえば量的研究と質的研究の組み合わせがある。

5. アクション・リサーチへの取り組みを研究者として行うにあたって

これらからアクション・リサーチを行う研究者は，実践力を備え，また，ステークホルダーの意見を収集しまとめるためのコミュニケーション能力に優れ，ワークショップにおいてはファシリテイターの役割も果たせることが望ましい。また，プログラムの実践を行いながら研究の企画・実施・評価のプロセスを進めていくことが必要である。したがって，一人の研究者で行うのは難しく，何人かの研究者がそれぞれの長所を活かしながら協働して行うことが必要であろう。

先にも述べたようにアクション・リサーチの公衆衛生看護学においての必要性は高いが，それほど多くの実践がされているわけではない。とくにコミュニティをフィールドとしたアクション・リサーチについては非常に多くの要素が絡み合っているため，実際に行う時は，引用した文献などを精読して行うことが必要である。

【引用文献】
1）峰岸秀子，看護におけるアクションリサーチ総説，看護研究，34(6)，451
2）I. Holloway & S. Wheeler (1996): Qualitative Reserch for Nurses, Blackwell Science〈H. ウィーラー著，野口美和子監訳（2006）：ナースのための質的研究入門，医学書院〉
3）A. M. Cooper (2000): Action Reserch in Health Care, Blackwell Science〈アリソン モートン＝クーパー著，岡本玲子他訳（2005）：ヘルスケアに活かすアクションリサーチ，医学書院〉

4）C. Pope & N. Mays (1999): Qualitative Research in Health Care Second edition, BMJ Books
5）E. T. Stringer (2007): Action Research, Sage Publications〈目黒輝美他監訳（2012）：アクションリサーチ，フィリア〉
6）佐藤一子他（2004）：アクションリサーチと教育研究，東京大学大学院教育学研究科紀要，44，321-347
7）秋山弘子編，袖井孝子著（2015）：高齢社会のアクションリサーチ，第2章，東京大学出版会
8）秋山弘子編，冷水豊・岡本憲之著（2015）：高齢社会のアクションリサーチ，第1章，東京大学出版会
9）秋山弘子編，芳賀博著（2015）：高齢社会のアクションリサーチ，第3章，東京大学出版会

第3節 ● 事業評価研究

1. 事業評価研究の考え方

（1）事業評価研究の考え方の基本

　保健師による事業評価研究とは，事業について研究の手法を用いて科学的な評価を行うことである。事業評価研究の目的は，担当地域の人々の健康レベルの向上であり，生活の質向上である。保健師は，担当する個人・集団・地域への保健医療福祉に関する事業（以下，事業とする）について，Practice based Research（日常業務に基づく調査研究）を行い，Evidence based health care（根拠に基づく保健医療サービス）を展開することが，保健師活動の目的を達成するうえでも重要な業務管理の1つといえる。

　事業の評価を研究として取り組む方法は，次の3つに大別される。

① 事例研究[1]（個人，家族，個別単位ユニットの健康状態／関わりの評価）

② 地域診断／観察研究（地域の健康状態の評価）

③ 介入研究*（集団，地域への関わりの評価）

②，③については，疫学・保健統計学[2]の知識と技術が必要である。疫学は疾病予防の科学といえる学問であり，公共政策の開発・評価に重要な役割を果たす。また，集団における疾病の環境要因や遺伝要因，発生機序の解明に貢献し，地域集団の健康評価（地域診断）と政策（介入）効果の予測に貢献する。歴史的な事例として，ジョン・スノウ（J. Snow）によるコレラ患者発生と井戸水（コレラ菌），高木兼寛による脚気患者発生と食事（ビタミンB1）との因果関係の仮説と検証により，原因物質は不明でも，新たな患者発生を予防できたことが特筆される。疫学は，観察研究と介入研究に大別でき，曝露要因の操作の有無で区別される。地域診断の研究では，地区踏査やインタビューなどの質的研究以外では，観察研究がある。観察研究は，さらに記述疫学研究と分析疫学研究に分かれる（図15.2）。本節では，保健師活動のうちグループ支援や健康教育の評価研究（図15.2：赤色破線枠内の個人を特定する介入研究）に焦点を当てて，その方法，倫理的配慮について説明する。なお，介入研究については第8章を，観察研究については第3章を参照されたい。

（2）評価指標の考え方

　健康指標とは，ある人間集団の健康状態を評価する場合，疾病や死亡などの評価基準である。具体例として罹患率，有病率，死亡率，年齢調整死亡率，平均余命，健康寿命などがある。これらは健康結果（outcome）であり，帰結と表現されることもある。

【介入研究】
疾病との因果関係が推定された曝露要因を人為的に取り除いたり，付加したりなどして介入を行い，集団を前向きに観察し，疾病の増減などの変化を確認する方法である。とくに個人を特定する「ランダム化比較実験」は，曝露と帰結（outcome）の関係を明らかにする最も強力な研究方法である。

260

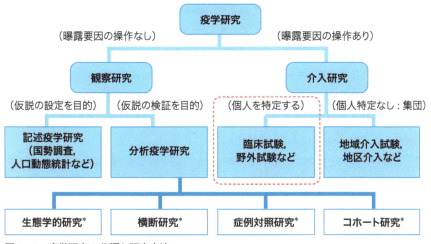

図 15.2　疫学研究の分類と研究方法

【生態学的研究】
分析対象を地域や国，自治体とし，異なる地域間での疾病と要因との関連をみる。

【横断研究】
ある集団の一時点での疾病の有無（有病率）と要因との関連をみる。

【症例対照研究】
オッズ比で相対危険度の推定が可能。疾病と危険因子との関連をみる。

【コホート研究】
相対危険度 RR：疾病発生と危険因子との因果関係をみる。

　また，評価は効果だけを見るのではなく，その効果を上げるためのコスト（費用や負担）を考慮する必要がある。経済的評価（第 13 章）は代表的な評価方法であり，ローズ（G. Rose）が，「あらゆる治療（介入）は，利益と同時に副作用（負担や不利益）をもたらすので，利益だけの指示では十分ではありません。利益（例：心筋梗塞発生者が 100 人減少など）と損失（例：1000 人 - 年にわたるアスピリンの服用，出血のエピソードが 731 人増加など）を描いた**バランスシート**が常に用意されるべきです。そして各項目について考慮すべき点を明確にし，質的な評価を下し，不確かなところがあれば，それを明記しなくてはなりません」[3]と述べているように，費用対効果のバランスシートを考慮する必要がある。

2. 事業評価研究の実際

（1）事業の目的と目標によって異なる評価指標

　どうしたら事業評価を研究として取り組めるであろうか。まず，計画段階で目的・目標と効果を確認するための評価指標を決定しておくことが肝要である。各事業の設定する目的と目標によって，評価指標は異なる。たとえば T 市の事例（p.110 ～ 113，p.221 ～ 223）の地域診断結果では，男性の塩分摂取量が 11.5g ／日と多く，男性の脳梗塞罹患率が高いという健康問題があるとすると，事業の目的は「男性の脳梗塞罹患率を減少する」と設定され，目標は「男性の 1 日の塩分摂取量を 1g 減らす」となるであろう。ヘルスプロモーションの評価では，この場合の目的は，健康レベルの向上を目指すための**結果評価**にあたり，目標は行動変容をめざすための**影響評価**にあたる。

（2）T 市の保健事業「運動教室」評価の実際

① T 市の健康問題と評価指標

　T 市の保健事業を研究として評価してみよう。メタボリックシンドロームなど生活習慣病と運動不足との関連は様々な調査研究で検証され，認められている。T 市では，糖尿病による透析患者の増加により国民健康保険の医療費が急増し財政を圧

迫していた。また，実施してきた特定健康診査の結果，全国・県と比較してとくに40 ～ 50歳代の血糖値（HbA1c）平均値5.8％と約半数は高値で，年々その割合は増加傾向にあった。そのため，担当保健師は20歳代からの健康づくりが必要と判断し，効果的な運動教室を展開したいと考えていた。この場合，事業の目的は，「糖尿病による腎透析者の増加率を20％抑える」，目標は「血糖値をコントロールできるように生活改善できる者を2年で1割増加する」や「運動習慣のある20 ～ 65歳の割合を3年で12％増加する」などである。

これらの目的と目標に対応する評価指標は，結果評価が「糖尿病による腎透析者の増加率」または「特定健康診査結果はHbA1cの5.8％以上の者の割合」，「運動習慣のある20 ～ 65歳の割合」である。影響評価が，血糖コントロールのための知識・態度・行動の変容である。前提要因では，例として「食事管理を続けるのは苦痛である」「運動をがんばっても，どうせ血糖は上がるから努力はムダだと思う」という血糖管理に対する意識や姿勢の程度をみる。知識や態度の程度を把握して評価する方法には，運動の効果について対象者が質問紙に「非常にそう思う」から「全くそう思わない」までの主観的判断を記入するリッカート尺度や，疼痛評価として10段階のペインスケールなどがある。主観的健康感や抑うつ尺度（例：CES-D，GDS）などの信頼性・妥当性が検討された既存の尺度は，他の調査研究結果との比較もできるという利点がある。

② 評価研究計画のポイント

T市の事例を用いて，評価研究計画を作ってみよう。疫学で分類すると個人が特定される介入研究であり，理想的には交絡因子*の影響を防ぐためのランダム化比較実験（RCT）*がある。事業評価研究について，理想的にはRCTの方法で行いたい（図15.3）。しかし，たとえ市町村の住民台帳を用いて母集団からランダムに抽出して標本（サンプル）となる対象者に個人通知をし，人件費と費用をかけて呼びかけたとしても，実際には，比較的健康意識の高い人が多く事業に参加するというように，対象者（標本）の偏り（選択バイアス）は生じてしまう。「国民，政策決定者，医療従事者は，皆同様に自分たちが何事にも不確かであるということをよく理解しなくてはなりません。行動を起こすのに，必ずしも100％確実であることは必要ではありません」[4]といわれているように完全な評価研究などない。まず，研究計画書を作りはじめることが重要である。

地域では，たとえば市町村の広報誌で地域全体に呼びかけて応募した住民を対象に事業を実施することが多い。これを研究として取り組むには，ⅰ）効果を比較する対照群を必ず設定すること，ⅱ）一時点ではなく，必ず事業前後で評価すること，ⅲ）評価指標は他の地域と比較できること，経年変化がみられること，簡便であること*の条件を満たす工夫が必要である。たとえば，実施前のみ，実施後のみの調査では因果関係を特定できる評価とはならない。また，対照群を設定しない介入の前後比較のみでも効果の評価は十分ではない。よって，地域における事業評価は完璧を目指すのではなく，最善策を見出すために計画段階で，バイアスや誤差，交絡

因子を回避・調整できる方法を工夫することが肝要である。

③ T市の現実的な事業評価研究

　T市の事例では，広報誌による募集をしたところ比較的健康意識の高い対象者が集まり，介入をする際に対象者を無作為に割り付けて，事業前後で血液検査，総合診断結果（特定健診内容：結果評価），行動変容段階（TTM），1日平均歩数（万歩計の持参：影響評価），社会参加の程度，自己効力感尺度の測定（影響評価）を測定し，介入群と対照群の2群間で比較した（図15.4）。介入前の介入群と対照群の群間の比較には，平均値・標準偏差や割合などについて記述統計を行い，統計解析による検定を用いて有意差を明らかにする。検定の目的は，抽出した標本の情報から仮説を立証できるかを確率的に検証することである。仮説には，帰無仮説と対立仮説がある。「仮説の検定」は確率の計算であり，"差がない（帰無仮説）"という仮定の

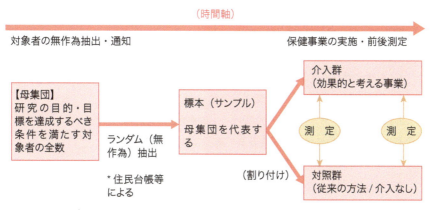

図15.3　事業評価研究（理想的な RCT の方法）の流れ

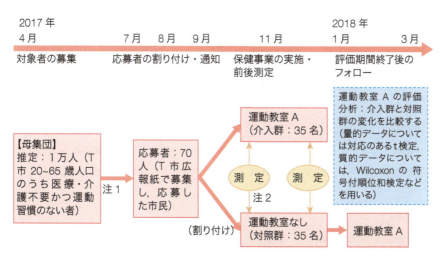

注 1：募集する時点で健康意識の高い集団に偏りは避けられない（選択バイアス）。性別・年齢などの属性により母集団との差異を確認する。

注 2：運動教室 A の目標・サブ目標が達成できたかどうか，評価できる指標を測定する。評価指標：血液検査，1日の平均歩数，TTM，自己効力感尺度など。

図15.4　T市における事業評価（介入）研究の流れ

もとで，その確率が十分に小さければ（5% 未満，1% 未満など），仮説が偶然とは考えにくいので，帰無仮説を棄却する。帰無仮説が棄却された場合，“差がある”と判断する。

3. 倫理的配慮

　人を対象とする研究をする際には，研究を実施する前に，必ず所属機関または実施機関や学会などの研究倫理審査委員会に研究計画書を提出し，検討され承認を受ける必要がある。保健師の行う事業は，人間個人または集団の健康問題を対象とするため，高い倫理意識が求められる。文部科学省および厚生労働省は，「人を対象とする医学系研究に関する倫理指針」を制定（2014（平成 26）年 12 月）し，「近年の研究の多様化に伴い，両指針の適用関係が不明確になってきたことや，研究をめぐる不正事案が発生したこと等を踏まえて見直しの検討を行い，（中略）両指針を統合」した[5]。

　日本疫学会による研究の倫理的配慮として，以下の 5 点が挙げられている[6]。

① 真理の追究を目的とした研究であること

② 対象者の人権を尊重した研究であること

　　ⅰ）可能な限りインフォームド・コンセント（説明と同意）をとること

　　ⅱ）個人情報の保護に万全を期すること

　　ⅲ）計画段階で第三者の評価を受ける（倫理審査委員会等）こと

③ 目的達成のために最適な研究方法であること

④ 社会規範に反しない研究であること

⑤ 常に社会に開かれた研究であること

　T 市の事業評価研究では，市の広報誌で受講者を募集する際に，研究計画の概要（目的と意義，個人が特定されないこと，予測される利益と不利益など）について掲載したうえで募集し，プログラム開始時にも口頭で受講者に説明を行い研究協力及び公表の同意を得た。また，対照群に対しての配慮では，研究期間には運動教室 A を実施しないが，終了後に必ず同じ事業を受けられるようフォローした（図 15.4）。

この章のまとめ

● 研究を行う時には，目的に合った方法（量的研究，質的研究，混合研究法）を行う。

● 課題解決するための実践研究はアクションリサーチを住民等と一緒になって行う。

● 事業評価研究では，状況的制限のある中でより客観性を高めるための方法を行う。

【引用文献】
1）R. K. Yin 著，近藤公彦訳（2008）：ケース・スタディの方法第 2 版，千倉書房
2）田中平三，秋葉澄伯総編集（2010）：はじめて学ぶやさしい疫学～疫学への招待　改訂第 2 版，日本疫学会
3）G. Rose 著，曽田研二，田中平三監訳（1998）：予防医学のストラテジー，医学書院，112-113
4）G. Rose 著，曽田研二，田中平三監訳（1998）：前掲書，116-119
5）文部科学省，厚生労働省（2014）：人を対象とする医学系研究に関する倫理指針
　　http://www.lifescience.mext.go.jp/files/pdf/n1443_01.pdf
6）田中平三，秋葉澄伯総編集（2010）：前掲書，112-114

第**2**部

地区活動の展開

　第1部では，保健師が行っている地区
活動を基本として記述してきた。第2部
では，この地区活動の実際を，都会と地
方都市を例に記述する。

　第1章・都会の事例では，地区活動と
して行う（この事例では全市を地区と捉
えている）地区診断から事業評価を行い，
事業評価を基に事業企画を行った例を紹
介する。

　第2章・地方の事例では，市町合併に
よりサービスに変化をきたした中，子ど
も健康づくり推進連絡会の方向性を住民
とともに検討し，事業展開した活動事例
を紹介する。

事例：都会

山本 久美子

保健師 1 年目。まず地区のニーズを知るために，特徴を捉えるとともに，保健師活動の中から市民の生活状況について情報収集した。母子保健担当のため，母子に関わる健康実態の背景にある生活から，健康に影響している要因を検討した。

情報収集1 ● どのような地域かを捉える

明確な基準で，他の地区と比較可能な健康状況を知るためのデータを収集する。

地区の概況

● 東京都下の多摩丘陵の東南端多摩川沿岸に位置する。緑も多く武蔵野の野趣も富んだ Y 市に住宅地を求める人々が増え，東京のベッドタウンとなっている。

● 面積　6.39 平方キロメートル

● 東西　2,940 メートル

● 南北　3,660 メートル

● 人口　7 万 9,480 人（平成 27 年 7 月）→ 8 万 1,670 人（平成 28 年 8 月）

● 世帯数　3 万 9,446 世帯

● 鉄道　小田急電鉄　小田原線 - K 駅，Y 駅，I 駅　新宿から 20 分。市北部からは T 市内にある京王線 S 駅，T 駅，A 駅，B 駅も利用可能。

● 産業構造

平成 21 年　総数 2,327 と多摩地域の中で少なく，全体的に少ない。やや多めの業種は農業林業 6（多摩地域統計 240），建設業 325（13,840），目立って少ないものは卸売業小売業 511（32,960），宿泊飲食サービス業 260（18,631）。

● 車保有台数

総数 2 万 6,595 台。そのうち乗用車 1 万 7,659 台。多摩地域において人口の割に所有者が多い。

● ベビーカーでの外出

公共施設のユニバーサル化　坂が少なくベビーカーを利用しやすい。歩道も整備されている場所が多い。

健康指標の分析から明らかになったこと

● 人口動態の分析

Y市は社会増加率がとくに高く，人口増は転入者によるものが多いといえる（図1）。

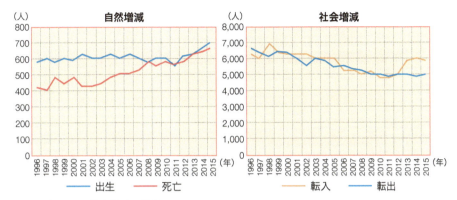

図1　Y市の自然増減と社会増減の推移

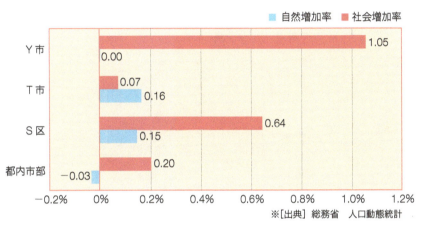

※[出典] 総務省　人口動態統計

図2　Y市の平成25年の人口動態

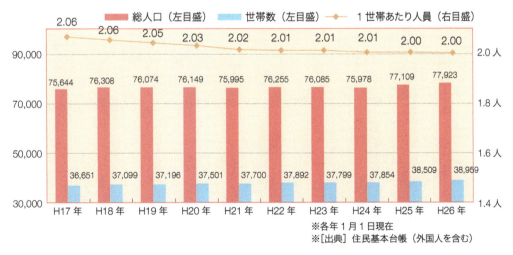

※各年1月1日現在
※[出典] 住民基本台帳（外国人を含む）

図3　Y市の人口・世帯数の推移

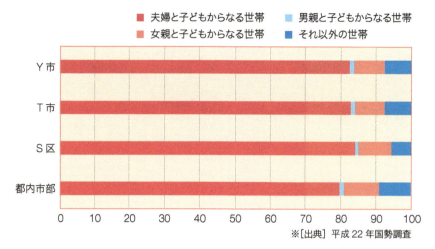

図 4　子どものいる世帯の割合

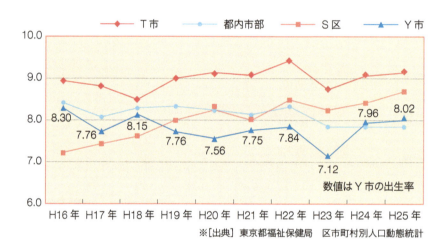

図 5　Y 市の出生率の推移

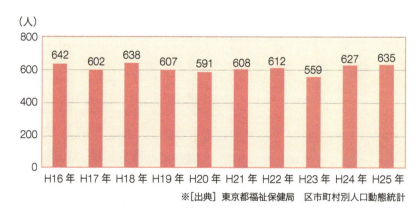

図 6　Y 市の出生数の推移　年間出生数は 600 人前後で推移している

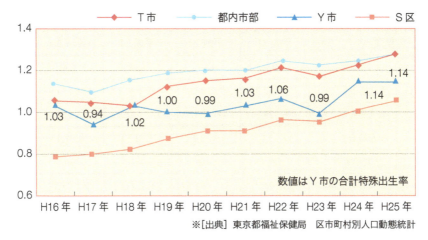

※[出典] 東京都福祉保健局　区市町村別人口動態統計

図7　Y市の合計特殊出生率の推移　平成23年以降，合計特殊出生率は増加している

表1　母親の年齢階級別，出産数の推移

年齢 ＼ 年・総数	平成21	平成22	平成23	平成24	平成25
	608	612	559	627	635
15 ～ 19	4	3	2	3	1
20 ～ 24	33	24	26	31	22
25 ～ 29	139	132	125	146	125
30 ～ 34	245	243	221	222	235
35 ～ 39	156	179	153	178	213
40 ～ 44	29	31	32	42	38
45 ～ 49	2	-	-	5	1

＊高齢出産は35～44歳が年々増加しているが（H.21：185人，H.25：251人），未熟児数は横ばい（H.21：7，H.25：8）（東京都は高齢出産の増加　未熟児数増加）
・乳児健診受診者率は92～95％（H.21～25）

● 国民年金の加入割合（世帯：36.12％　被保険者：28.38％）
● 生活保護世帯数：被保護者831世帯，保護率13.0％（多摩地域：17.9％）と比較的少ない。
● 母子保健において町内会の関わりは少ない。活動が盛んなのはY団地（高齢者が多い）
● 市民，とくに母親の情報源は個人で調べることが多い
●育児相談者の有無調査において，未就学児童家庭の「緊急時に協力してくれる人がいない」（n=556）
　　21％

社会資源
● 小児医療費助成は小学校就学前（通院）まで拡大
● 市立病院を中心に24時間体制の小児救急医療を実施
● 行政サービスへの要望：子連れでも出かけやすい場所を増やす57.4％

表2 3〜4ヶ月児・1歳6ヶ月児・3歳児健康診査の状況

年度		平成21	平成22	平成23	平成24	平成25
3〜4ヶ月児	対象者数	586	634	589	630	664
	受診者・率（%）	554 (92.8)	595 (93.8)	549 (93.2)	598 (94.9)	531 (95.0)
	有所見者数・率	156 (28.7)	200 (33.6)	122 (22.2)	116 (19.4)	128 (20.3)
	精密検査数・率	17 (3.1)	19 (3.2)	6 (1.1)	8 (1.3)	3 (4.9)
1歳6ヶ月児	対象者数	586	562	581	607	614
	受診者・率	555 (94.7)	531 (94.5)	545 (93.8)	561 (92.4)	579 (94.3)
	歯科健診					
	対象者数	586	562	581	607	614
	受診者・率	556 (94.9)	531 (94.5)	545 (93.8)	561 (92.4)	579 (94.3)
	むし歯無・率	547 (98.4)	527 (99.2)	538 (98.5)	549 (98.0)	571 (98.6)
	むし歯有・率	9 (1.6)	4 (0.8)	8 (1.5)	11 (2.0)	8 (1.4)
3歳児	対象者数	578	582	555	565	579
	受診者・率	520 (90.9)	541 (93.0)	510 (91.9)	527 (93.3)	528 (91.2)
	歯科健診					
	対象者数	578	582	555	565	579
	受診者・率	520 (90.9)	541 (93.0)	510 (91.9)	527 (93.3)	527 (91.2)
	むし歯無・率	457 (87.9)	473 (87.4)	451 (88.4)	473 (89.8)	475 (90.0)
	むし歯有・率	63 (12.1)	68 (12.6)	59 (11.6)	54 (10.2)	52 (9.8)

・乳児健診受診者率は92〜95%（平成21〜25年）

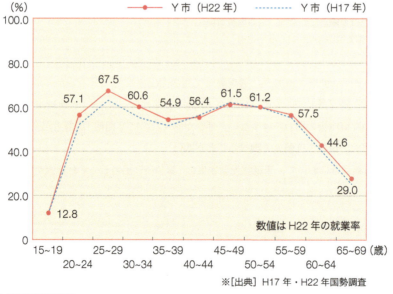

図8 女性の年齢別就業率

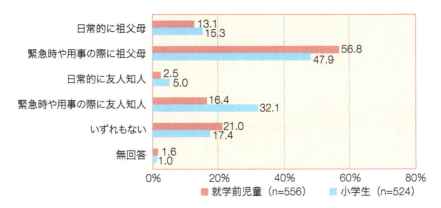

図9　日頃，子どもを預かってもらえる人の有無

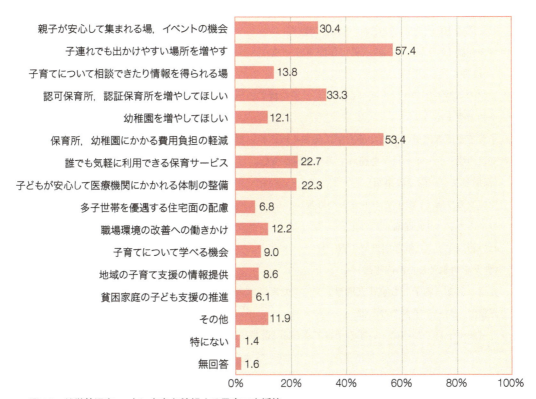

図10　就学前児童 – 市に充実を希望する子育て支援策

● 子育て支援事業の利用意向調査：利用したことあり 52.7%，今後利用したい 57.7%，知っている 84.7%

　＊その他，児童館や子ども家庭支援センター（以下，子家セン）を「今後利用したい」割合も多く，利用意向が高い

● 保育

　認可保育所（公立 4 ヶ所，私立 9 ヶ所，小規模保育所 3 ヶ所，家庭的保育事業 1）

　認定子ども園 1 ヶ所，認証保育所 5 ヶ所

● 育児支援ヘルパー派遣事業：出産前後，体調不良のため育児や家事が困難である家庭にヘルパーを

派遣（産後3ヶ月まで15日間）

- ●ファミリーサポートセンター：地域で援助を受けたい人と協力したい人が会員になり助け合う事業
  援助内容，①保育施設までの送迎，②子どもの預かり

保健サービス

　ママパパ学級：3日間コースで妊婦体操や赤ちゃんのお風呂の入れ方を学ぶ

　こんにちは赤ちゃん訪問：赤ちゃんが産まれた全員の家庭に助産師・保健師が訪問し相談に応じる

　離乳食教室：Step1～3で月齢にあった離乳食についての講座を行う

　親子で歯ッピーはみがき教室：保護者と子どもの歯科健診・ブラッシング・仕上げ磨きについて勉強（対象6ヶ月～1歳未満）1歳以上は歯科健診・予防処置

- ●訪問実施者内訳（保健師：訪問は問題あるケースを継続して訪問していることが多い）のうち保健師の訪問は10～15％が「産婦の問題」で訪問
- ●育児相談（月1回）の相談人員は年間400～500人，うち保健相談（110～170件）・母乳相談（40～90件）
- ●ママの気持ち相談（月1回：定員3名　子を育てる母親を対象とした，心理相談員への相談）毎回予約でうまる
- ●子育て支援専門員の配置：子育てに関する市のサービスのコンシェルジュ
- ●交流の場　1～4ヶ月児を連れて遊べる場が少ない

　〈保健センター内での事業〉

　ママンカフェ（1歳までの子をもつ母親）

　ひよこカフェ（乳健前までの母子）

　わいわいキッズ（就学前までの双子）

　〈乳児を対象とした市内施設〉

　児童センター内子ども家庭支援センター：たんぽぽ広場・ふれあいルーム

　児童センター：子育てひろば

　児童館：子育てひろば・いずみ子育てくらぶ（遊戯や体操）

表3　育児相談人数と相談内容の内訳の推移

年度	実施回数	相談実人員	相談種別（再掲）				延べ人員
			保健	母乳	栄養	歯科	
21	11	396	169	49	172	96	580
22	11	404	124	74	115	58	454
23	12	511	150	65	175	77	656
24	12	385	116	57	115	69	499
25	12	406	125	87	158	77	575
26	12	491	181	113	177	86	713

学童保育所の施設開放：B地区学童・K地区学童・M学童で火・水・金曜に開放

保育園の園庭開放：私立保育園6ヶ所で園庭開放　月1回ほど

Nたんぽぽひろば：N地域センターにて月2回（第1・第3火曜日）手遊び・リズム遊びを開催

公民館：いきいき子育てルーム（金曜午前中のみ開放）

〈その他〉ピアレッテ（キッズカフェ）

情報収集2 ● 活動の中から捉えた市民の健康に影響しそうな生活実態の把握

生活実態把握

● 保健師の担当地区の状況（生活実態の把握）

・地区内で感じること：駅周辺は抱っこ紐やベビーカーで1歳未満の子どもを連れた親子をたくさん見かける。公園で乳児を見かけることは少なく，歩行ができるようになった子から，未就園の子どもを連れた親子が多い。

・休日，子どもが1人の家庭は，Y・T市・S区で休日を過ごす人が多い。2人以上になると，デパートや大型複合施設に出かける人が多い。

● 聞き取り調査（第1子1～4ヶ月児の母親16名）：ひよこカフェ（2～4ヶ月の子をもつ母親への広場事業），こんにちは赤ちゃん訪問時

　　Q　父親不在の日に出かける場所は

・「予防接種」，「近所のスーパーに買い物」程度10名

・「1ヶ月健診のみ」1名　　　　「実家（近所）」1名

● 子ども家庭支援センター職員の話

・「お母さん達は行き場があまりないですね，子家センを知る人も少ないです。第2子になると来てくれるんですけど，出産まで働いていたお母さん達は児童館の存在すら知らないですよね」

・「『ママ友がほしい』っていってやってくるお母さんが多いです。お母さん達大変ですよね，子ども産んだら，お友達も作らないといけないし」

● ママパパ学級で得られた情報

・自己紹介の際，「引っ越してきたばかりで，市内のことがわからない」，「市内に友達がいないため欲しいと思ってきた」という母親の割合が高い。

・産休後の職場復帰を望んでいる母親が多く，「1歳は難しいから，0歳児からの入園を考えている」という母親の割合が高い。

　　→保健師達は期間限定のママ友を望んでいる印象がある

受け持ちケースの一例

（1）母親Aさん（32歳）：転入のため事前情報なし

関わりのきっかけ：

　平成27年11月の第2子乳児健診時に，「もういっぱいいっぱい」と泣き出す。うまく育児ができずイライラし，第一子を叩くことがあると言動あり。

表4 Aさんの初回訪問

子の月齢 （H27.11現在）	子の状況 （H27.11 月初回訪問）	母の育児状況 家事の状況	母の結婚前の 状況・家族状況	近隣関係 友人	サービス利用 利用意向
2歳2ヶ月 4ヶ月	・第1子：発育・発達に問題はないイヤイヤ期のためか，母親の言うことを聞かない。危険の判断がつかないため，一日中監視が必要 ・第2子：発育・発達問題なし。母乳はよく飲むが，人工乳は飲みたがらない。	・家の中は整頓されているが，キッチンは片付いていない。サークルなどで，児の安全は確保している ・人付き合いは苦手，今のところ気の合うママ友はいない ・夫にママ友との付き合いの大変さを話しても十分理解されず孤独を感じている ・父親は家にいるときは協力的だが泊まり勤務あり ・実母は仕事をしているため，時々しか協力を得られない	・専業主婦（第1子出産前まで会社員） ・父親は公務員 ・実家は都内	・（第2子妊娠中に転入）近隣に友達はいない。 ・建て売りの一戸建に住んでいるが，近所の交流はない ・独身の友人はいるが，近くにはいない	・ファミリーサポートはお金がかかるため利用しない ・一時保育は登録への労力を考えると面倒で利用していない

その後の関わり

H27.12.1　母親から入電　「（母が）風邪を引いた。何科に行ったらいいか」
　　　　　　　→電話での助言で対応

H27.12.21　母親から入電　「母親が風邪薬を飲むため，母乳をあげられず，ミルクしたが飲んでくれない。どうしたらいいか」
　　　　　　　→電話での助言で対応

H28.1　母親から入電　「乳腺炎になったかもしれない，夫は泊まり。どうしたらいいか」
　　　　　　　→電話での助言で対応

H28.3　母親から入電　「第1子が困らないように児童館に行ったが，サークルの役員を任命され戸惑っている」といい泣き出す
　　　　　　　→当日中に訪問

H28.4　3月の訪問時，継続して話を聞いてもらいたいと意向があり訪問

H28.7　6月末保健センター窓口に「担当の保健師さんいますか」と来られ，外出中と言うととくに用はないと言い帰ったと保健師に聞く。
　　　　　　　→後日電話連絡

（2）母親Bさん

関わりのきっかけ：

① 出生通知票（こんにちは赤ちゃん訪問の依頼はがき）に「産後半年実家にいる予定」と記入があり，気になり入電。父親の出張が多いため，半年間実家（神奈川）に滞在する予定と言われ，とても

気になる産婦と認識。

② 滞在中の市とは依頼状のやりとりができない。乳児健診はY市で行うが，予防接種は全額実費で受けると聞き，何か問題が生じているのではないかと思う。

③ 乳児健診時に面談。夫とけんかしたと流涙あり。夫の移動があったため，3月にY市に戻ることを確認。母子の様子に問題は認めない。

表5　Bさんの初回訪問

子の月齢 （H27.3現在）	子の状況	母の育児状況 家事の状況	母の結婚前の状況 夫および家族状況	近隣関係 友人	サービス利用 利用意向
5ヶ月	・発育・発達問題なし ・予防接種は少し遅れているが進んでいる	・赤ちゃんの周りはきれいで空気清浄機をつけているが，キッチン周りは片付いていない ・「夜眠れないし，母乳もでなくなってきた」「外に出たくても出られないから辛い」と言い泣き出す ・体重増加は順調であるが，今後を見越して人工乳を追加してみることを提案 ・その他，かかりつけ医の選び方や子どもの病気について質問あり	・妊娠期に退職 ・それまで会社員 ・夫は会社員	・新築一戸建に住んでいる ・近所の関わりなし ・実父母は秦野在住	・施設やサービスの知識なし ・実父母のサポートがあるため，育児・家事支援の必要性を感じていない

その後の関わり

H28.4　乳健後のフォローで母親に電話連絡し状況確認。翌日，BCG接種に夫とともに来所されたため，短時間の面談を行う。

H28.4　母親から入電　「子どもの遊び場とママ友の作り方」について質問あり
　　　　→助言で対応

H28.5　母親から入電　「旅行に行くが，哺乳瓶の煮沸は必要か」
　　　　→助言で対応

H28.10　母親から入電　「昨日子家センで出会ったママに幼稚園の話を聞いたが，どうしたらいいか」と問合せあり。
　　　　→助言で対応

2人の母親に共通する問題

・転居して間もなく土地勘がなく，知り合いも少なく孤独である。
・育児経験が少なく子どもの育て方でわからないことが多く自信がない。
・育児のサポートが不足しており，母親一人の負担が大きい。
・出産して初めて専業主婦となり，環境の大きな変化があった。

ネットワーク
・子育て支援課・子家セン・児童相談所・スクールカウンセラーと虐待会議を月1回開催
・乳児健診時のカンファレンスに子家センのスタッフ・母子支援相談員も参加し情報共有を行う

環境
・大気汚染はない
・公園は多い：Y市内の児童遊園・都市遊園30ヶ所，S区：N公園，O公園，K公園，B公園

情報の集約とまとめ（アセスメント）

収集した情報から，優先順位の高い健康問題を明らかにし，健康課題を分析する。

地区診断結果

1. Y市における母親の特徴

① 核家族で専業主婦の割合が多く，30代で出産する母親が多い。

　母子保健におけるY市の妊婦の特徴は，核家族が多く，専業主婦が子育てする家庭の割合が高いこと，出産する妊婦は30代が最も多く，都市部と同様な傾向をもつ。産業が全体的に少ないこと，国保加入者の割合も少ないことから，子をもつ親は会社員が多いことが予測できる。

② 妊娠を機に転入してくる母親の割合が多い。

　またY市は転居者の割合が社会増加率と1.05と高く，要因として駅前に大型ファミリー向けマンションや，新築戸建ての建設が多くあること，都心部への交通アクセスがよいことから，30代世帯の転居が多くなっている。微量であるが出生率も増加傾向にあるのはその影響と考えられる。

③ 出産を機に退職し，専業主婦になる母親の割合が多い。

　女性の就業率をみると，妊婦の割合で最も多い30代で1番低い値まで下がることから，転居前後で専業主婦になり出産するケースが多いと推測される。

　出産を機に退職や転居した人は，子育てのコミュニティがない状況で子育てがスタートする。出生児は第1子が多いが，一般的に第2子以降の子をもつ母親と比べ，子育てのコミュニティがなく，必然的な外出の機会が少なく，それに伴う他者との関わりも少ない。

④ 子育てするのに，母親の負担が大きい。

　さらに，夫の育児休暇の取得率が低いことからみても，母親が子育てをする割合が高い。ニーズ調査にて子育ての協力者が少ないことや，父親の関わりが少ないという結果からも，Y市に住む乳幼児の母親は，育児をサポートしてくれる人が得にくいために，育児による精神的負担感が強い傾向にあると思われる。「産婦の問題」での保健師による訪問が10～15%の割合で行われている。育児相談者も毎年500人ほど行っている状況から，身近で育児への不安を相談できない母親が多いことがわかる。

2. 産後の母親が抱える問題とY市の課題

① 産後うつを発症する産婦が増加する可能性がある。

一般的に産後1ヶ月に産後うつを発症することが多いが，その時期，日中はほぼ母子2人で過ごす家庭が多く，外出することも困難であり気分転換しにくい状況に置かれることが多い。また，Y市でも増加傾向にある高齢出産の増加は，心身の負担が大きいことから，今後，産後うつを発症する産婦が増える可能性がある。

② 市内に息抜きができる場があまりない。

産後の様子の聞き取り調査では，1ヶ月健診後から乳児健診までの間の外出の多くは「予防接種」，「近所への買い物」程度であり，社会との交流があまりない母親が多い。また，1～4ヶ月児を連れて遊びに行ける場所がY市にはほとんどなく，外出の機会をもてずに社会的孤立感をもつ母親が多くいるのではないかと考えられる。具体的な調査は行われていないが，第2子以降の子をもつ母親は第1子に関連した外出をする場面が多いことから，「第1子出産後」の母親が孤立する傾向にあると思われる。

過去の研究において，産後1～4ヶ月の母子の外出の効果を分析したものはないが，気持ちが不安定になりやすいこの時期に情緒的サポートにつながるような事業を，母子保健事業で行うことによって，心身を健康に保ち，産後うつ症状の軽減・予防につながると考えられる。

健康課題

社会的孤立による産後うつ症状の出現が起きているため，産後うつ症状の割合を減少させるための支援が必要。

補足 【Y市の保健師活動について】

すべての自治体に義務づけられた子ども・子育て支援事業計画の策定をふまえ，平成27年度から31年度にY市子ども・子育て支援事業計画「未来の希望を地域でつなぐ・こまえ子育て応援プラン」を策定した。

計画の理念：みんなでつくる，地域で支える，安心して子育てのできるまち・Y

基本目標1　子どもが健やかに育つ家庭づくりを支援します

基本目標2　地域の子育て力を高める環境を創出します

基本目標3　子どもの生きる力と豊かな心を育む環境を整えます

基本目標4　ワーク・ライフ・バランスを積極的に進める社会にします

基本目標5　子どもや子育て家庭が安心して生活できる社会にします

母子における地区活動方針

・母と子の健康を確実に育む：切れ目のない保健対策を着実に推進する

・子育て力を高める手助けをする：学習・交流の機会を提供する

・男女ともに子育てに参加する社会をつくる：男性の子育ての参加を促進する

・子どもの虐待防止を支援する：児童虐待防止のための体制を強化する

事業評価の結果からプログラムを修正し，実践する

表6 （修正版）プログラム計画「広場事業：ひよこカフェ」について

修正したプログラム	修正した意図
【戦略目標】　1〜4ヶ月児をもつ母親の交流・息抜きのきっかけをつくる 【目的】　生後1〜4ヶ月の子をもつ母親の交流と気分転換のきっかけとなる広場事業を行い，社会的孤立による産後のうつ症状の軽減・予防をはかる	目的を明確にするために健康問題を加えた。
【対象】　1ヶ月健診後から乳児健診までの児とその母親 想定人数：里帰りから概ね戻った場合の人数 50×3ヶ月×0.58 ＝ 87名。そのうち50%参加と考え，43名/月を目標とできると思われる	予防接種のために，生後2ヶ月の時点で市内で暮らす母子は多い。母子の割合を検討し直し，修正。
【開催規模】　月2回　第2・4金曜日　午後1時半から3時 平成28年4月から本プログラムを開始する	参加者数が増えることが予測されるため，回数を増やした。
【内容】　母親同士の交流を中心とし，必要に応じて保健師・助産師がアドバイスや情報提供を行う。 保育準備のため予約制とする（当日予約なしの参加者も受け付ける）	保育者確保の必要があるため，概ねの人数を把握するために予約制とした。
【スタッフ】準備：業務担当保健師1名 事業中：[保健師1名：受付・誘導／助産師1名：母乳を中心とした母子の相談／子育てボランティア2名：泣いて会話ができない時，母がトイレに行く時などの乳児の世話 事後処理：業務担当保健師1名	母乳相談に対応するため，助産師を配置。 子どもの保育者を増やす必要性からボランティアの保育者を2名配置する。
【場所】 ①保健センター 　健康管理室：約20畳　絨毯が敷かれ，座ること・赤ちゃんを寝かせることができるため 　研修室C（隣の部屋）：授乳スペース ②子ども家庭支援センター：たんぽぽひろば室 【周知】 ①ポスター：保健センター，子ども家庭支援センター内 ②配布資料：予防接種予診票（生後1ヶ月に郵送）に同封 ③ママパパ学級時に情報提供 ④子育てネットにてお知らせ	場所：保健センターに行くのが困難な地域の市民のためにE地区に設置。 周知方法：すべての母子に周知する方法として，全件配布の予防接種のお知らせ内にチラシを挿入することは，費用面からも有効。
【評価】 <プロセス評価> 1.到達度 ①参加者に「ひよこカフェ」を何で知ったか，質問紙調査を年1回行う ②参加者数/対象者の割合：毎月統計をとり，年度末に評価する 2.満足度 ①年1回質問紙にて満足度を調査する 　・プログラムが快適であったか 　・スタッフは誠実で親しみやすいか 　・プログラムの開催場所は快適か 　・都合のいい時間に行われているか 　・プログラムの内容は適切か ②継続してきた参加者の割合を毎月調査し，年度末に評価する ③スタッフ 　・スタッフに事業の後，参加者からの質問とその回答をカンファレンスで話し合う。質問内容を日報に記載し，年度末にまとめる。多い質問・変化したことに対しては定期的に勉強会を行う。保育中の問題点も事業後に話し合う。 　・スタッフの事業内の行動を年1回調査し，分析する <影響評価> ①年1回プロセス評価と同じ質問紙にて本事業が外出のきっかけとなった調査する 　質問内容： 　・ひよこカフェが外出のきっかけとなったか 　・気分転換となったか 　・健康状態，精神状態 ②年1回グループインタビューを行い，態度や行動，健康状態，ソーシャルサポートなどについての測定を行う。	プロセス評価 参加者数のみの評価だけでなく，目標を達成するためにプログラムの内容と参加者の満足度の評価を行うことがプログラムの質を保つ上で必要であることから，評価方法を加えた。 影響評価 目標達成の度合いを知る上で必要であるため加えた。
【必要物品】 参加カード（生年月日・名前・地域・参加した日を記入） 名札（シールで貼るタイプ）　ウェルパス　簡易スケール　マット・バスタオル 配布資料：乳児に特化した情報を入れた児童館，公園マップを作成し配布する	資料は，外出のきっかけを得た母親が今後の外出の参考となるよう配布する。
【タイムスケジュール】 13:00〜13:10　受付：参加カードの記入・子どものみ名札シールを貼る 13:10〜13:20　お知らせと手遊び 13:20〜　　　　自己紹介後フリートーク 14:55　　　　　帰りのあいさつと乳児健診のお知らせ 　＊ケープ持参者はその場で授乳可能とする	緊張感を取り除くために手遊びを加えた。
【事後処理】 日報の作成・回覧 統計処理 母子カードの表紙，事業参加欄に「ひよこカフェ参加」を記載	母子カード：ひよこカフェを利用したかを明確にするために記載。健診時などわかりやすい。

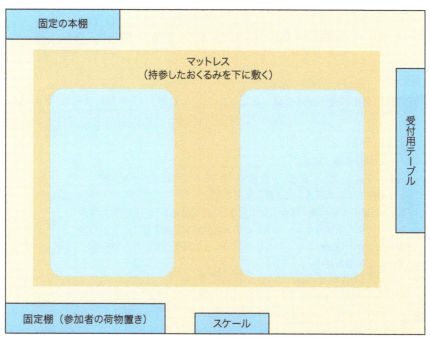

図11　会場配置図

（固定の本棚）

マットレス
（持参したおくるみを下に敷く）

受付用テーブル

固定棚（参加者の荷物置き）　　スケール

実践した「ひよこカフェ」の評価

　新規事業として立ち上げ，1年間実施し評価を行った。影響評価・結果評価は結果が蓄積した後に行う予定である。

表7　参加者数

	25年度	26年度	27年度		
			保健センター	子ども家庭支援センター	合計
A地区	11	16	15	8	23
B地区	19	3	5	10	15
C地区	16	46	40	15	55
D地区	7	16	16	15	31
E地区	4	10	10	20	30
F地区	4	1	3	1	4
G地区	42	39	40	4	44
H地区	17	16	16	4	20
I地区	11	15	14	5	19
J地区	15	11	8	12	20
K地区	5	5	5	15	20
計	151	178	172	109	281

・全体の合計人数が増加している。

・担当地区（B，D，E，K地区）のうち，D，E，K地区の参加者が増加している。

聞き取り調査結果

87.1％の母親が「外出のきっかけとなった」，85.4％の母親が「気分転換になった」と回答した。

> 【受け持ちケースの一例】
> 〈母親の情報〉住所：K地区
> ・母親の年齢33歳　・初産　・生後40日にこんにちは赤ちゃん訪問
> ・3か月前にY市に転居　現在育児休暇中
> ・「大人と話したい」「時々理由もなく涙が出る」と言動あり，会話中流涙あり
> 　　→このような状況から，ひよこカフェの参加を提案する
> ・保健センターは遠いため行けないが，子ども家庭支援センターなら歩いて行くことが
> 　できると言動あり

参加後の反応

・参加中笑顔で他の母親と会話する　保健師に「来てよかった。ママ友もできそう」と言動あり。

・2ヶ月続けて参加する。

・3・4ヶ月健診時，笑顔で「ひよこカフェで知り合ったママ友と時々合っている」「来てみてよかった」
　と話す。

プログラムを修正して

・プログラムを修正した結果，地理的問題が解消され，母子が参加しやすくなり，参加人数も増加し
　ている。さらに，2ヶ所で行っているため，どの地域に住む市民にもアクセスが良くなり，勧めや
　すくなっている。

・子ども家庭支援センターの職員との情報共有を行う機会が増え，連携体制がより充実している。

・課題としては，父親の参加を希望する声が出ている。父親の精神的フォローも重要とされる状況か
　ら，参加を検討する必要がある。

事例：地方

平澤 則子

平成の市町村大合併によって，地域を取り巻く状況は大きく変わった。地方の事例では，合併前市町村を「地区」として行われる地区活動について述べる。過疎化，少子高齢化が進展する地区において，合併前に発足した子どもの健康づくり推進協議会を名称変更しながら継続し，地域の関係機関と連携して子どもの健康づくりに取り組む保健師活動を紹介する。

A 保健師は採用 10 年目である。2013（平成 25）年度に X 地区（旧 X 市）に異動となり，母子保健を担当することになった。X 地区は平成 7 年に子どもの健康づくり推進協議会（以下，協議会とする）を設立し，地域の関係機関とととともに子どもの健康づくりに取り組んできた歴史がある。市町村合併後，この協議会は子どもの健康づくり推進連絡会（以下，連絡会とする）と名称を変更し，活動を継続している。

A 保健師は，X 地区の母子保健活動においてこの連絡会の果たす役割は大きいと考えたが，前任者から「実際は情報交換に終始しており，メンバーも戸惑っている」との申し送りがあった。A 保健師は，地域概況と連絡会の歩みを整理し，今後の活動の方向性を定めることにした。

母子保健に関する地域診断を行い，連絡会の方向性を定める

情報収集1 ● どのような地域かを捉える

2016（平成 28）年度は，4 月から 7 月の 4 ヶ月間で X 地区の概況と子どもの健康づくり推進連絡会の活動を整理した。情報は，行政資料と保健師及び関係者への聞き取りにより入手した。

X 地区の概況

● 地理的特徴

C 市は B 県のほぼ中央に位置する県内第 2 の都市であり，C 市域の総面積の半分が過疎地域自立促進特別措置法による過疎地域である。気候は日本海側特有の気候で，夏季は晴天が続き高温多湿である。山間部は全国有数の豪雪地帯であり，積雪期間は約 100 日，積雪は 2m を超える。

X 地区は 4 つの谷で区分され，3 本の一級河川が谷を刻み，その流域を中心に市街地や農村集落が形成されている。市の中心部まで約 20km あり，唯一の公共交通である路線バスの本数は少ないため，自家用車が欠かせない。

● 歴史・文化

有名な戦国時代の武将が多感な少壮時代をこの地区で過ごしたことが伝えられており，数多くの史跡が残されている。X地区は1954（昭和29）年に1町5村が合併し市制を施行，その後1956（昭和31）年までに4村を合併して旧市域になり，2006（平成18）年にC市と合併した。

● 過疎の状況

人口は1955（昭和30）年の3万8,455人を，世帯数は1980（昭和55）年の7,739世帯をピークに減少が続いている。2014（平成26）年5月1日現在の人口は1万8,680人，世帯数は7,190世帯である。若年層の転出や少子化の割合が高く，高齢化が進んでいる。

● 産業

過疎化・高齢化による農業・林業，商店の後継者不足により，荒地や空き店舗が目立つ。基幹産業の繊維産業は，事業所数・従業員数，製造出荷額が年々減少している。産業構造は1次産業が10％，2次産業40％，3次産業50％となっている。

● 道路

厳しい地形や河川の散在等の理由により道路整備が遅れている。中山間地域では道幅が狭く急傾斜地が多く，街灯も少ないことから道路の安全確保が課題である。

● 住民性

住民のまとまりは良い。近隣で助け合う地域であるが，谷奥の集落では過疎化・高齢化の影響で自助・互助が難しくなっている集落もある。

人口と出生数

C市の人口は，2015（平成27）年度国勢調査で27万5,246人，高齢化率は28.9％である。また，X地区の人口は1万8,764人，高齢化率は35％を超えている。市町村合併後，地区別出生数は公表されていない。X地区保健師が現在住所地の数として把握しているデータを以下に示す。

表1

年度	H24	H25	H26	H27
C市出生数	2,157	2,164	2,041	2,036
X地区出生数	102	114	76	90
X地区人口	20,641	20,193	19,680	19,139

（出生数は4月1日から3月31日までの年度数，人口については4月1日現在の数）

子どもの健康づくり機関と支援者

・公立保育園（1），私立保育園（6），私立幼稚園（1），子育て支援センター（2）

・市立小学校（6），市立中学校（2），多世代交流子育ての駅（1），子育て支援NPO（1）

・民間の医科（内科・小児科・整形外科等）（10），歯科（7）。入院病床なし

・子育ての駅長（母子保健推進員），開業助産師（X地区出身）

利便性の向上

・乳幼児健診・発達相談室などが受けやすくなった（C市内どの会場で受診してよい）。
・合併後は健診に心理相談員が配置され，子どもの言語発達や社会性への相談ができるようになった。

支援体制の充実

・実務者会議が定期開催となり，要支要児への支援が手厚くなった。

母子に関わる機会の減少

・4ヶ月児，10ヶ月児健診は医療機関委託検診（個別健診）となり，子どもの育ちや生活実態を連続したものとして把握しにくくなった。
・集団で行う2歳児，2歳6ヶ月児，3歳児の歯科検診・フッ素塗布が廃止され，気になる児をフォローする場が少なくなった。

情報収集3 ● X地区の母子保健活動の強みを確認する

切れ目のない支援

・妊娠期からの母子保健事業が実施され，健診・相談会の参加率はほぼ100%である。資源の少ない地域であり，家族はこの場を通して健康問題が解決でき，出産・子育ての悩みも軽減できる。
・地域内の保育園・幼稚園，子育て支援施設との連携ができている。保健師はすべての園に年数回訪問し，健診・相談で気になる子どもの経過観察を行い，保育士と関わり方を共有している。
・私立保育園の主任保育士部会の定期部会に参加し，母子保健事業の報告，ケース検討会を行うほか，保育士部会の研修会に保健師も参加し一緒に学んでいる。
・子育ての駅で保健師・栄養士が月1回相談会に従事するほか，健診で気になる子どもの経過観察と家族への支援を行っている。
・地区を熟知しているX地区出身の助産師が新生児訪問を担当している。気になるケースは相談会につながるため，早期に要支援事例を把握できる。

住民の主体的活動

・子育て支援NPOが子育ての駅を運営している。子育ての駅はC市のモデルとなった。
・母子保健推進員が，市委託事業（訪問活動）と地区自主活動（子育ての駅との共催事業や離乳食講習会）に積極的に取り組んでいる。

1. 子どもの健康づくり推進連絡会の目的

　X地区において地域住民，保育園・幼稚園，学校，医療機関等が連携を図り，乳幼児から子どもたちの生涯を通じた健康づくりを推進する。また，この連絡会に発達障害児の将来を見据えた体制の検討を位置づけ，最終的に子どもたちが安心して暮らしていける地域をめざす（2009（平成21）年4月制定　子どもの健康づくり推進連絡会実施要項）。

2. 子どもの健康づくり推進連絡会に至る経緯

（1）子どもの肥満予防検討会（1993（平成5）年5月〜）

　平成5年の春，X市の保健師は市保健担当者会議において，医師会長に「肥満の子どもが増えており，何らかの予防対策が必要ではないか」と指摘された。保健師は保健所へ支援を求め，保健所のモデル事業として肥満予防に取り組むことになった。X市に子どもの肥満予防検討会が設置され，肥満度30％以上の児童と保護者を対象に血液検査と予防教室を企画・実施し，子どもたちの健康と生活実態を把握した。保健師は，関係機関が「いつ・どこで・どのようなサービスを提供しているのか」を情報収集し，重複する施策や不足するサービスを明らかにした。この過程で，事業の目的は「子どもの肥満予防」から「子どもの健康づくりの推進」となり，関係者と共有された。

（2）子どもの健康づくり推進会議（1995（平成7）年4月〜）

　平成7年度は，全保育園・幼稚園児，小中学生の生活実態調査（X市1000人）を実施し，その結果からX市独自の「子どもの健康づくり指針」を作成した。地域の食生活や生活習慣を反映した指針は，世代を超えて市民の関心を集めた。子どもの肥満予防検討会は，子どもの健康づくり推進会議と名称が変更された。1996（平成8）年度は，すべての子どもと家族のセルフケアの力を高めることを目的として，中学校卒業まで使うことのできる母子保健手帳を作成した。平成8年度で保健所との共催事業は終了したが，この事業を通して学校・病院・行政機関が連携できるようになった。

（3）子どもの健康づくり推進協議会（1997（平成9）年4月〜）

　平成9年度は子どもの健康づくり推進協議会に名称変更され，X市健康づくり推進協議会の専門分科会に位置づけられた。会には，医師会・歯科医師会，保育園・幼稚園，小・中学校，保健所，福祉事務所の代表を構成員とする協議会と，保育士・養護教諭の代表，保健所保健師・栄養士などの実務者を構成員とする幹事会を設け，保育園での健康づくり教室と従事者スキルアップ研修会を実施することになった。推進会議は年3回開催して事業計画と実施評価を行い，幹事会を中心として年4回の研修会（保護者向け・従事者向け）を実施してきた。

（4）子どもの健康づくり推進協議会存続の危機（2008（平成20）年度）

　2006（平成18）年1月，8市町村が合併しX市はC市X地区となった。合併により保健福祉サービスは平準化され，平成20年度に子どもの健康づくり推進協議会は廃止されることになった。平成19年度，X地区の保健師は子どもの健康づくり推進協議会及び幹事会を開催し，1年をかけて会の存続について検討した。「協議会を継続して子どもの健康づくりを推進した方がよい」という意見が多く

出され，予算のつかない会として続けることになった。

（5）子どもの健康づくり推進連絡会（2009（平成21）年4月〜）

　平成21年4月，子どもの健康づくり推進連絡会として活動を再開した。協議会廃止後，予算がないため活動も縮小傾向となり，年2回の会議は各機関の取り組みの情報交換で終わっている。毎年構成員も変わり，学校は保健師が依頼して受けてもらっている。

連絡会構成員：幼稚園長，保育園長，保育部会長，調理部会長，小学校長，養護教諭部会長，小学校PTA会長，医師会，歯科医師会，助産師会，母子保健推進員，NPO等13名，X支所市民生活課長・保健師等3名　C市母子保健係長　　計17名

3. 子どもの健康づくり推進連絡会に関わってきたメンバーの考え

（1）保育園と幼稚園の園長，保育士

　夫々の施設や機関との情報交換により，子どもの実態がわかった。保育に活かすことができた。

（2）小学校長と養護教諭

　連絡会の当番校が構成員になるため，毎年メンバーが交替する。X地区の子どものために学校で担える部分があれば協力したい。

（3）医師・歯科医師

　地元の役に立ちたいと思っている。X地区の出生数は年々減少しており，関係者が情報交換しながら子どもに関わることは重要である。

（4）X地区保健師

　事業費がつかず自主的な集まりになったことで主体性が高まった時期もあった。連絡会は妊娠期から学童期の支援者が集まる貴重な会であり，地元を良くしたいと思い参加している人が多い。近年は情報交換の場になっており，物足りなさを感じる。

情報の集約とまとめ

・市町村合併により，乳幼児の健康診査の回数は減ったが保育園や子育て支援施設と連携し，切れ目のない支援ができている。

・要支援事例に対する包括ケアとしての機能はまだできておらず，健康な地域づくりの段階で留まっている。

・X市の時代，子どもの健康づくり推進協議会は，保育園・幼稚園，医師会・歯科医師会，保健所等の専門職が連携協働して子どもの健康実態調査を行い，ニーズを事業化するなど子どもの健康づくり活動を牽引してきた。

・市町村合併後，子どもの健康づくり推進連絡会と名称変更し継続している。連絡会は情報交換の場となり，協議会の頃の活動に比べ，健康課題の明確化や解決策の検討，事業化して関係者と協働するといった点で活動は停滞気味である。連絡会の目的を確認し，方向性を定める必要がある。

　連絡会が情報交換で終わってしまう理由として，構成員に目的が伝わっていないことや構成員主体の活動になっていないことなどが考えられる。A保健師が異動した2013（平成25）年度から，X地区では「医療過疎地域健康づくり事業」（3か年事業）がスタートした。この事業において保健師は，住民と関係者とともに医療過疎地域の高齢者の安心・安全な暮らしを守る対策を井戸端会議形式で話し合い，提案された対策を施策化してきた。住民主体で事業を起こし継続している地域もあり，行政だけで健康課題を考えるのではなく，地域住民とともに考えることが重要であることを実感した。子どもの健康づくりもこの方法で取り組むことで，連絡会構成員の役割意識が変化し，自主性・主体性が高まると考えた。そして，連絡会の方向性を「地域住民とともに子どもの健康課題と解決策を考え，関係機関に事業化を提案する。X地区子どもの健康づくり活動の計画・実施・評価に参画する」と定めた。

連絡会の目的と方向性を構成員と共有し，地域と協働で実行しやすい事業を計画・実施する

子どもの健康づくり推進連絡会の目的と方向性を確認する

　まず子育ての駅や健康相談会を利用する保護者を対象に井戸端会議を行い，X地区の子どもの健康づくり課題と要望を整理した（図1）。乳児の保護者からは，医療機関や相談場所の確保や安全に遊べる場所，経済的支援を求める声が多かった。主任児童相談員や母子保健推進員等の祖父母世代では，世代間交流が少ないことや携帯機器の普及による子どもの生活への影響を心配する意見が多かった。

　次に，連絡会の目的と方向性を構成員と共有することで，構成員の意識の変化につながることを意図して，7月に第1回連絡会を開催した。連絡会では，平成21年度に制定された設立目的を確認したのち，構成員も3グループに分かれてワークショップを行い，子どもの健康づくりの課題と解決策を検討した。井戸端会議で出された意見も盛り込み，課題は，〈母親（父親）支援〉，〈世代交流・地域交流〉，〈子育て事情の変化による生活への影響〉，〈環境整備〉の4つに整理された（表2）。課題の多くは既存事業で対応が可能であることがわかり，構成員はこれまでの自分たちの関わりの成果を実感することができた。不足する対策は，〈母（父）親支援〉の「相談や情報交換できる場の設定」，〈子育て事情の変化による生活への影響〉の「親子を考える講演会」，〈環境整備〉の「おばあちゃん世代の遊び見守り隊」，各会場で実施されている「遊びの教室全員集合イベントの開催」の4事業である。

　子どもの健康課題と解決策の検討過程において，構成員はこれまでの経験や思い，考えを共有することができ，連絡会の目的と方向性を確認することができた。

課題		要望	

課題

世代交流・地域交流

- 早期の入園，離れた子育て施設の利用などで，日中親子の姿を見ない。
- 食推で親子料理教室をしても人集めに苦労する。
- 近所のお母さんや子どもの顔を見ても，どこの家の人かわからない。
- 子どもたちの情報が入ってこない。
- 自分の子どもが大きくなると学校や地域とあまり関わらなくなる。
- 子育てで手伝うことがあればと思うが，責任問題を考えると難しい。
- 気軽に若い世代から多様な世代が交流できる集いの場があるとよい。
- 生活の知恵を若い世代に伝える努力が大切。
- 学童期の子どもどうしの交流機会があるとよい。

ママ支援

- 核家族化が進み，育児の相談相手がいない。
- 妊娠時からいつでも相談できる専門施設，不安を話し合える場所が必要。
- 子育てに疲れたお母さんがほっとできる場所が必要。
- 子どもが就学すると親が相談できる場所がなくなる。
- 子育て支援センターや子どもの駅が土日も開いているとよい。
- 育児の情報交換できる機会があるとよい。

子育ての仕方

- 子育ての仕方が昔とすっかり変わっている。
- 普段の基本的な生活習慣のしつけを学校任せにしている親が多いように思う。
- 子育てのいろいろな情報が氾濫し，お母さんたちが振り回されている。
- すぐにスマートフォンを与える親が多い。
- あいさつ・コミュニケーションのできない親。
- 手作り料理より喜ばれるコンビニ料理を買い与えている。

子どもの成長発達

- 外遊びの姿を見かけない。
- 数人集まっていても，それぞれがゲームに夢中で会話がない。
- ゲーム依存。行事にもゲーム持参。
- 自分で遊びを考えられない子ども。
- 運動不足，運動オンチの子ども。
- コミュニケーションが取れない子ども。
- 深夜 12 時就寝の小学生が増えている。
- 登下校時，子どもたちにおはよう，お帰りと声をかけても返事が返ってこない。

要望

医療機関の利便性

- 専門病院・救急病院が近くにほしい。
  （妊婦から高齢者まで不安が大きい）
- 小児科クリニックは土日診療してほしい。

生活の質

- 書店がなくて困る。
- 子連れでご飯が食べられる所を増やしてほしい。（座敷のあるお店）

経済的支援

- 子育て中の保護者の働き場がほしい。
- 子どもの医療費の無料化，任意の予防接種の無料化。
- K 地区で子育てするメリットがほしい。（税金の特典，チャイルドシート購入時の助成，車購入時に子どもの人数に合わせた補助金など）
- 子どもの道具や小・中学の制服等のリサイクル，貸出制度。
- 出産時にゴミ袋が支給されるが，品目を増やし選択できるようにしてほしい。

安全に外で遊ばせたい

- 子どもたちが安心して遊べる場所がほしい。
- 小学校区域ごとに児童館のような施設がほしい。
- 遊具や休憩場所の充実した公園があるといい。
- 車の通りを気にせずベビーカーで散歩できる場所がほしい。
- 不審者やクマ出没で外出を控えがち。安全対策の充実。
- 登下校は親が車で送迎している（子どもが少ない，道が狭い）
- スクールバスの利用区域を拡充してほしい。
- 街灯がなく，暗い道が多い。冬は早めに道路除雪をしてほしい。

図1　井戸端会議で出された K 地区の子育ての課題と要望

表2 平成28年度 X地区子どもの健康づくり推進連絡会の活動

平成28年7月		7月〜平成29年2月	3月
第1回子どもの健康づくり推進連絡会 （グループワーク）		健康づくり事業の実践	第2回子どもの健康づくり推進連絡会（討議）
子どもの健康課題・ 子育ての課題	課題解決策	平成28年度事業 （既存事業）の実践	平成29年度 新規事業計画
【母親（父親）支援】 ・育児の相談相手がいない。 ・育児の相談できる場所や，情報交換できる機会についての情報を知らない人が多い。	・子育て講演会を開催する。 ・母親同士が話し合える場面を設定し，意見交換してもらう。 ・赤ちゃんをもつ親同士が交流できる機会をいろいろな場に作る。 ・健診会場にゆっくりお茶飲み話ができる場を作る	・総合健康相談（月1回）での個別相談 ・子育ての駅での相談（月1回助産師・保健師が従事） ・子育ての駅お茶会での仲間づくり（月2回） ・母子保健推進員訪問（妊娠8ヶ月・生後4ヶ月頃） ・母子保健推進員地区活動（年1回・離乳食講座） ・助産師による新生児訪問（生後1ヶ月以内） ・保健師等のこんにちは赤ちゃん訪問（生後2ヶ月頃）	① 子育て情報の提供：子育て版リーフレット配布 ＊「ふるさと創生基金事業」で実施 連絡会で母子保健推進員が作成した「健康・医療・相談ガイド」案を検討し，修正後，印刷・配布する。 ② 気軽な相談場所の設定：赤ちゃん相談の場にカフェを開設 赤ちゃん相談に母子保健推進員が毎回1人従事し，カフェを運営する。
【世代交流・地域交流】 ・地域に子どもが少なく，接する機会が少ない。 ・多世代が交流する機会がない。	・地域の人との交流，お年寄りとの交流を進める。 ・子育て中の母子を地域の茶の間に招待する。 ・ひと声の声掛か運動を進める ・イベントの開催とそのPRを健診や園だよりに掲載し，もっと周知していく。 ・親子で参加できるイベントの開催（料理教室等）	・高齢者対象のふれあい昼食会（年1回4会場）での保育園児，小学生との交流 ・介護予防事業「はつらつ広場」での保育園児との交流 ・中学生・高校生による保育園訪問（授業，サークル活動） ・食生活改善推進委員による多世代食育教室開催（市委託事業・9会場） ・食推と小学校との交流事業（K小学校，J小学校） ・子育ての駅での伝承料理教室（ちまき・煮菜など）	① 子どもの健康づくり推進事業のPR：支所だよりに事業計画を掲載する。 ② 親子参加型イベントの周知の強化：他機関で実施している多世代交流事業を周知し，参加を促す。 ③ 地区の高齢者の集い「地域の茶の間」での世代間交流：地区代表者会議に子育て世代の参加を提案し，交流できるようにする。
【子育て事情の変化による生活への影響】 ・長時間のゲームで，生活リズムが乱れ，日中の活動に影響が出ている。 ・コミュニケーションの苦手な子が増えている。	・親子を考える講演会を開催し，家族で考える機会をつくる。 ・各施設の給食を通して食生活の意識を高める。・学校・保育園のPTAと連携し，食事の大切さについての講演会を開催する。 ・健康を支える専門スタッフを保育園に定期的に配置する。	・ノーメディア週間等，中学校区単位での啓発事業 ・公園だよりや保健だよりを活用した生活リズムの啓発 ・メディアと子育てについての啓発リーフレットの配布（乳幼児を対象とした訪問） ・乳幼児健診での食事，生活指導	① メディアと子育てについての知識の普及：子育て講演会の開催 ＊「ふるさと創生基金事業」で実施 ② 生活リズムについての啓発の強化：乳幼児健診で健康教育を実施する。 ③ 健康教育（3か所）実施：保育園，学校と健康教育（親子教室）を共催。講師謝礼は予算化する。
【環境整備】 ・子どもが安心して遊べる場所が少ない	・おばあちゃん世代の遊びの見守り隊があるとよい。 ・各施設の遊びの教室全員集合イベントを開催する。	・保育園，幼稚園遊びの教室（月1回程度） ・子育ての駅，子育て支援センターの開設	① 安全な遊び場の周知：遊びの教室の日程を支所だよりに掲載するほか，1歳6ヶ月児健診受診者に日程表を配布する。 ② 遊びの見守り隊の設立準備：社会福祉協議会，老人クラブ，母子保健推進員等に見守り隊の趣旨を伝え，設立の可能性を検討する。

子どもの健康づくり事業を協働で実施する

　2016（平成28）年度の既存事業はすべて計画通り実施された。構成員は，所属組織・機関において健康課題解決を意図して事業に取り組み，保健師は連絡会が企画した健康教育を3会場において関係者と協働で実施した。子育ての駅利用者は1万500人と前年より450人増加し，母子保健推進員に相談する人が増えた。

連絡会で事業評価と次年度計画を立案する

　3月に第2回連絡会を開催し，健康づくり推進事業のプロセス評価を行った。保健師が行った健康教室の参加人数は表10に示した。解決策の検討では，次年度も既存事業は継続し，新規に，【母（父）親支援】では「子育て情報の提供」，「気軽な相談場所の設定」，【世代交流・地域交流】では，「子どもの健康づくり推進事業のPR」，「親子参加型イベントの周知の強化」，【環境整備】では「安全な遊び場の周知」，「遊びの見守り隊の設立準備」など，10事業を提案することになった（表3）。

　構成員から，「何歳までが子どもなのか。本事業の対象は何歳までか」という意見が出された。会長から，「発達障害のある子どもが中学校，高等学校を卒業したのちも安心して暮らせる地域にしたいと考え，この会を存続させた」と説明があった。検討した結果，連絡会が考える対象は，当面は乳児から学童とすることになった。

　2回の連絡会と活動の実践を通して，構成員は検討会の方向性とした「地域住民と子どもの健康課題と解決策を考え，関係機関に事業化を提案する。X地区子どもの健康づくり活動の計画・実施・評価に参画する」ことができた。

1年の取り組みを終えてA保健師が考えたこと

　X地区の母子保健活動において，子どもの健康づくり推進連絡会はなくてはならない資源であり，自主性・主体性の高い活動になるよう働きかけた。連絡会の介入においては，市町村合併後の保健事業の変化や連絡会の経緯と背景，構成員の考えを把握し，連絡会が持つ力や住民の声を反映させた地域診断が重要であることがわかった。連絡会の役割は，構成員が現場で行う実践活動での気づきを持ち寄り，ニーズを事業化につなげ，PDCAサイクルの一端を担うところにあることを確認できた。今後は，構成員がそれぞれのネットワークを活用し，地域の中で重層的な取り組みができるよう，構成員として協働しながら働きかけたいと考えている。

表3　平成28年度子どもの健康づくり推進連絡会が企画した健康教育の実施状況

実施日会場	参加者数	内容・結果
9月8日（木） S小学校	62名 全児童対象 児童33名 保護者22名 関係者7名	学習参観日に実施 【内容】 ①生活リズムについての話（支所保健師） ②児童，保護者各グループでの話し合い ③家庭で実践する目標を親子で話しい，宣言書記載，発表 【結果】 保護者アンケートより ・生活リズムや体内時計の話を親子一緒に聞くことで家庭でも共通の話題にすることができると思う。 ・グループの話し合いでは，改善できない本音が言えた。家庭での工夫について情報交換ができた。 【評価】 ・保護者の参加は7割であり，保護者が欠席した子どもは教員と話しあい目標設定した。 ・個々の目標を集団として評価し，地域に返すことで理解者を増やしていく。
9月24日（土） H幼稚園	55名 4歳児対象 園児27名 保護者28名	保育参観日の保護者懇談会で実施 【内容】 ①朝食の重要性についての話（在宅栄養士） ②保護者グループでの話し合い ③実践目標を親子で立て，「おやくそくカード」に記載 【結果】 保護者アンケートより ・懇談会で食事や生活習慣等の悩みを聞くことができた。 ・進行した保健師や栄養士からアドバイスがもらえてよかった。 ・栄養士の講話は親子で受講したが，子どもが賑やかで話が聞ける環境ではなかった。 【評価】 ・親子で学ぶための方法や教材の検討が必要である。 ・後日，数名の児から約束を守っているとの報告があった。
11月4日（金） 子育ての駅	13名 子育ての駅に来所した未就園児の保護者	相談会の開催日に実施 【内容】 ①朝食メニューの振り返り ②朝食のバランスについての話（支所栄養士） ③保護者が家庭で実践する「できること宣言書」記載，発表 【結果】 従事者カンファレンスより ・教育開始後に来所される母子が多く，企画内容が十分伝わらなかったのではないか。 ・保護者は，「離乳食で食べていた野菜や白米を食べなくなった」等の悩みや対処法について情報交換していた。 【評価】 ・健康教育の場の設定，周知方法の工夫が必要である。 ・保護者の関心が高く，テーマの設定は適切であった。

索 引

編著者紹介

金子仁子
　　慶應義塾大学看護医療学部　教授

NDC498　　　303p　　　26cm

保健の実践科学シリーズ　行政看護学

　　2017 年 9 月 20 日　　第 1 刷発行
　　2022 年 2 月 16 日　　第 4 刷発行

編著者　　金子仁子
発行者　　髙橋明男
発行所　　株式会社 講談社
　　〒 112-8001　東京都文京区音羽 2-12-21
　　　　販　売　(03) 5395-4415
　　　　業　務　(03) 5395-3615

KODANSHA

編　集　　株式会社 講談社サイエンティフィク
　　　　　代表　堀越俊一
　　〒 162-0825　東京都新宿区神楽坂 2-14　ノービィビル
　　　　編　集　(03) 3235-3701
本文データ制作　株式会社 エヌ・オフィス
カバー・表紙印刷　豊国印刷 株式会社
本文印刷・製本　株式会社 講談社

Printed in Japan

ISBN 978-4-06-156324-7